Alan R. Crossman·David Neary

Neuroanatomy An Illustrated Colour Text

FIFTH EDITION

神经解剖学
彩色图解教程

(第5版)

编　著　〔英〕阿兰·R.克罗斯曼　大卫·尼瑞

主　译　李云庆　王亚云

译　者　(按姓氏汉语拼音排序)

陈　晶　戴春秋　董玉琳　冯宇鹏
寇珍珍　牛云圃　史　娟　王东辉
王　舰　王圣明　魏子涵　吴振宇
张春奎　张明明　张　勇

天津出版传媒集团

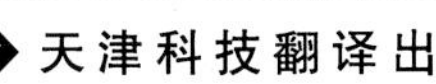

著作权合同登记号:图字:02-2015-106

图书在版编目(CIP)数据

神经解剖学:彩色图解教程/(英)阿兰·R.克罗斯曼(Alan R. Crossman),(英)大卫·尼瑞(David Neary)编著;李云庆,王亚云主译.—天津:天津科技翻译出版有限公司,2018.7

书名原文:Neuroanatomy:An Illustrated Colour Text

ISBN 978-7-5433-3835-7

Ⅰ.①神… Ⅱ.①阿… ②大… ③李… ④王… Ⅲ.①神经系统-人体解剖学-医学院校-教材 Ⅳ.①R322.8

中国版本图书馆 CIP 数据核字(2018)第 099169 号

ELSEVIER
Elsevier(Singapore)Pte Ltd.
3 Killiney Road,#08-01 Winsland House I,Singapore 239519
Tel:(65) 6349-0200;Fax:(65) 6733-1817

Neuroanatomy: An Illustrated Colour Text, 5/E
Alan R. Crossman, David Neary

ISBN-13: 9780702054051

This translation of Neuroanatomy:An Illustrated Colour Text,5/e by Alan R. Crossman and David Neary was undertaken by Tianjin Science & Technology Translation & Publishing Co.,Ltd. and is published by arrangement with Elsevier (Singapore) Pte Ltd.

Neuroanatomy: An Illustrated Colour Text, 5/E by Alan R. Crossman and David Neary 由天津科技翻译出版有限公司进行翻译,并根据天津科技翻译出版有限公司与爱思唯尔(新加坡)私人有限公司的协议约定出版。

《神经解剖学:彩色图解教程》(第5版)(李云庆,王亚云主译)

ISBN:9787543338357

授权单位:Elsevier (Singapore) Pte Ltd.
出　　版:天津科技翻译出版有限公司
出 版 人:刘 庆
地　　址:天津市南开区白堤路244号
邮政编码:300192
电　　话:(022)87894896
传　　真:(022)87895650
网　　址:www.tsttpc.com
印　　刷:山东临沂新华印刷物流集团有限责任公司
发　　行:全国新华书店
版本记录:889×1194　16开本　13印张　350千字
2018年7月第1版　2018年7月第1次印刷
定价:138.00元

(如发现印装问题,可与出版社调换)

中译本前言

由 Alan R. Crossman 教授和 David Neary 教授编著的《神经解剖学:彩色图解教程》自 1995 年出版以来,以其独特的展示学习内容、诠释疑点和难点、基础与临床相结合的编排方式,受到了广大医学院校师生的推崇和喜爱。更难能可贵的是,自 1995 年以来,Alan R. Crossman 教授和 David Neary 教授不断吸收神经解剖学领域的研究成果, 在广泛采纳同道和读者意见的基础上,至 2015 年这样短短的 20 年中,就对该书进行了 4 次大规模的修订,并出版了本书的第 5 版。

记得在 2014 年之初前往中山大学中山医学院人体解剖学教研室参观学习时, 在初国良老师的办公桌上初次见到了本书的第 4 版,该校以本书的原版为教材,供本科生神经解剖学教学使用。仅仅是粗略地翻阅之后,我就深深地被它吸引住了,并由衷地赞叹名校果然就是不一样,从教材就反映出该校的教学水平非常之高,心中自然生出无限的敬畏! 我随即向初老师索求馈赠,并得到了慷慨应允。但因当时手头无它卷,初老师表示,此后一旦有之就寄赠予我。两周后,我果然收到了初老师寄来的"宝卷"。此后,本书就成了我的教学和科研工作中的良师益友。2015 年该书出版第 5 版之际,天津科技翻译出版有限公司与我联系,希望我在引进本书中文版之后组织人员将该书译成中文。由于我对本书有较深的了解,为了惠泽更多的师生和读者,我勇敢地承担了这艰巨任务。在参译人员的共同努力下,这部佳作的中译本就要与大家见面了!

神经科学是 21 世纪科学发展速度最迅猛的前沿领域之一, 受到世界各国政府和科技工作者的高度重视。神经解剖学是神经科学的基础,主要涉及神经系统基本结构和组成的形态学内容。神经系统结构和功能的复杂性决定了神经解剖学是一门复杂、难教、难学的课程,师生们在教与学的过程中经常会遇到很多困难。本书针对这些实际情况,在广泛调研和反复论证的基础上,重点对学习该门课程要求医学生应该掌握知识的深度及其内容的展示方式进行了诸多开创性的尝试。将学习神经解剖学基本知识与了解神经系统疾病基本概念相结合,图文并茂,是本书的突出特点。长期的实践证明这些编排方式不仅促进了学生在基础阶段的学习,而且使他们受益终生,这也是本书长期受到师生们广泛推崇和喜爱的原因。

我们真诚地希望本书中译本的出版能够对我国神经科学教学、研究和医疗事业的发展做出积极的贡献。同时,我们也深知由于自己才疏学浅、短见少闻、时间仓促和学科发展迅速等原因,本译作一定存在不少缺点和不足,恳请广大师生和读者在使用中不吝赐教,多提出宝贵意见,以便对其修改和不断完善。

李云庆

2018 年 6 月

第1版前言

本书主要为医学本科生编写，同时兼顾需要了解神经系统基础知识和相关临床要点的学生，或者对神经科学深感兴趣的读者。

我们在成书之前针对医学教育的实质和形式进行了广泛讨论，大家发现医学教育需要一定变革，目前要求学生消化大量知识并非必要。实际上，学生、教育工作者及医学人士都应思考读者掌握知识的深度及获取的途径。

英国医学总会提倡以系统为核心进行课程建设，并强调基础与临床结合的重要性。英国神经病学专业协会对此非常尊重、欢迎，并进行了采纳。

本书的宗旨是建立以系统为基础的整合神经科学教学，并力争在所有学科教学中做得最好。

鉴于神经科学在基础和临床各个子专业均取得了长足发展，因此，如何选择核心教学内容就对医学教育提出了巨大挑战。20世纪90年代提出的“脑的十年”计划进一步指出，在未来，神经疾病的诊断、预防和治疗还将发生更大变革。

我们认为，神经解剖学是认识神经系统及其疾病的基础。本书为读者提供有关人体神经系统解剖结构的最清楚的介绍，以使读者可以利用所学知识理解神经系统的功能及其相关疾病。本书同时将神经解剖学和临床要点相整合，使读者通过认识神经解剖学结构而理解相关疾病的临床表现。本书提供的临床要点涵盖多种神经系统疾病的病因学和临床诊断方法，临床数据力求与神经解剖学基础呈现密切的整合。书中的临床内容用框的形式勾勒出来以使读者方便阅读和回顾。这些改进的目的都是便于读者掌握要点。

神经解剖学及其相关临床医学知识对医学生而言是全新的知识。请学生首先学习引导章节及每一章节的概述，以此认识神经解剖学概况，并初步了解神经系统疾病的基本概念。本书提供了常用的临床专业词汇表以解释在本书中常见而初学者较陌生的医学术语。待读者逐渐掌握更多神经解剖学的知识细节，对理解神经解剖学与临床神经病学要点将更有裨益。当学生进入临床神经病学学习时，他们需要在脑海中回顾神经解剖学基础知识，并将其与临床诊断方法相结合，此时，通过对神经解剖学基础要点的回顾将有助于学生掌握各种类型神经系统疾病的要点。

A. R. Crossman
D. Neary
曼彻斯特
1995年

第5版前言

在修订《神经解剖学：彩色图解教程》(第5版)的过程中，我们始终瞄准一个目标，即为医学生提供清晰、精练并附带精美插图的人体神经系统解剖学教材。

清晰是最重要的。神经解剖学是一个复杂的学科，学生经常感觉学习困难。我们尽最大努力避免模棱两可，使描述和概念尽可能简单易懂。

虽然涉及一个内容广博的学科，但本教材却相当精练。我们在编写中注重简明扼要并突出重点。必须承认，简洁会带来不可避免的深度和细节的不足。但是，大部分章节既有整体性的阐述，又具有权威性的提炼。我们尽可能将解剖学结构与功能相联系，并在必要时与临床意义相联系。本书成功的关键就是对内容的取舍。我们相信本书在神经解剖学的内容广度和深度方面足以满足学习者掌握临床神经科学的需要。

由于很难像观察骨、肌肉和主要器官那样用眼睛观察到脑内解剖结构，特别是很难观察神经核团、神经纤维通路以及它们的联系，因此，我们需要清晰而明确的插图。再次感谢 Ben Crossman 和我们一起以清晰明确为标准完成了这一版的插图审查和修订工作。

A. R. Crossman

D. Neary

曼彻斯特

2015 年

致　谢

我们衷心感谢 David J. Brooks 教授、Marco Catani 医师、Paul D. Griffiths 教授、Alan Jackson 教授、David Mann 教授、R. Anne McKinney 医师和 Gary C. Schoenwolf 医师所提供的扫描图片和其他图片，它们极大地丰富了本书的插图。我们还要衷心感谢 Adrianne Noe 医师和 Archibald J. Fobbs 医师提供的来自 Yakovlev-Haleem 中心的脑断层扫描图片，感谢 MR 生产专家 Timonthy Jones 提供的来自 BE 医学中心的 MR 图片，其中一幅图片经过 Ben Crossman 处理后被选为本书封面用图(原版书封面)。我们同时感谢来自世界各地众多的同事和医学生对本书编撰和改进所提出的具有建设性的意见。

作者还要感谢爱思维尔出版社近二十年来对本书的大力支持。在这次第 5 版的修订中，我们特别感谢出版社的高级策划 Jeremy Bowes 和书稿开发高级专家 Poppy Garraway 的大力帮助与支持。

A. R. Crossman

D. Neary

目　录

第1章

概述

所有动物神经系统的功能都是感受外部和内部环境的变化,并引起肌肉、器官或腺体做出反应。进化程度更高的肌体具有更高级的神经系统功能, 如学习、记忆、认知、自我意识、智力和性格等。人类的神经系统位于进化的最高点,功能最为复杂。

虽然我们目前对神经系统的工作原理有了一定了解,但仍然有很多问题需要阐明。关于神经系统的解剖学、生理学、生物化学和分子生物学等,依然是基础和临床研究的热点。

神经系统可受到遗传性和发育性畸形、各类疾病以及外伤的影响而发生损伤,我们需要对神经系统障碍做出有效的预防、诊断和治疗。因此,了解正常神经解剖学结构及其功能以及可能发生的障碍,对临床神经学以及神经科学基础研究都具有重要意义。

神经解剖学术语和惯例

本书所有解剖学术语遵循国际解剖学术语联合委员会(1998;Thieme)颁布的国际公认的标准(图 1.1)。

神经系统结构术语多来源于拉丁语和希腊语,且非常独特。通常这些命名体现出外形特点,例如形状(如"海马"就是以海洋生物海马的形态命名)或颜色(如"黑质"表示黑色的物质)。部分名词以人名来命名,通常用首次描述该结构或者在该结构领域做出显著贡献的人的名字来命名(如 Willis 环、Monro 孔)。虽然以人名来命名存在时代局限性,但这些名称仍然保留了下来。

在描述神经系统的解剖学位置和空间关系时,一般采用解剖学术语, 即设定三组相互垂直的平面:矢状面或正中面、水平面或横切面(影像学称之为轴位)和冠状面或额状面(图 1.1)。然后,基于以上平面确定内和外、上和下、前和后。但是,在描述脑和脊髓时,还需要神经解剖学术语,见下文。

常用的神经解剖学术语是吻、尾、背、腹。这些术语实际上指的是胚胎发育阶段的神经结构,朝向头侧的称为吻侧,朝向尾骨侧的称为尾侧,朝向背部的称为背侧,朝向腹部的称为腹侧。如果把发育阶段的脑和脊髓看作是一条直线的话, 我们可以简单的认为,成人阶段的上部就相当于发育阶段的吻侧,尾侧相当于下部,背侧相当于后部,腹侧相当于前部。脊髓的发育符合上述描述,但是,脑的长轴在发育中会发生弯

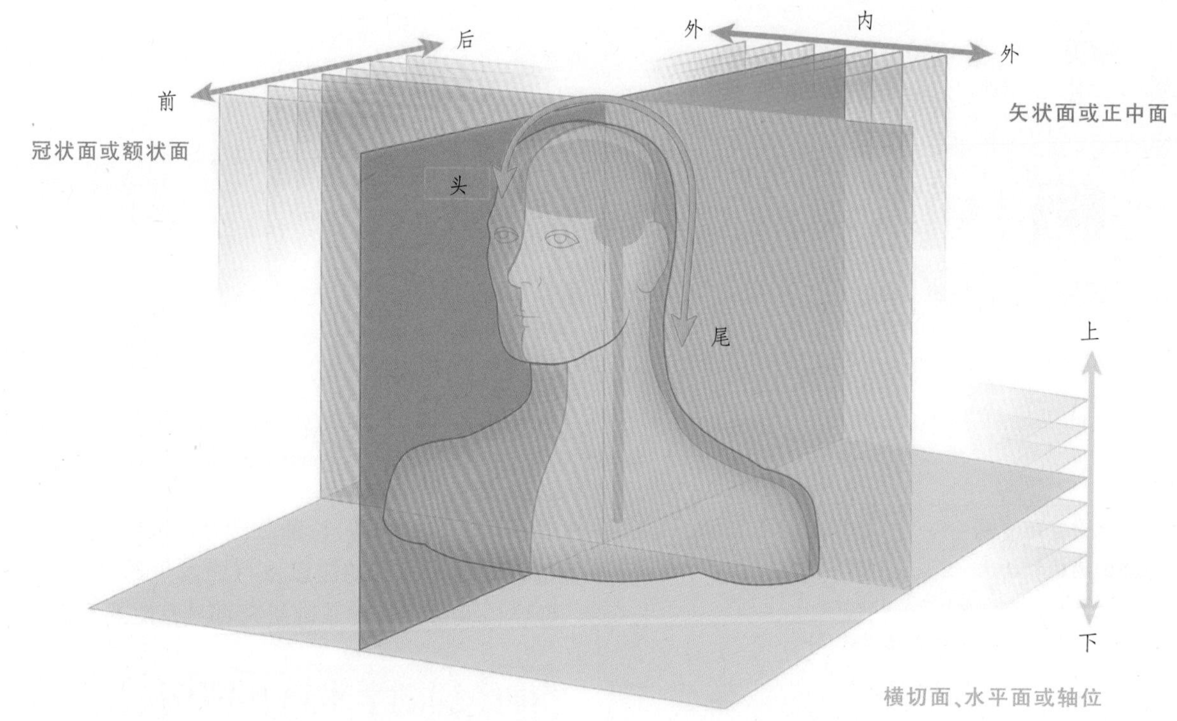

图 1.1 描述面、方向和关系的神经解剖学术语。

曲,特别是脑干会在几个位置发生弯曲(图 1.12)。因此,神经解剖学术语包括两部分,按照国际惯例,在描述神经系统的空间位置时,采用解剖学术语;而在描述某个神经系统结构的具体位置及其方向时,采用神经解剖学术语(如吻和尾、背和腹)。

本书按照神经解剖学惯例,在脊髓和脑下部(脑干)的水平或横切面中,按照上部为背侧、下部为腹侧的方向显示(图 1.2A)。需要注意的是,按照神经放射学惯例,在轴向图像中,假想观察者的视角为从被显示者的足侧向头侧观察, 所以图片上部代表人体前方。因此,如果轴向图片含有脑干,可见图片下部显示脑干背侧,图片上部显示脑干腹侧。与此同时,放射图像中的左、右方向与切面也是颠倒的(图 1.2B)

神经系统的组成和结构

神经元和神经胶质细胞

神经系统的基本结构和功能单位是神经细胞或者称之为神经元(图 1.3 和图 1.4),人类的神经系统大约有 1 千亿个神经元。神经元的功能为从感受器和其他神经元接受和整合传入信息,并且将信息传递给其他神经元或在神经系统控制下的非神经系统结构(效应器)。神经元的结构高度特化以执行这些功能。每个神经元都是具有细胞膜的独立形态实体。信息可以通过神经元之间细胞膜毗邻的部位(突触)进行传递(图 1.3)。

虽然不同部位的神经元大小和形态不同,但它们具有共同的形态特征。每个神经元胞体都有不同数目的分叉突起, 这些突起中大部分能够接受神经冲动,命名为树突。突触处分布有树突,而且有时是上千个树突,树突通过突触接受其他神经元的神经冲动。感觉神经元的树突结构特化,从而特异性地感知内部和外部环境的变化。胞体发出的另一个突起为轴突(神经纤维),其将信息带出胞体。轴突长度差异较大,并且可以发出很多分支或侧支,通过分支和侧支,轴突可以将信息同时传递给多个靶区。轴突的末端形成神经终末(突触前终末,突触终扣),是突触的特异性结构成分, 神经终末将信息传递给其他神经元的树突。传出神经元或运动神经元控制的是肌细胞而非其他神经结构,它们的神经终末会进一步特化(如神经肌接头)。

信息在神经元中以电荷的变化来编码和传递。神经元的细胞膜是极化的,这就意味着细胞膜两侧存在

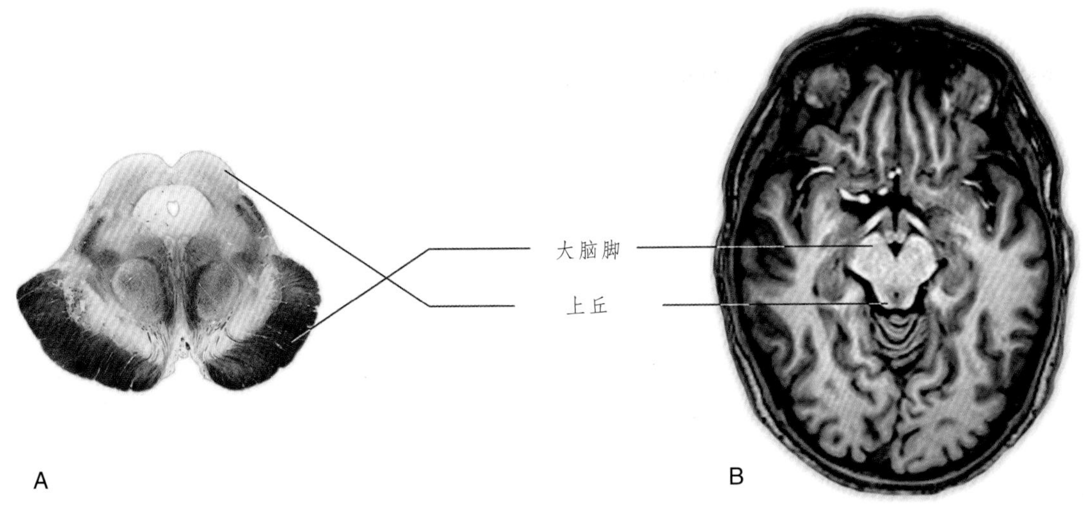

图 1.2 (A)利用传统神经解剖学方法显示的组织横切面;(B)与 A 对应的利用 MRI 轴位横扫得到的图像。

电位差(膜电位)。静息状态下的电位差(静息电位)为 60 ~ 70 毫伏(mV),细胞内部相对于膜外为负电。当神经元受到阈上电位的刺激而激活时,膜电位的极化发生翻转,称为动作电位。动作电位沿着轴突进行扩布,并至神经末梢。在大多数突触,神经元之间的信息通过化学信号而非电信号进行传递。动作电位到达神经终末后引起存在于突触前结构的突触小泡中的特殊化学物质(神经递质)的释放。神经递质扩散到突触前膜和突触后膜之间狭窄的间隙中,然后与突触后膜上的特定受体结合,引起突触后神经元的膜电位变化。膜电位的变化可能是去极化,即膜电位向发生动作电位的阈值靠近,也可能是超级化,使细胞稳定。

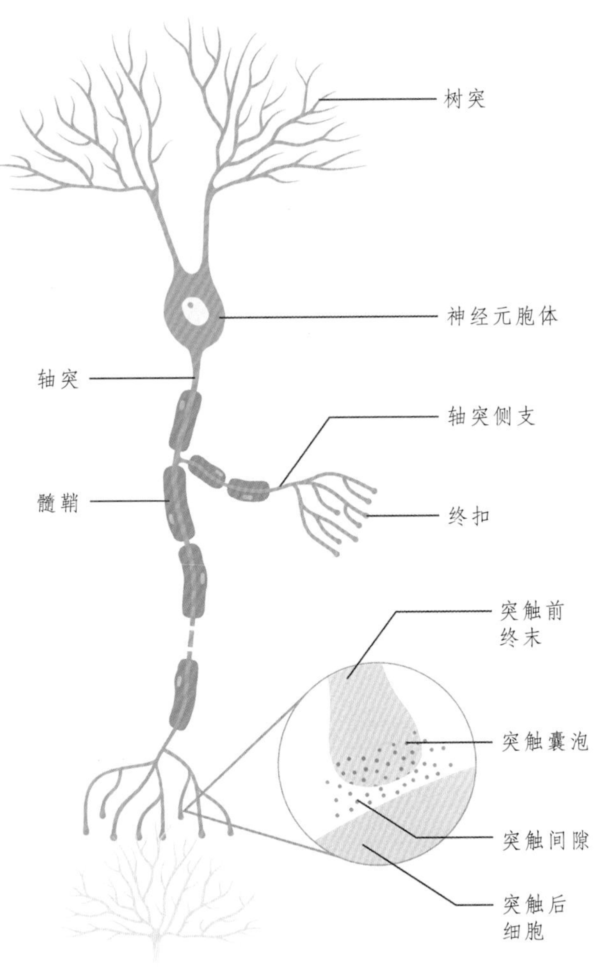

图 1.3 神经元及其突触结构模式图。

神经系统另一细胞成分是神经胶质细胞或称神经胶质,它们在数量上远远超过神经元。与神经元不同,神经胶质细胞在信息处理中并没有直接作用,但是它们对神经系统维持正常工作具有重要意义。

中枢神经系统和周围神经系统

解剖学上将神经系统(图 1.5)简单地分为中枢神经系统(CNS)和周围神经系统(PNS)。中枢神经系统由脑和脊髓组成,它们分别处于颅骨和脊柱的保护之下。这是神经系统最为复杂的部分,包含了绝大多数的神经元胞体和突触连接。周围神经系统连接中枢神经系统与身体各部,中枢神经系统通过它接受感觉信息并发放冲动。周围神经系统包括与脑和脊髓相连的神经(脑神经和脊神经)及其在体内的分支。支配上肢和下肢的脊神经分别联合起来形成臂丛和腰骶丛,在这些丛中,神经纤维被重新分配到带有名字的周围神经中。周围神经系统还包括许多位于外周的神经细胞胞体,许多胞体聚集在称为神经节的结构里。

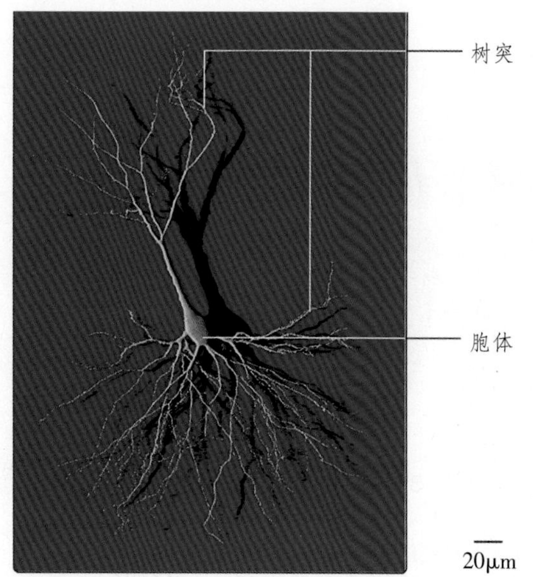

图 1.4 共聚焦拍摄的海马神经元 3D 伪彩图。神经元基部发出的突起是轴突(由瑞士的苏黎世大学神经科学研究所的 R.A. McKinney 教授提供)。

躯体神经系统和内脏神经系统

神经系统在功能上分为监测外部变化或控制躯体运动的躯体神经系统和监测内部变化或控制内脏运动的内脏神经系统。躯体神经成分和内脏神经成分在中枢神经系统和周围神经系统中都有存在。内脏神经系统分为两个在解剖和功能上都独立的部分,称为交感神经部分和副交感神经部分,两者对所支配的器官发挥相反的效应。内脏神经系统支配平滑肌、心肌和腺体,是稳定机体内环境的重要结构。

传入神经元、传出神经元和中间神经元

那些从周围感受器向中枢神经系统传递信息的神经元被称为传入神经元(图 1.6)。如果它们携带的信息能够最终到达感觉皮质,那么,这部分传入神经元也被称为感觉神经元。传出神经元携带冲动从中枢神经系统传出。如果它们支配骨骼肌引起运动,那么,这部分传出神经元也被称为运动神经元。然而,大多数神经元的分布仅限于中枢神经系统内,被称为中间神经元。传入和传出两个词通常还表示从中枢神经系统发出或者传入到中枢神经系统的方向性。即使投射范围只是局限于脑或脊髓内部,也用传入和传出来表示。例如,向大脑皮质的投射或者由大脑皮质发出的投射分别被称为皮质传入和皮质传出。

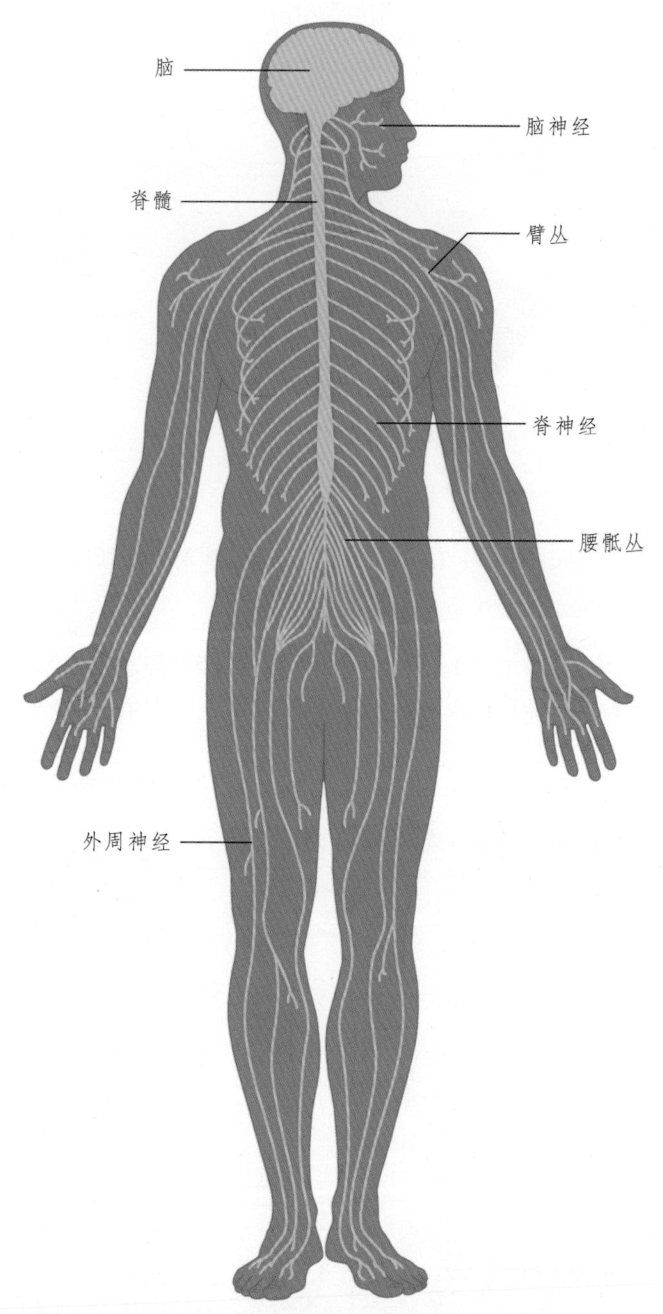

图 1.5 中枢神经系统和周围神经系统。

灰质和白质,核团和通路

从神经元胞体的分布和它们的突起来看,中枢神经系统是一个高度混杂的结构(图 1.7)。有些区域神经元胞体相对集中(如脊髓的中央部分和大脑半球的表面),这些部分被称为灰质。相反,有些区域主要包含神经突起(通常是轴突),由于这些神经突起多是有髓结构(被髓鞘包裹),使得它们呈现白色,故这些区

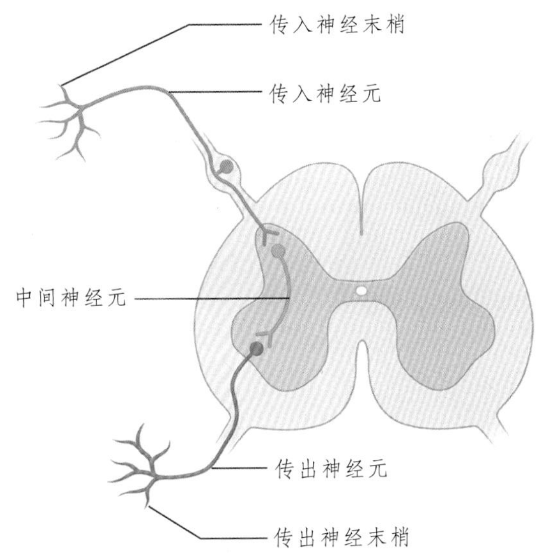

图 1.6 传入、传出和中间神经元的基本构成。

域被称为白质。

结构和功能相似的一群神经元的胞体(如支配某肌肉的运动神经元)聚集区称为核团。而结构和功能相似的一群神经突起聚集形成通路或传导路(图 1.7 和图 1.23)。

感觉传导路和运动传导路的交叉

中枢神经系统有一个基本规律,即传递感觉信息至感觉皮质(大脑半球)的感觉传导路会发生交叉,大脑半球发出的控制运动的运动传导路也会发生交叉。因此,每侧大脑半球接收的感觉信息以及控制的运动都是对侧半身体的。

神经系统的成分和结构

- 神经系统的结构和功能单位是神经细胞或神经元。神经元的静息电位大约为 70 mV。
- 神经元主要通过树突收集信息,通过动作电位将信息从胞体传递到轴突。
- 神经元之间的信息传递发生于突触,突触前膜释放神经递质,递质再作用于突触后膜的受体,引起突触后神经元的去极化或超极化。
- 神经胶质细胞的数目远远超过神经元,发挥除信息传递以外的功能。
- 神经系统分为包括脑和脊髓的中枢神经系统(CNS)和包括脑神经、脊神经及其分支的周围神经系统(PNS)。
- 内脏神经系统支配内脏,对维持内环境稳态十分重要。
- 中枢神经系统的神经元可分为传入、传出和中间神经元三类。
- 中枢神经系统内富含神经元胞体的部分叫灰质,富含神经纤维的部分叫白质。
- 具有相同功能的神经元胞体聚集区称为核团。
- 神经纤维构成的通路或传导路可以把相距较远的区域连接起来。
- 一般情况下,中枢神经系统的上行感觉传导路和下行运动传导路在其行程中都会发生交叉,因此一侧大脑在功能上与对侧身体相关。

中枢神经系统的发育

人胚发育第 2 周初形成 3 个胚层,分别为外胚层、中胚层和内胚层。各胚层分别发育为机体的各器官和组织。外胚层发育为皮肤和神经系统,中胚层发育为骨骼、肌肉和结缔组织,内胚层发育为消化系统、呼吸系统和泌尿系统中的管道结构。

神经系统胚胎发育的过程称为神经胚发生。在胚胎发育第 3 周,位于背侧中线的外胚层增厚形成神经板(图 1.8 和图 1.9)。之后,神经板的两侧边缘逐渐上升形成纵向的神经褶,中线处则相对凹陷,称为神经沟。两侧神经褶逐渐靠近,最后融合封闭神经沟,形成神经管。部分位于神经褶尖端的细胞离开神经褶,聚集在神经管的背外侧,形成神经嵴。在胚胎发育第 4 周的中期,神经管形成。

在神经管发育为成熟的中枢神经系统过程中,神经管发生变形,细胞发生分化。吻侧神经管变形最明显,发育为脑,尾侧神经管发育为脊髓。神经管的中央内腔发育为脊髓中央管和脑室系统。神经嵴形成神经节,包括脊髓和脑神经的感觉神经节以及内脏神经的神经节。

随着发育进行,在胚胎脊髓和脑的尾段的外侧面出现纵向的沟,即界沟(图 1.10A)。界沟将细胞分为背侧群和腹侧群,分别称为翼板和基板。由翼板发育的神经元主要具有感觉功能,由基板发育的神经元主要具有运动功能。

接下来灰质和白质分化生成。灰质集中分布于中央管周围,白质形成了外围的套层。以上发育模式在

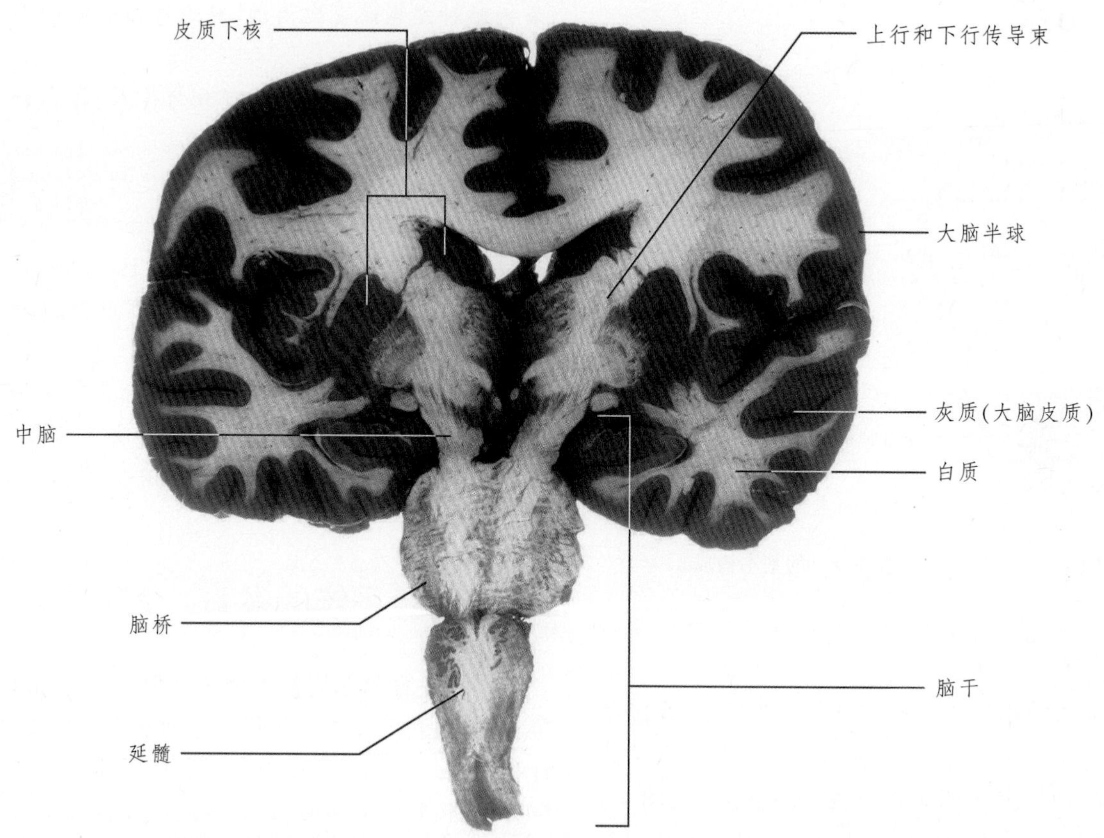

图 1.7 大脑的冠状面，显示灰质和白质的分布。采用 Mulligan 染色技术，灰质染成蓝色，白质没有染色。

成人脊髓中很容易辨认(图 1.10B)。

之后，基板和翼板的细胞分化为 7 个神经元亚群(图 1.11)。这 7 个亚群形成不连续的纵向柱状结构，按其解剖学联系及生理学功能分别称为：

- 特殊躯体传入神经元：与内耳相连，接受听觉和前庭觉信息。
- 一般躯体传入神经元：从周围神经接受一般感觉信息。
- 特殊内脏传入神经元：接受味觉和嗅觉信息。
- 一般内脏传入神经元：接受内脏来的感觉信息。
- 一般内脏传出神经元：发出组成内脏神经系统的节前纤维。
- 特殊内脏传出神经元：运动神经元，支配从鳃弓(咽部)发育而来的肌肉。
- 躯体传出神经元：运动神经元，支配躯体肌肉运动。

在胚胎发育过程中，神经管的吻侧经历了明显的分化，形成脑。在大约第 5 周时，形成 3 个初级脑结构：前脑、中脑和菱脑。发育中的中枢神经系统的纵轴并没有保持直线，而在中脑和前脑交界处出现头曲或中脑曲，在脑和脊髓的交界处出现尾曲。

在第 7 周，3 个初级脑结构进一步分化为 5 个次级脑结构，它们将前脑分为端脑和间脑，将菱脑分为后脑和末脑。神经轴后部新出现的弯曲称为脑桥曲(图 1.12)。

胚胎脑各部的命名提示这些部位在成熟脑中发育为哪些结构。

在脑初期的 3 个分区中，前脑最大，也被称为大脑。在大脑中，端脑经历了巨大的变化并形成两个大脑半球。大脑半球包括外部的灰质层(大脑皮质)以及内部的白质，在白质中埋有不同的核团(最大的是纹状体)。间脑的大部分是丘脑，这个部分包含大量细胞团并且与大脑皮质密切相连。中脑则相对未分化(它还保持着一个被灰质包围的中央管腔的样子)。菱脑发育成脑桥及上面覆盖的小脑，而末脑发育为延髓。延髓、脑桥和中脑总称脑干(图 1.13)。

当大脑发育时，其中央腔室也经历了形状和大小的改变，形成脑室系统(参见图 1.13 和图 1.22)，其中流动着脑脊液。

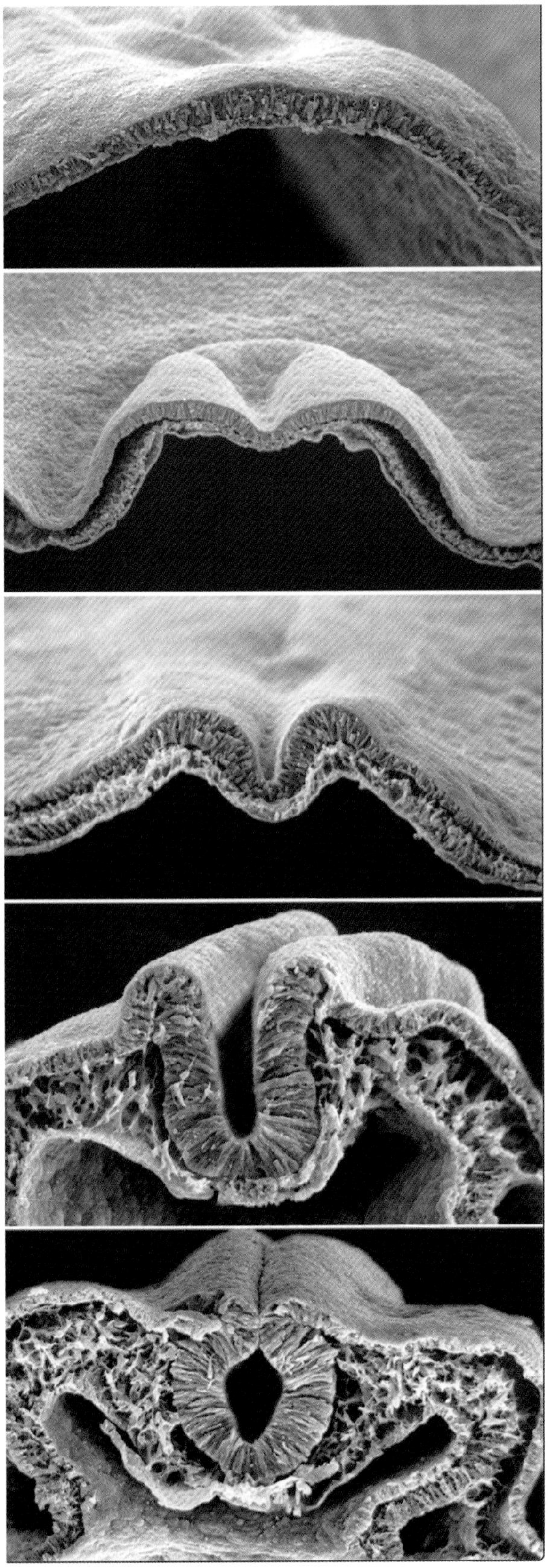

图 1.8 鸡胚背侧外胚层横切面的扫描电镜照片，显示神经管的从上至下(完整的过程)(×140)(由美国盐湖城犹他大学医学院神经生物及解剖教研室的 Gray G. Schoenwolf 教授提供)。

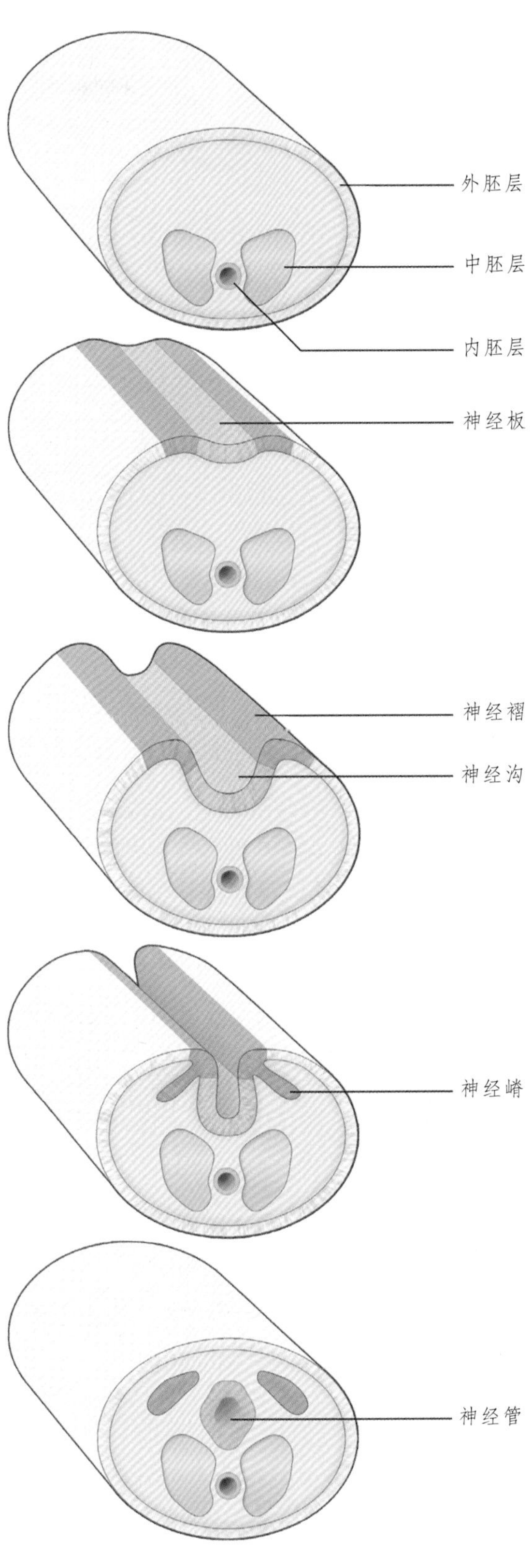

图 1.9 外胚层形成神经管示意图。

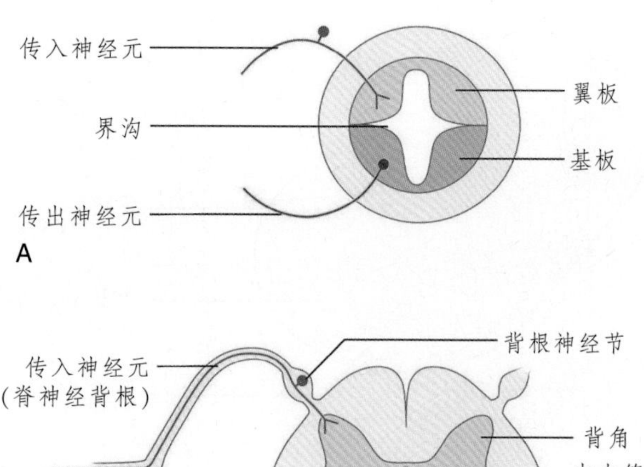

图 1.10 发育阶段神经管(A)和成熟脊髓(B)的横切面模式图。周围神经及相关结构只标记于单侧。

脑的胚胎发育过程与脑从简单动物向复杂动物的进化过程十分相似。虽然这样说有使知识简单化的嫌疑，但可以帮助读者生动形象地理解脑的主要部分及其相互关系(图 1.13)。

最简单的脊索动物(如文昌鱼)是脊椎动物的始祖，它们具有一条背部的脊索，这类似于哺乳动物胚胎发育过程中出现的神经管。在物种进化过程中，管状神经系统的吻侧段经历了巨大改变，其结果是，成年人脑的外形与人进化始祖的脑相比几乎没有相似之处。

区域特化是脑进化过程中的重要特点，从而形成感觉与运动的区别控制。在发育早期，中枢通过从简单的背侧神经管不断扩张而完成功能的进化(图 1.13)。在形式上，它外侧的皮质是神经元的胞体，它的内部是神经纤维。双侧成对形成嗅觉、听觉和视觉中枢，在中线对称形成前庭和平衡中枢。中枢发育最明显的改变是头端的嗅脑发育为大脑半球(图 1.14 和图 1.15)。在这个名为前脑化的过程中，大脑半球渐渐在脑功能的许多方面发挥了主要作用。例如，最高级的感觉中枢以及所有感觉传入的最后整合部位均位于大脑半球表面，而最高级的运动中枢以及所有对运动进行整合的部位也位于大脑半球表面。与此相反的是，成年

表 1.1 脑的胚胎发育

初级脑	次级脑	成熟脑
前脑	端脑	大脑半球
	间脑	丘脑
中脑	中脑	中脑
后脑	菱脑	脑桥、小脑
	末脑	延髓

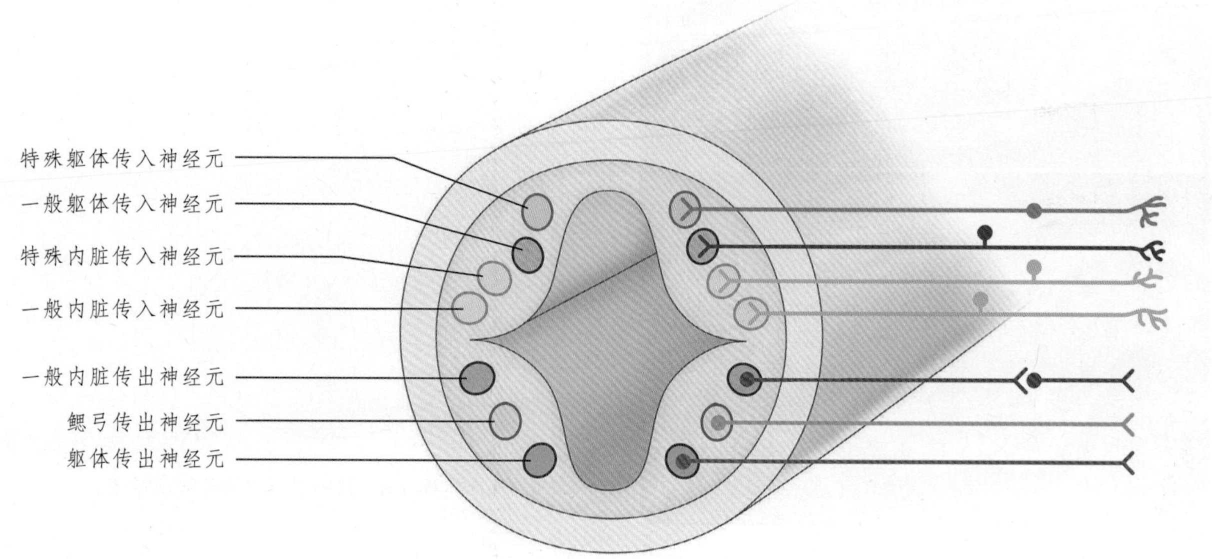

图 1.11 发育中神经系统横切面模式图，显示传入和传出神经元的分布情况。图 10.2 可见本图的配色版，标记了成熟脑干中脑神经核团的分布情况。

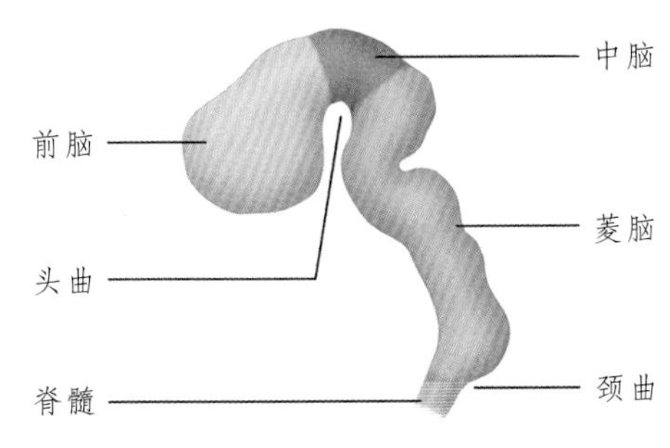

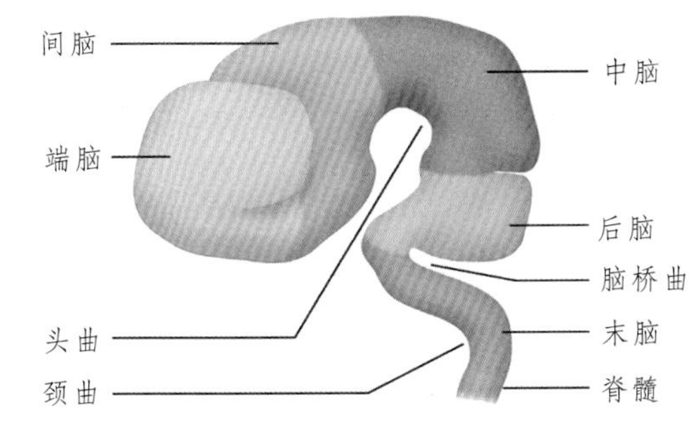

图 1.12　脑的早期发育。(A)在第 4~5 周的初级脑和(B)第 7~8 周的次级脑。

人仅有很小一部分大脑半球用来处理嗅觉信息。

前脑化过程意味着其他中枢渐渐成为大脑半球的辅助装置。例如,听觉和视觉中枢构成人脑自主反射活动。它们变化较小,很好辨认,位于中脑背侧 4 个小突起,称为四叠体,或上丘和下丘(图 1.13 至图 1.15)。脑尾侧部的运动中枢发育为小脑(图 1.13 至图 1.15),在调节平衡和运动调控中发挥重要作用。

发育异常

发育异常影响脊髓和脑的正常生长和结构组成。因为神经系统从胚胎外胚层发育而来,故神经系统的发育异常还包括覆盖神经系统的结构(皮肤和骨骼)发育异常。在无脑畸形中,脑和颅骨很小,胎儿一般无法存活。在脊柱裂中,低位脊髓和神经根没有发育,导致脊髓没有皮肤遮盖或脊膜脊髓突出。患儿会发生夭折、瘫痪、下肢麻痹以及大小便失禁。

中枢神经系统解剖概述

被膜和血供

脑和脊髓分别受颅骨和脊柱的支持和保护。在骨性保护之下,中枢神经系统被完全包裹在 3 层被膜下,它们被称为脑(脊)膜(图 1.16)。最外层的膜是硬膜,这是一个坚硬、富含纤维的外套,就像一个松松垮垮的袋子一样包围着脑和脊髓(图 1.17)。硬脊膜及大部分硬脑膜与包裹骨的骨膜不同。在颅底等特定部位,硬膜和骨膜融合以致硬脑膜紧紧黏附于颅骨。硬膜发出两块大的薄板伸入颅腔将其分为几个隔间(图 1.18)。大脑镰位于两个大脑半球之间的矢状面,其游离缘位于胼胝体上方。小脑幕是水平向的,在大脑半球枕叶下方以及小脑之上。硬膜可看为两层结构。它们除了在特定部分是分开的,其余都是融合在一起的,分开的两层之间形成腔隙,就作为脑部静脉排出管道系统——硬脑膜静脉窦。重要的硬脑膜静脉窦位于以下部位:

- 颅底。
- 沿大脑镰附着线及小脑幕延伸至颅骨内侧的基线(上矢状窦,图 1.18;横窦,图 7.9 和图 7.10)。
- 沿大脑镰附着部和小脑幕之间的连线(直窦,图 7.9 和图 7.10)。

硬脑膜下方是蛛网膜,两者被狭小的硬膜下隙所分开。蛛网膜是半透明膜,像硬脑膜一样宽松地包裹着脑和脊髓。脑膜的最内层是软脑(脊)膜,它是一层紧贴脑和脊髓表面的菲薄的膜。蛛网膜和软脑膜之间是蛛网膜下隙,脑脊液循环就位于其中。

中枢神经系统的被膜和血供

- 脑和脊髓被 3 层膜包裹,分别是硬脑(脊)膜、蛛网膜和软脑(脊)膜。
- 硬脑膜向颅内发出两块薄板,即大脑镰和小脑幕,将颅腔分为不均等的腔室。
- 颅内硬脑膜形成硬脑膜静脉窦,是脑的静脉回流系统。
- 蛛网膜下有蛛网膜下隙,脑脊液循环就位于其中。
- 脑的血供来自颈内动脉和椎动脉。
- 脊髓的血供来自椎动脉,供应脊髓各节段的血管发出分支后汇合起来。

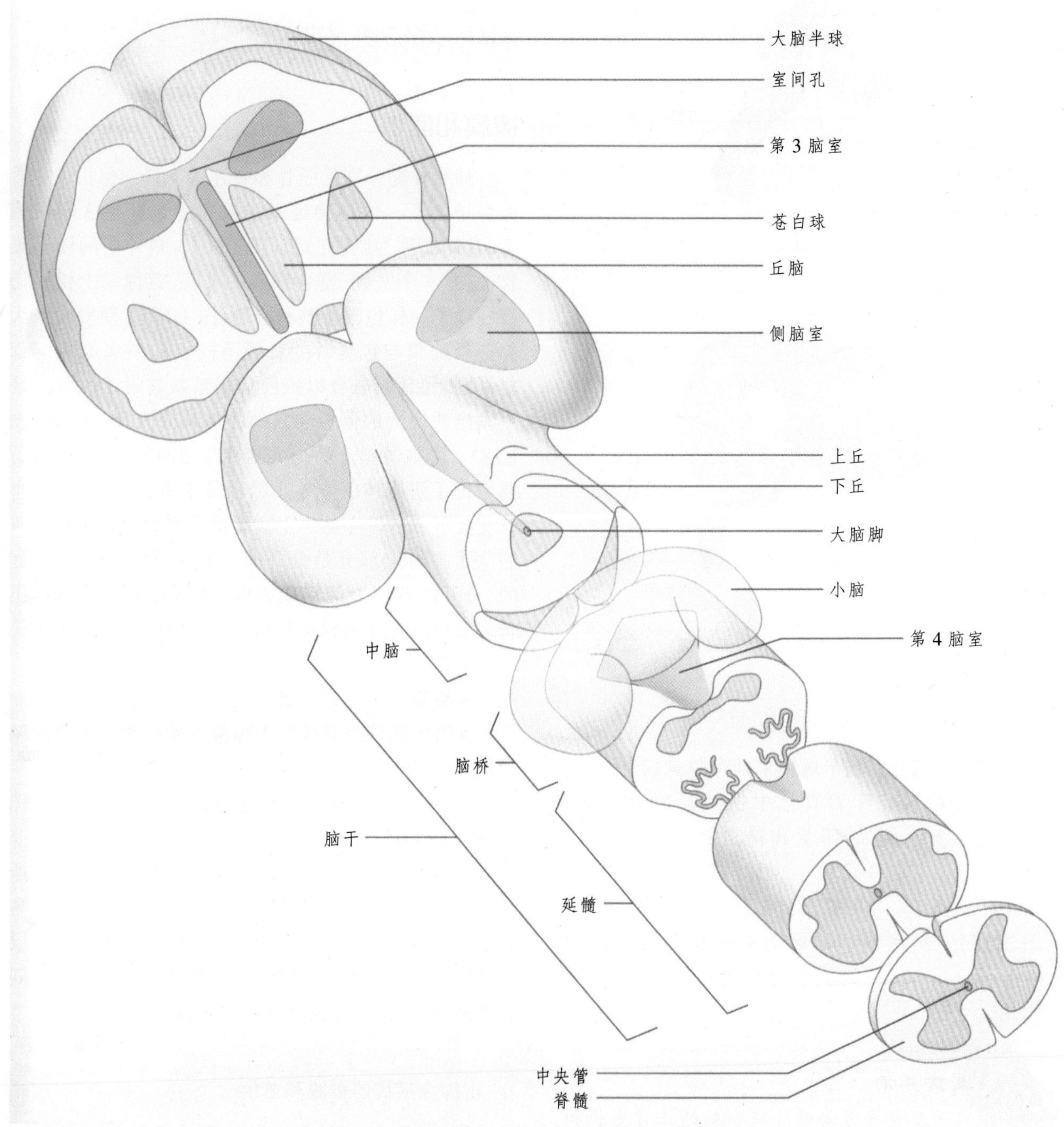

图 1.13 脑的主要分部和重要标志性结构的模式图。

脑的血供来自颈内动脉和椎动脉,两者在脑基底部吻合组成动脉环(Willis 环)。脊髓的血供来自椎动脉升支,中间有起源于节段性动脉的根动脉汇入。中枢神经系统的动脉和伴行静脉走行于蛛网膜下隙(图 1.16)。脑膜血供丰富,颅内脑膜血供最重要的来源是脑膜中动脉,其在颅骨和硬脑膜之间发出大量分支,覆盖了大脑半球外侧面。

脊髓解剖

脊髓位于椎骨的椎管中,向上与脑干的延髓相延续(图 1.19)。脊髓从躯干和四肢获取信息并对其控制,这些是通过连接于脊髓的 31 对脊神经完成的。脊髓根据脊神经分节,通过传入神经和传出神经与身体相联系。脊神经靠近脊髓分为背(后)根和腹(前)根

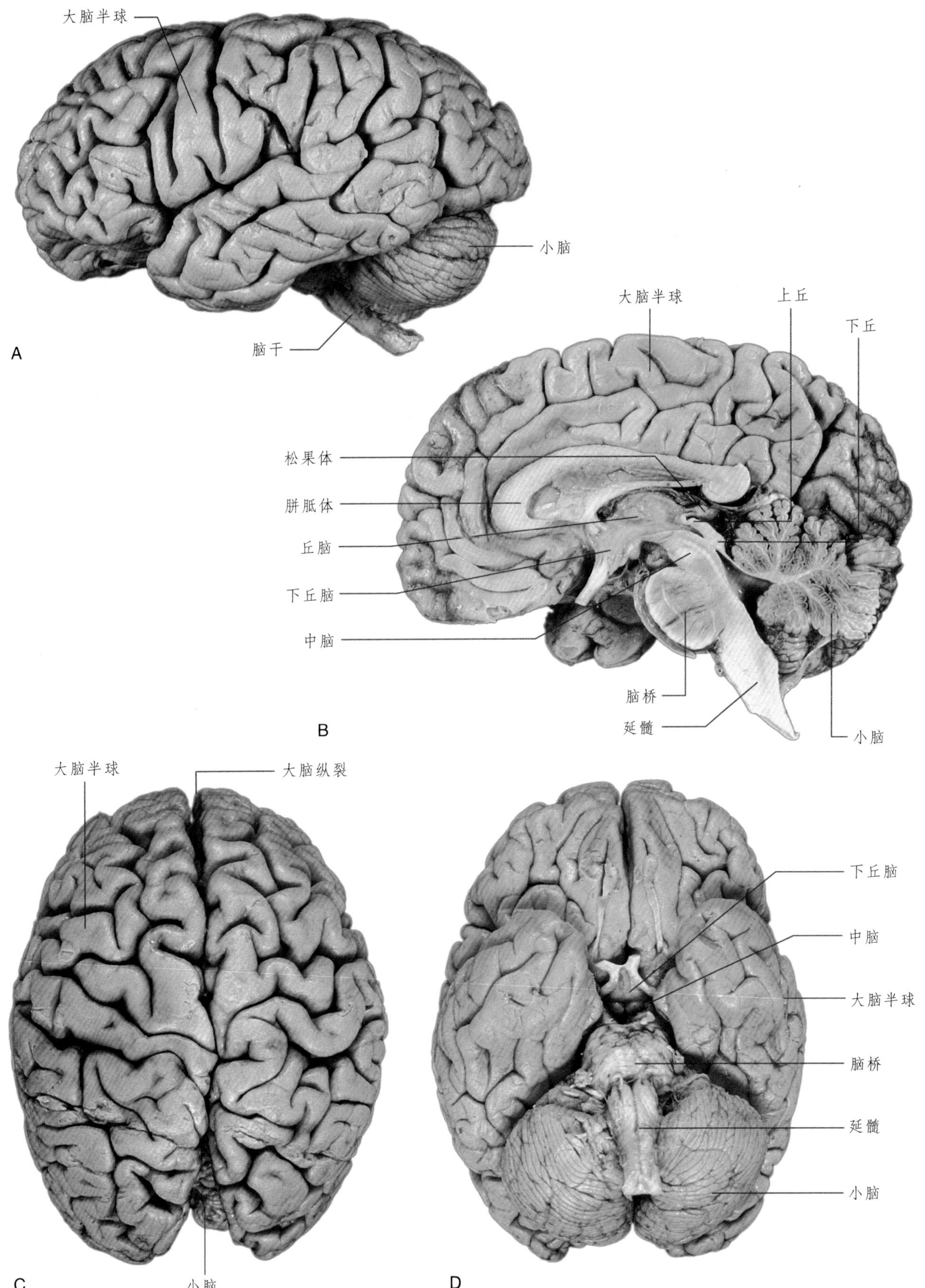

图 1.14 脑的照片。(A)侧面观;(B)正中矢状面观;(C)上面观;(D)下面观。

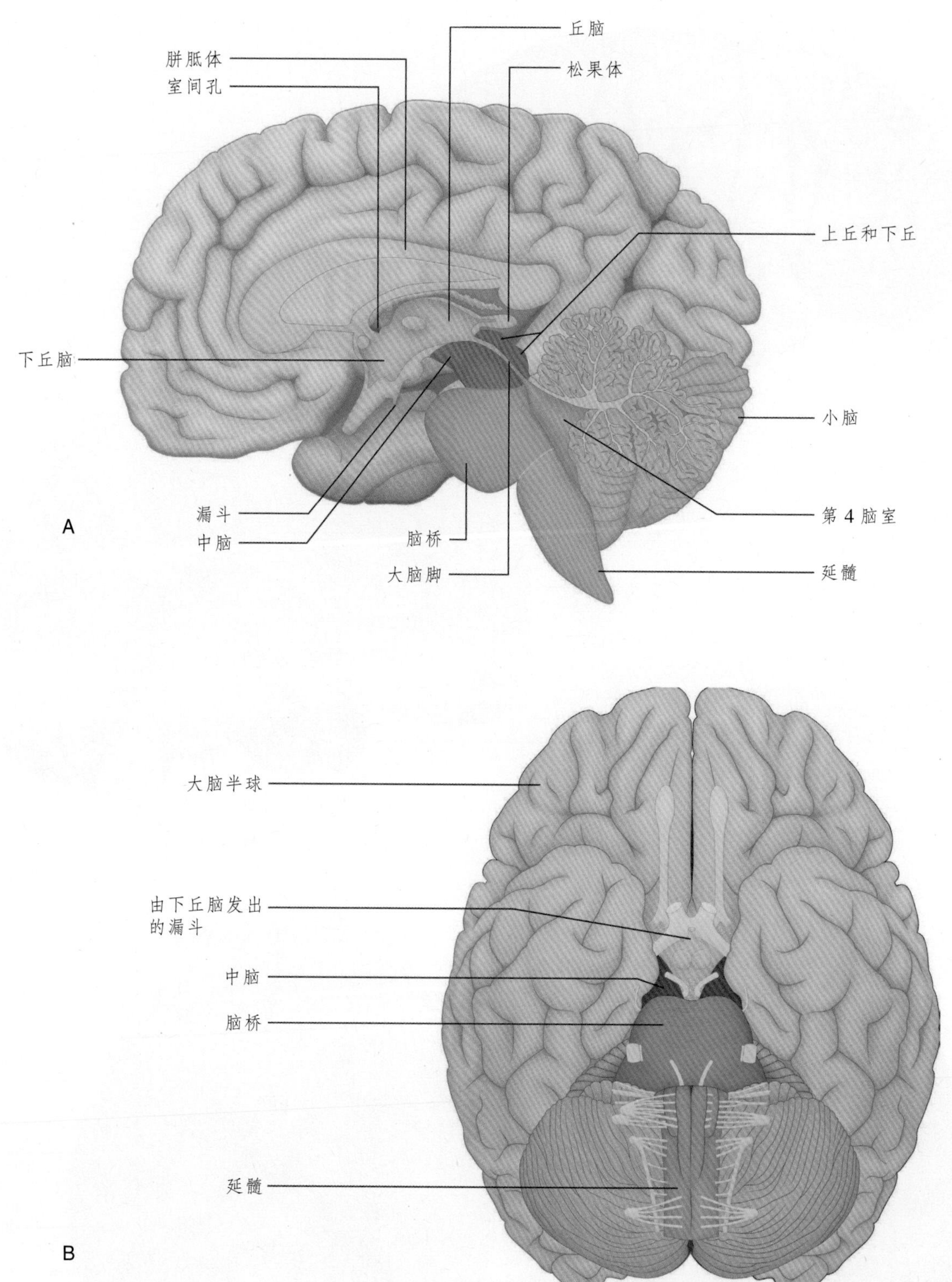

图 1.15 成人脑的主要分部和重要标志。(A)正中矢状面观;(B)下面观。脑神经用黄色标出。

(图 1.20)。背根为传入神经,其神经元胞体位于背根神经节内。腹根为传出神经,其胞体在脊髓灰质中。脊神经从椎间孔穿出。由于在发育过程中脊髓和椎管的生长速度不同,成人的脊髓并没有充满椎管全长,而是止于第 1 腰椎和第 2 腰椎之间,之后腰骶部的脊髓呈条索状向下走行成马尾至末端。

与大脑相比,脊髓分化程度较低。脊髓在胚胎发育早期就形成了和成人脊髓一致的基本组织结构(图

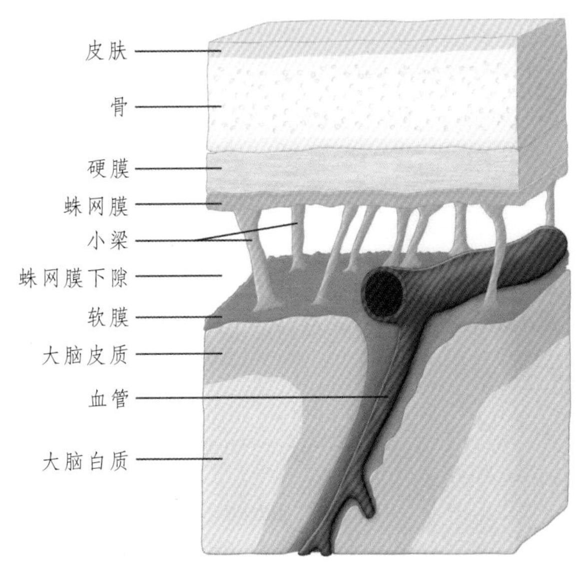

图 1.16 颅骨横切面，以显示脑膜和中枢神经系统的关系。

1.20)。脊髓呈圆柱状，中央残留中央管。神经元胞体相对集中，围绕中央管形成典型的"H"形或蝴蝶形灰质结构。该灰质结构分别向背外侧和腹外侧发出4个突起，与脊髓的背根和腹根相接续。这4个突起分别被称为背(后)角和腹(前)角。背角是众多传入神经终止的部分，传送身体感受器的冲动，也是向上传递至脑的冲动的源头。腹角包含支配骨骼肌的运动神经元。另外，胸髓和上段腰髓形成侧角，内有内脏神经系统交感神经的节前神经元。

脊髓的外部是由纵行神经纤维组成的白质。它们被编组成一系列上行和下行传导路，上行传导路将躯干和四肢的信息传到大脑，大脑再通过下行传导路控制脊髓神经元的活动(图 1.21)。最重要的上行传导路包括：后索(薄束和楔束)传递精细触觉和本体感觉；脊髓丘脑束传递痛觉、温觉、粗触觉和压觉；脊髓小脑束传递肌肉和关节感受器的信息至小脑。下行传导路中最重要的是皮质脊髓侧束，控制随意运动。

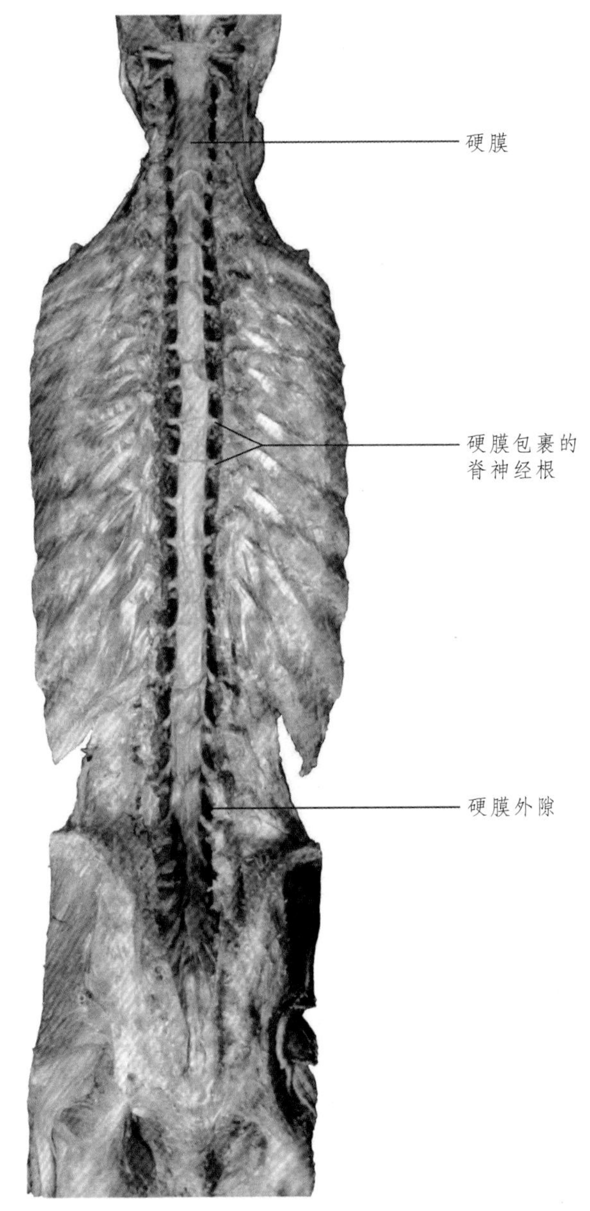

图 1.17 脊柱背侧(后面)观，切除椎骨后弓以暴露椎管内由硬膜包绕的脊髓。

脊髓解剖

- 脊髓位于椎管内，它发出31对脊神经。
- 脊神经靠近脊髓分为背根和腹根；背根由传入纤维组成，其纤维的胞体位于背根神经节，腹根由传出纤维组成。
- 脊髓中包含神经元胞体的灰质位于中央，脊髓外层是白质或神经纤维。
- 在灰质内，背角包含感觉神经元，腹角包含运动神经元，侧角包含交感节前神经元。
- 白质内走行的是上行和下行神经传导路，连接脊髓和脑。
- 最重要的上行传导路是后索、脊髓丘脑束和脊髓小脑束。皮质脊髓束是最重要的下行传导路。

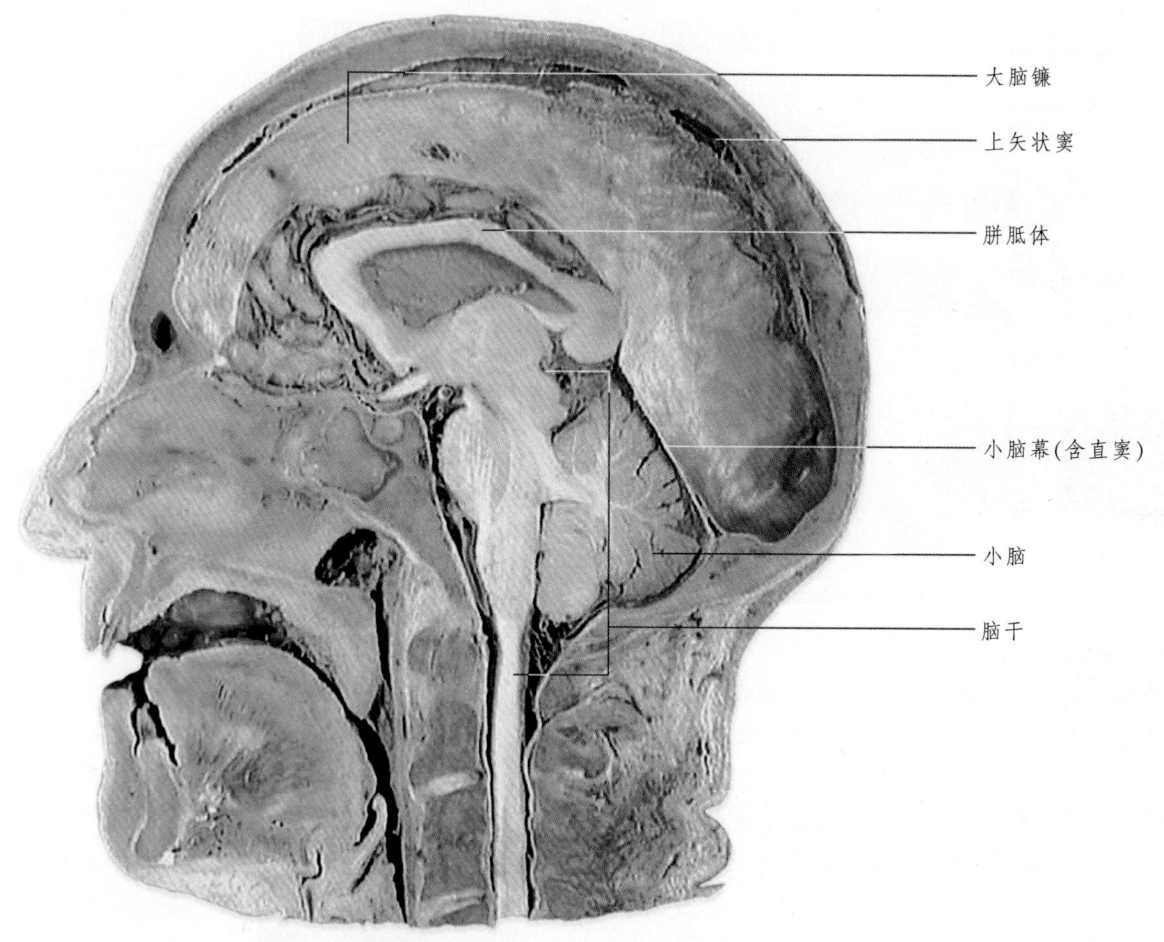

图 1.18 头部旁矢状面显示大脑镰和小脑幕的位置。

脑解剖

主要结构和标志

脑分为两个大脑半球(图 1.14 和图 1.15),外部是高度卷曲的灰质,内部是白质。特定的脑回有具体的感觉或运动功能,如下面所述。两个大脑半球被大脑纵裂不完全地分开。大脑纵裂通常被大脑镰所占据,大脑镰下面是胼胝体,其中包含联系两侧大脑半球的连合纤维。

在脑的下面观,脑干可以被清晰地看到。脑干是 12 对脑神经中后 10 对的起源处(Ⅲ~Ⅻ)。小脑位于脑干的背(后)侧。小脑幕通常位于小脑和大脑半球后部(枕叶)之间。

脑室系统

图 1.13、1.15、1.22 显示了脑室系统的概况。脊髓中央管上行到脑干逐渐移行至背侧,在延髓和脑桥背面(脑干的菱脑位置)、小脑下面完全膨大形成菱形的延续,这就是第 4 脑室。

在脑桥的吻侧端,第 4 脑室再次形成一个狭窄的管腔,即大脑导水管。大脑导水管位于上丘和下丘的深面。在中脑和端脑的联合处,大脑导水管在中脑向上延续于间脑处连接第 3 脑室。第 3 脑室是一个扁窄腔隙,左右狭窄,而向吻尾侧和背腹侧延伸扩大。第 3 脑室侧壁由间脑的丘脑和下丘脑组成,侧壁接近第 3 脑室的吻侧端有一小孔,即室间孔(Monro 孔),与同侧大脑半球中的侧脑室腔相通。脑室系统中含有脉络丛分泌的脑脊液。

脑干

从外部观察脑时,大脑半球掩盖了许多其他结构,但是在正中矢状面(图 1.14B 和图 1.15A)则可以显露大部分脑结构。脑干可以在脑的正中矢状面和下面(图 1.14 和图 1.15)被清晰地看到。脑干由延髓、脑桥和中脑组成。

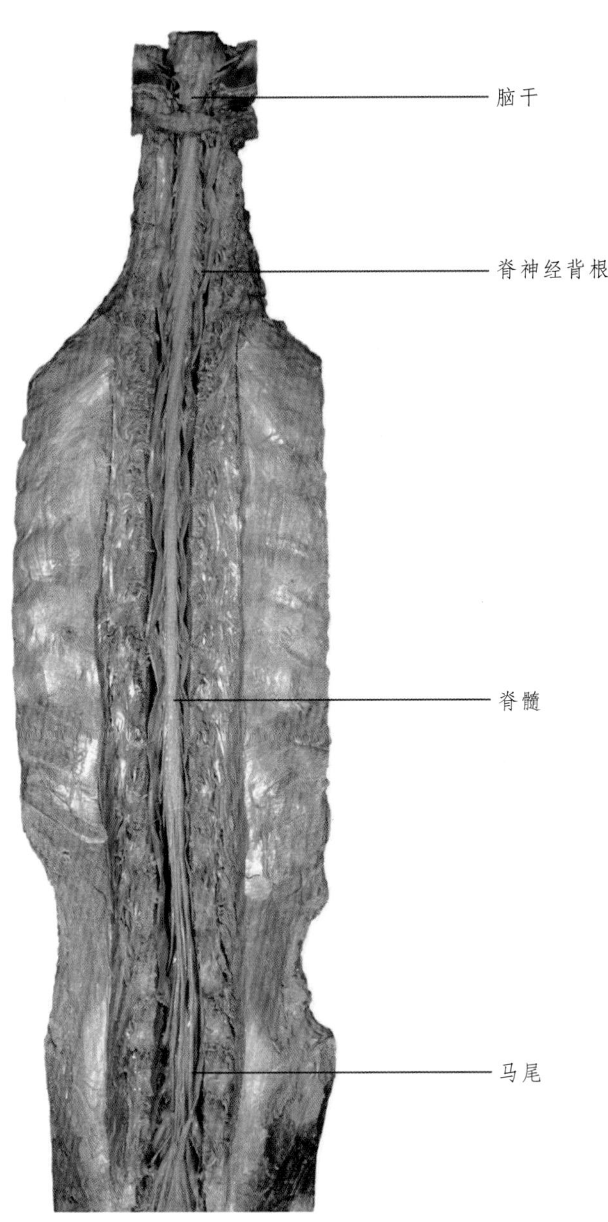

图 1.19 脊髓原位背(后)侧观。

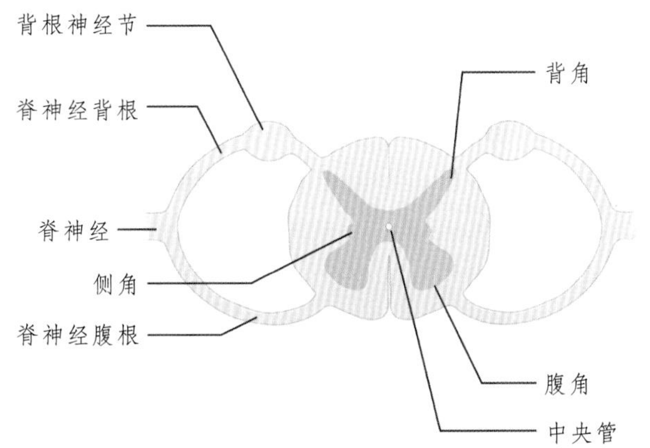

图 1.20 脊髓横切面示意图,显示脊神经根的附着处和灰质以及白质的位置。

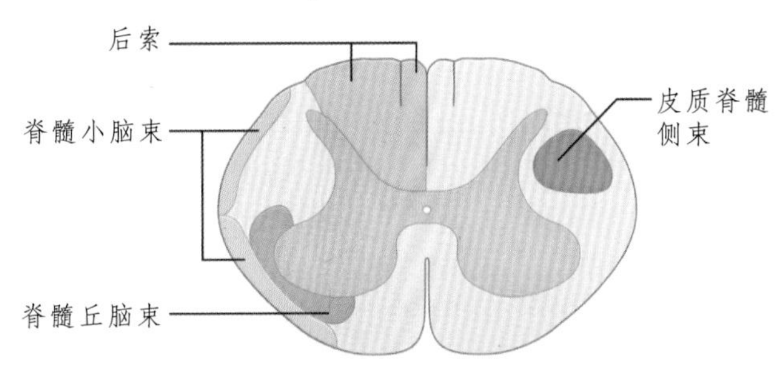

图 1.21 脊髓横切面示意图显示最重要的上行(左侧)和下行(右侧)的神经传导路。

脑干只是脑的一小部分,但却至关重要。脑干中间穿行连接脑和脊髓的上行和下行的神经传导路(图 1.23)。这些束路传递躯干和四肢的感觉信息并控制躯干和四肢的运动。脑干包含脑神经核团。此外,在脑干内存在控制呼吸、血液循环和意识水平等重要功能的中枢。

延髓是脊髓向上的延续,并向吻侧延续至脑桥。因为脑桥腹侧部在脑干表面形成一个隆起脑桥可以在脑的下面观和矢状面观而被清楚地看到。在脑的矢状面(图 1.14B 和图 1.15A),脑桥和小脑之间的第 4 脑室非常明显,其帐篷形状的顶突入小脑。

脑神经

脑接受头部和颈部的感觉信息并控制头颈部活动。12 对脑神经中有传入纤维和传出纤维走行,以罗马数字Ⅰ~Ⅻ来命名。某些脑神经中只含有感觉神经纤维或运动神经纤维,而大多数脑神经和脊神经一样是混合性神经。Ⅰ嗅神经和Ⅱ视神经直接连接前脑,其余脑神经连接脑干。脑干内有许多神经元胞体群,称为脑神经核团。它们是脑神经中感觉纤维的终点和运动纤维的起点(图 1.23)。

小脑

小脑借第 4 脑室两侧的大量神经纤维连接于脑干。这些纤维分为 3 部分:小脑下脚、小脑中脚和小脑上脚。它们分别传递延髓、脑桥、中脑与小脑之间的神经纤维。

小脑包括外层灰质,即小脑皮质,以及中间的白质。小脑皮质表面高度旋绕组成狭窄、褶皱或者叶等结构。小脑白质包含小脑皮质的传入和传出神经纤维。小脑白质在断面表现为树枝状传入和传出结构(图 1.14B),皮质发出分支到达表面。小脑的功能与运

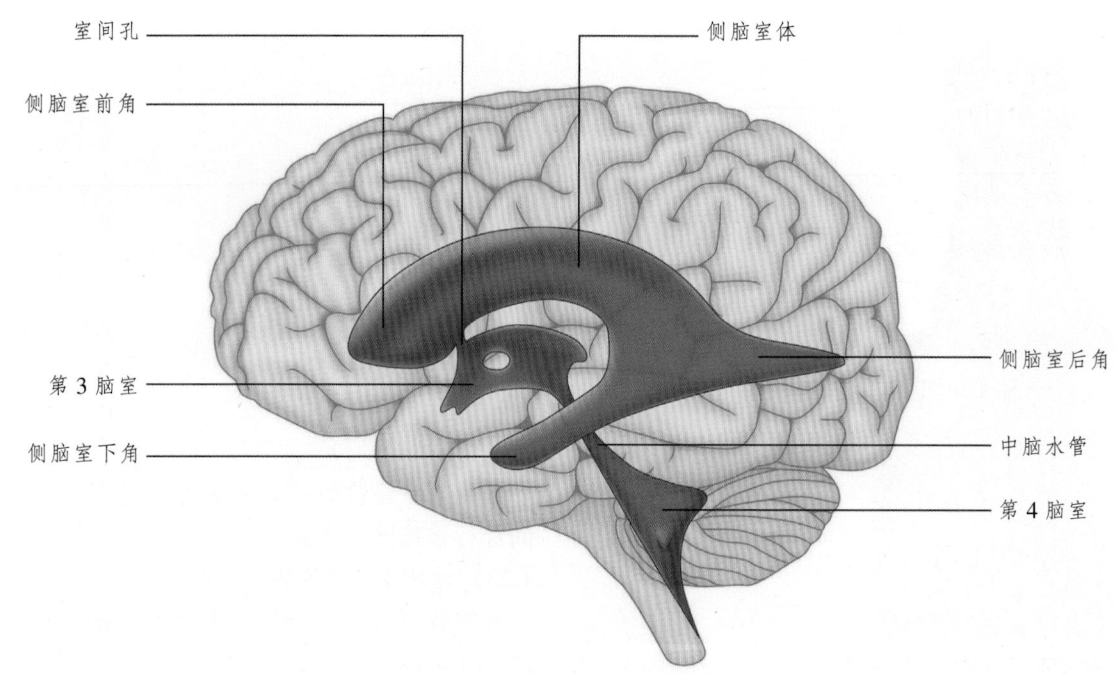

图 1.22 脑室系统。

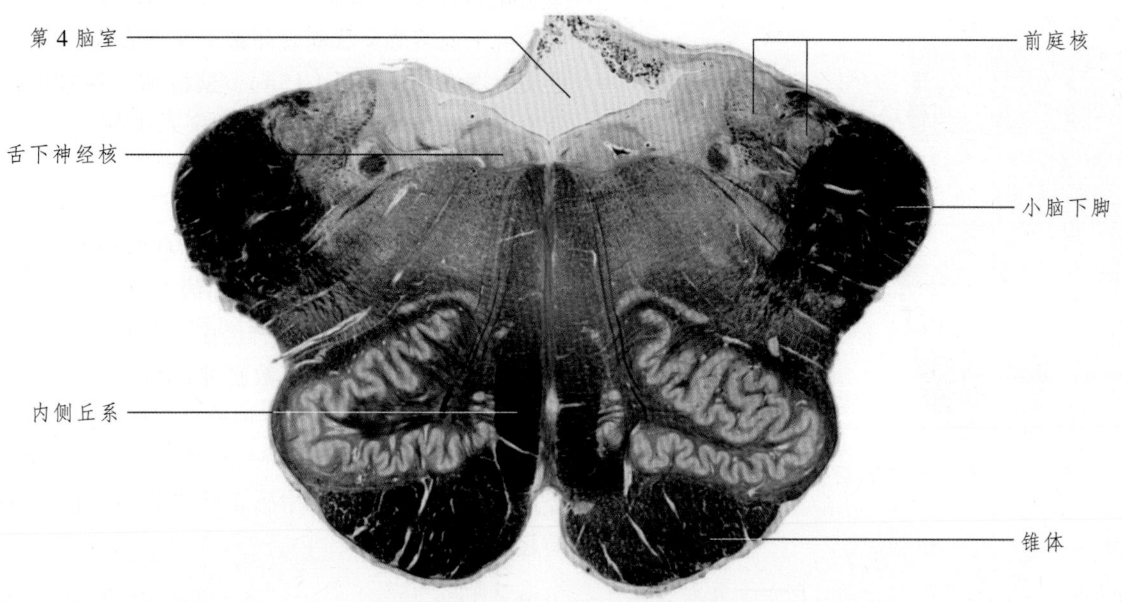

图 1.23 延髓平面脑干横切面。使用 Weigert-Pal 染色法。可见富含神经纤维的区域被染成深色,而富含胞体的区域颜色相对较浅。锥体束是从大脑皮质到脊髓的下行运动传导路。内侧丘系是传递四肢感觉信息至脑的上行传导路。小脑下脚包含将关节肌肉信息传递到小脑的脊髓小脑纤维。前庭神经核是前庭神经的终点。舌下神经核是舌下神经纤维的起点。

动的协调性有关,是在无意识水平对运动进行控制。

脑桥的吻侧是相对较小的中脑。在它的背侧表面可见圆形隆起的上丘和下丘,其深面是中脑水管(图 1.13 至图 1.15)。

间脑和大脑半球

脑干的吻侧端是前脑,由间脑和大脑半球组成。两侧的间脑和大脑半球虽然在空间上分隔,但其内部有神经纤维形成联系。间脑被第 3 脑室分为左右两侧，因此间脑构成第 3 脑室的侧壁。

间脑由 4 部分组成：由背向腹依次为上丘脑、丘脑、底丘脑和下丘脑。上丘脑很小，它最显著的部分是松果体，位于中线，紧邻中脑上丘的吻侧(图 1.15A)。丘脑是间脑中最大的部分，它组成了第 3 脑室侧壁的大部分。丘脑在感觉、运动以及认知功能中作用重要，并且和大脑皮质有广泛联系。底丘脑是在脑室壁深处的一个小区域。其中的底丘脑核在功能上与基底神经节联系密切(第 14 章)。下丘脑组成第 3 脑室的下壁和底板。下丘脑是一个复杂而重要的区域，参与组成了内脏神经系统(第 4 章)、边缘系统和神经内分泌系统(第 16 章)。下丘脑的腹面中线可见漏斗或垂体柄，垂体便附着于此(图 1.15)。

大脑半球是脑最大的部分。如小脑一样，它包括最外一层灰质，即皮质和内部大量的白质(图 1.24 和图 1.25)。白质中有许多灰质核团统称为基底神经节或基底核(图 1.24，以及图 1.25)。两个大脑半球在矢状面被一条很深的中线裂缝即中央纵裂所分隔(图 1.24)，中央纵裂内容纳大脑镰，其为从颅骨内表面伸展出的硬脑膜板。纵裂深处是胼胝体(图 1.15A 和图 1.24)，它是一块较大的板层结构，含有连接两侧大脑半球皮质相应区域的连接纤维(连合纤维)。

大脑皮质高度卷曲折叠，这种结构扩大了皮质面积，每个大脑半球的皮质面积约为 $1m^2$。这些卷曲被称为脑回(gyri，单数形式 gyrus)，脑回之间的褶皱称为脑沟(sulci，单数形式 sulcus)。人们利用沟回描述大脑半球功能区的解剖学位置。

大脑半球的侧面有一条裂缝称为外侧裂（图 1.24 和图 1.26)，是一个重要标志。它和几条脑沟将大脑半球划分成 4 个叶(图 1.26)。这些分叶以它们上方的颅骨名称来命名。

大脑半球最前端称为额叶，其中向前凸出的是额极。额叶的后界是中央沟。中央沟连接于中央纵裂到侧裂。中央沟后面是顶叶，其下的外侧裂将其与颞叶分隔。颞叶前端被称为颞极。大脑半球的后部是枕叶，向后凸出为枕极。顶叶、颞叶与枕叶在大脑半球侧面的分界线模糊，并没有和确切的沟相对应；然而，在内侧面，顶叶和枕叶被很深的顶枕沟所分隔。在大脑半球的内侧面，扣带沟的走行平行于胼胝体的上缘。扣带回连同部分颞叶内侧面的皮质称为边缘叶。

大脑皮质的功能将在第 13 章中做详细介绍。皮质的 4 个重要功能区分布于皮质的 4 个叶(图 1.26)。

■ 在额叶，紧邻中央沟前方的脑回在解剖学中称为中央前回。在功能上，它包含了第一运动皮质，是脑控制运动的最高级中枢。每个半球的额叶，都能高度精确地调控对侧半身体。

■ 在顶叶，位于中央后回，与第一运动皮质以中央沟相隔的是第一躯体感觉皮质。它是传递对侧半个身体触觉、压觉、痛觉和温觉通路的终点，同时也是意识

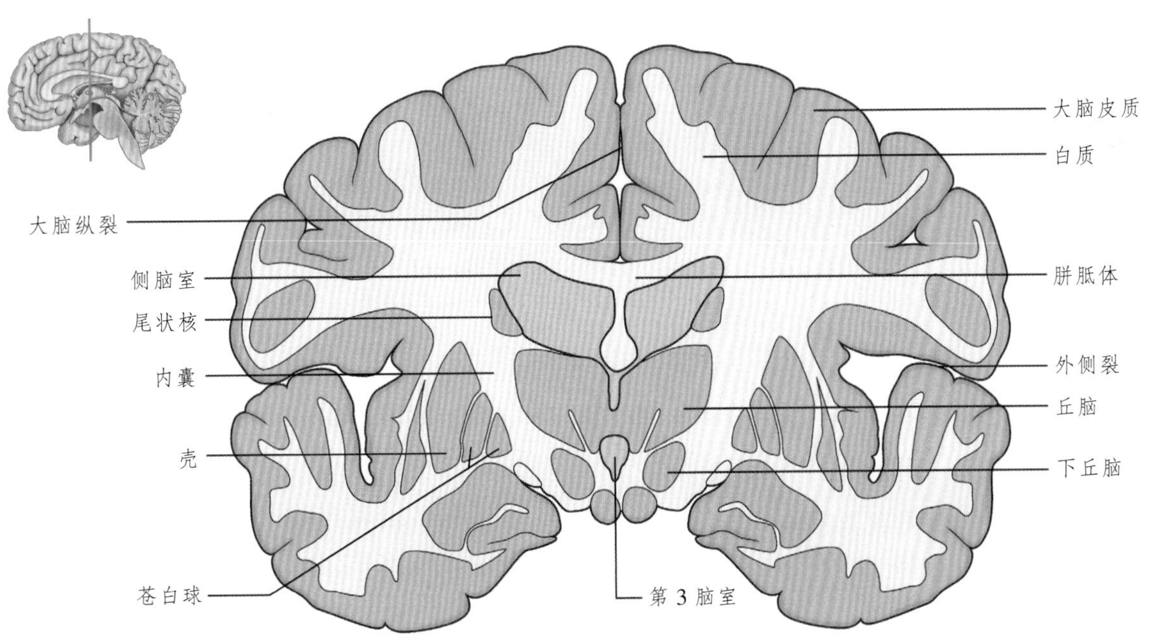

图 1.24　大脑半球的冠状面。

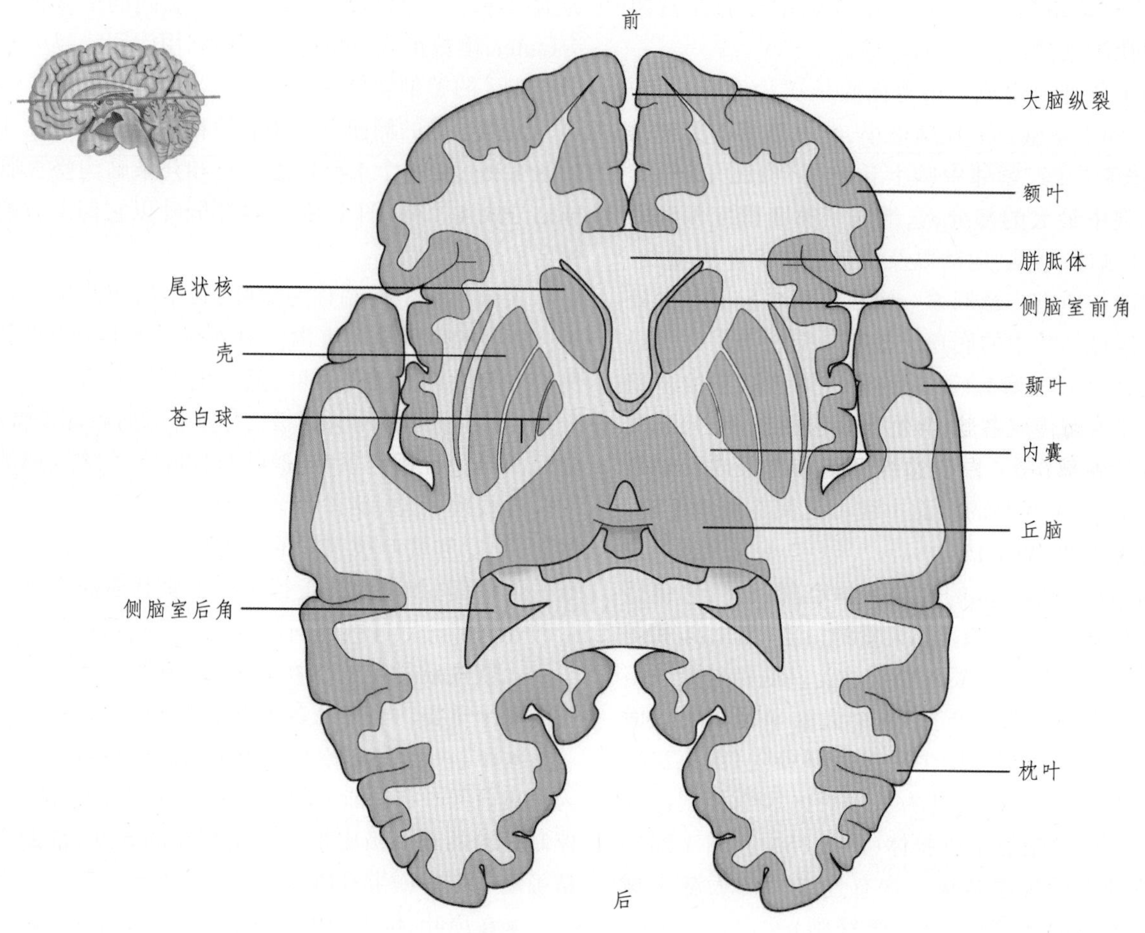

图 1.25 大脑半球的水平面。

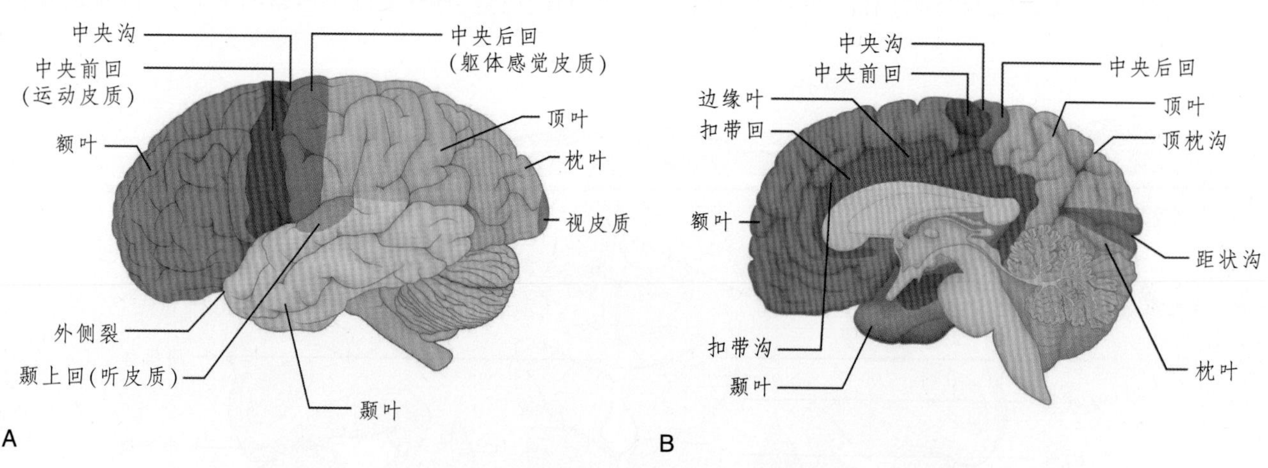

图 1.26 大脑皮质中重要的沟回和功能区域。(A)外侧面观；(B)内侧面观。

感觉的区域。而特殊感觉，如视觉和听觉的中枢也位于它的区域。

■视皮质位于枕叶，大部分位于大脑半球内侧面、距状沟的上下缘的脑回。

■在颞叶存在听皮质，它定位于颞上回。颞上回与外侧裂平行，位于外侧裂之下。

■边缘叶主要由扣带回组成，其位于大脑半球的内侧面平行于胼胝体，并且还包括颞叶中的海马结构和杏仁核。这些结构与行为的情绪成分以及记忆有关。

在发育过程中，由于颞叶向前迁移，大脑半球呈现出“C”形的构造，因此颞极与额叶毗邻，而由外侧裂将两者分离。大脑半球的侧脑室也基本呈现“C”形，将角扩展入额叶、枕叶和颞叶(图 1.22)。

大脑半球的最外层是灰质，即大脑皮质，在其深面是白质，白质内含有大量皮质传入和传出的神经纤维(图 1.24 至图 1.26)。

大脑皮质和皮质下结构如纹状体、丘脑、脑干和脊髓之间的传入和传出纤维呈特异性辐射状排列，称为放射冠。放射伸向各脑回的大脑皮质(图 1.27)。在大脑半球的内部深处，白质的神经纤维汇聚成致密的板层，这就是内囊(图 1.24 至图 1.26)。

在大脑半球的深处，内囊的内侧和外侧存在的灰质核团统称为基底节或者基底核。基底神经节的主体是纹状体，包括尾状核、壳和苍白球(图 1.24 和图 1.25)。尾状核位于侧脑室壁，并和侧脑室一样也是“C”形的。基底神经节和肌肉的紧张性、姿势以及运动的控制有关(第 14 章)。

脑部基本组成

- 脑在发育早期分为菱脑、中脑和前脑。
- 菱脑进一步发育为延髓、脑桥和小脑。
- 延髓、脑桥和中脑组成了脑干。
- 前脑包括间脑(主要是丘脑和下丘脑)和大脑半球。
- 在大脑半球内部存在着若干大的核团称为基底神经节。
- 脑中有一个含有脑脊液的脑室系统，脑脊液由脉络丛产生。
- 脑连接 12 对颅神经，其中包含传入和传出纤维。
- 两侧的大脑半球由胼胝体的纤维所连接。
- 大脑半球的表面由皮质组成，其折叠形成大脑的沟回。皮质深面存在着密集的放射冠和内囊，以及核团。脑分为 5 个叶：
  - 额叶包含了初级运动皮质。
  - 顶叶包含了初级感觉皮质。
  - 颞叶包含了初级听觉皮质。
  - 枕叶包含了初级视觉皮质。
  - 边缘叶包含了记忆区和行为的情绪区。

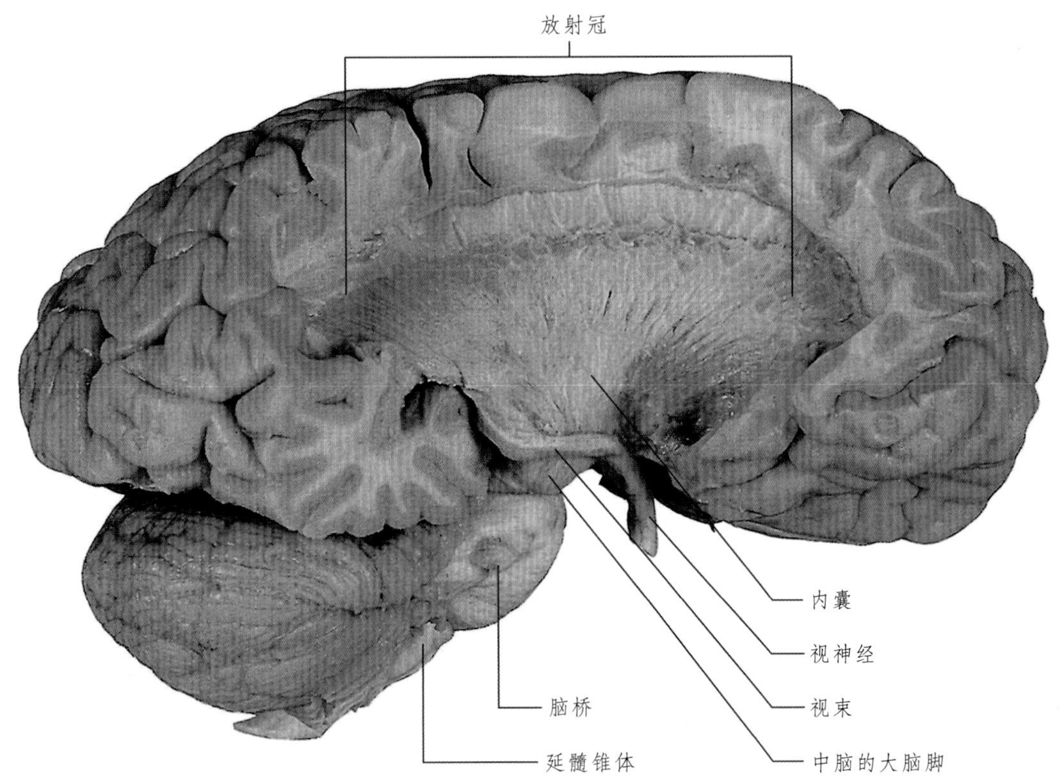

图 1.27　左侧大脑半球解剖，显示放射冠和内囊。

主要的感觉传导路

内部和外部环境的感觉信息由脑神经和脊神经内走行的传入神经传导至中枢神经系统。感觉信息可以分为特殊感觉和一般感觉。特殊感觉全部由脑神经接收,它们被整合为嗅觉(第 1 对脑神经)、视觉(第 2 对脑神经)、味觉(第 7 对和第 9 对脑神经)以及听觉和前庭信息(第 8 对脑神经)。特殊感觉在其他章节还有详述。

一般感觉包括触觉、压觉、痛觉、温觉(来自皮肤的外感受器以及器官内部的内感受器),以及位置觉和运动觉(来自关节、肌腱和肌肉的本体觉感受器)。来自躯干和四肢的一般感觉在脊髓中传递,来自头的一般感觉则是在三叉神经(第 5 对脑神经)中传递。

对于所有的一般感觉传递而言,在外周感受器和大脑皮质的感觉皮质之间有三级神经元(图 1.28)。第一个神经元(第一级神经元或初级感觉神经元)在外周感受器的同侧,通过脊神经进入脊髓或通过三叉神经进入脑干。初级神经元的胞体位于脊髓的背根神经节或三叉神经节中。在中枢神经系统中,初级神经元继续保持在同侧,并与第二级神经元形成突触。第二级神经元的胞体位于脊髓或脑干中,具体位置与其传递的感觉有关。它的轴突交叉到中枢神经系统的另一侧并上升至丘脑,并在丘脑终止。第三级神经元的胞体在丘脑中,轴突投射到位于大脑半球顶叶中央后回的躯体感觉皮质区。

具体来说,传递来自四肢和躯干的粗触觉、压觉和痛、温觉的初级神经元终止于脊髓水平。它们与第

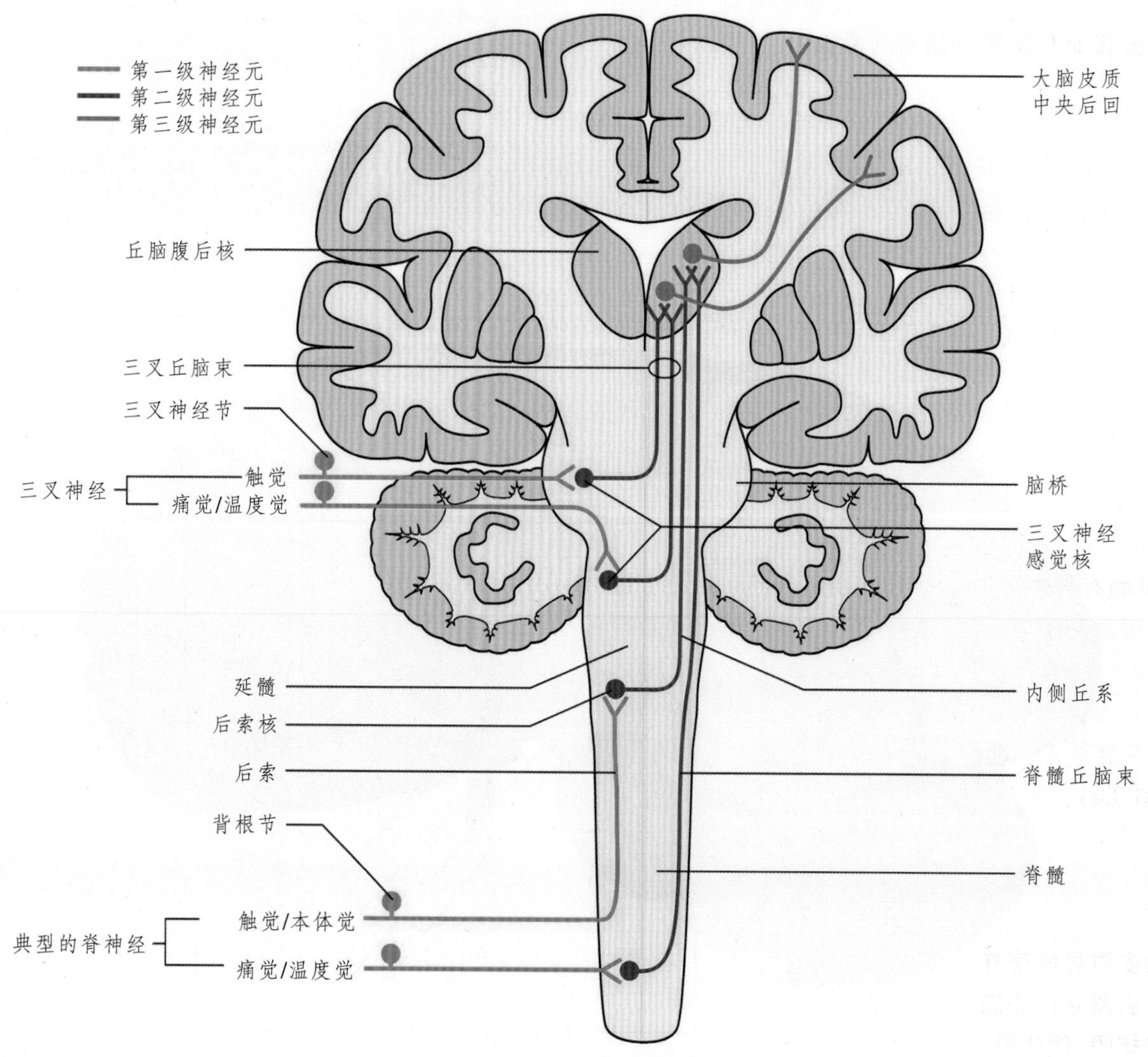

图 1.28 一般感觉的主要传导路。

二级神经元形成突触，而第二级神经元的轴突在脊髓的几个节段内交叉并构成脊髓丘脑束上升。传递本体觉和精细触觉的第一级神经元则进入脊髓并在同侧上升，形成后索（薄束和楔束）。后索在延髓中的后索内核团（薄束核和楔束核）处终止。在这里，第二级神经元发出轴突交叉至对侧，形成内侧丘系上升至丘脑。从三叉神经进入脑干的第一级神经元在同侧的三叉神经感觉主核处终止。第二级神经元发出轴突交叉至对侧并形成三叉丘脑束上升至丘脑。无论是来自脊髓还是来自脑干的第二级神经元都是在丘脑的同一区域汇聚（腹后外侧核），并在此处与第三级神经元形成突触，投射到大脑皮质顶叶中央后回的躯体感觉中枢。躯体感觉皮质具有明确的躯体定位分布特点（图 13.20）。在这里，感觉中枢占据了大脑半球内侧（腿区）到顶叶的下侧（头区）。

主要的运动传导路

直接支配骨骼肌的运动神经元位于脊髓和脑干的灰质中，通常称为下运动神经元。它们组成了神经系统控制运动的所谓“最后公路”。相应的，那些控制低级神经元活动的神经元则被称为上运动神经元。它们形成了数条从脑干到脊髓的下行通路。其中最为重要的是皮质脊髓束和皮质脑干束（或皮质核束）（图 1.29）。这些传导束从皮质的运动区发出，具有明确的定位分布特点。上运动神经元的轴突穿过内囊进入脑干，并在脑干交叉至对侧。这就意味着一侧身体的运动是由对侧的大脑半球控制的。皮质脑干束（corticobulbar tract）或皮质核束控制位于脑干中的脑神经运动核，这些神经元通过神经控制着头部和颈部的肌肉（“bulb”是一个古老的并且很少使用的形容延髓的术语，延髓有很多运动神经元）。皮质脊髓束控制脊髓中的下运动神经元活动，这些下运动神经元控制着躯干和四肢的肌肉。下降的皮质脊髓束在脑干的腹侧面形成了一个突出的结构，叫作锥体，因此，皮质脊髓束也被称为锥体系。锥体纤维交叉到对侧叫做锥体交叉（参见图 9.4）。

皮质延髓束和皮质脊髓束的主要功能是控制随意运动。大量精细运动，例如控制说话和面部表情的肌肉，以及控制手的肌肉，都接受两级中枢的调控。

除皮质脊髓束外，大量的脑部结构参与了运动、姿势及肌紧张的控制，被称为锥体外系。包括脑干中的特定核团，例如前庭核和网状核（网状结构）以及基底核和间脑中相关的皮质下核团。前庭核和网状核通过下行的前庭脊髓束和网状脊髓束影响脊髓中的运动神经元，在调控姿势和肌紧张中发挥重要作用。基底核则通过间接而复杂的通路影响脑干下运动神经元（图 1.30），这包括经由丘脑到皮质运动区的投射以及到脑干网状结构的投射。基底核在运动的易化和抑制中具有重要作用（见第 14 章）。

大脑皮质是调控四肢及头颈部运动的中心，在这里，运动皮质中运动的规划信息会与感觉信息相整合，这对运动的精确性、协调性、目的性十分重要。

小脑接受来自脊髓小脑束、前庭系统和运动皮质的传入纤维。它的传出连接很复杂，主要发出到丘脑，再从丘脑到达运动皮质，形成环路（图 1.31）。两侧小脑的传入纤维来自同侧的脊髓、脑干以及对侧的大脑半球。小脑的传出投射则通过中脑处的交叉走向对侧的丘脑和大脑皮质。因此，小脑传入和传出的双重交叉使得一侧的小脑调控同侧身体的运动。

临床诊断的基本原则

神经解剖学结构是临床诊断神经系统疾病的基础。做出诊断时，首先采集病史，然后进行神经检查，最后进行验证（图 1.32）。病史采集为病因学提供线索，临床检查提示损伤部位（图 1.33）。神经肌肉系统的神经通路不同部位损伤可形成特异症状，这一点对诊断帮助极大。

神经肌肉疾病的病因学

根据病因可将神经肌肉系统的疾病分为 4 类（图 1.34），每一类都有特异的治疗方法。这 4 类在诊断时应优先考虑。诊断遵循的原则是优先考虑常见病、有潜在致命风险的疾病或者通过临床迅速处置能够马上缓解的疾病。在进行疾病诊断时，要首先判断以上这些疾病，然后考虑那些罕见病、慢性病或者无法治愈的疾病。

外源性疾病

外源性疾病导致脑、脊髓、神经根、外周神经受到压迫，通过手术可以解除压迫（图 1.35）。在进行神经外科手术之前必须进行中枢神经系统成像检测。如果因为一些原因导致解除压迫的神经外科手术未能及时进行，有可能出现永久性瘫痪、感觉丧失和失禁。

脑、脊髓和周围神经可因邻近结构的病变受到压迫。脑受到压迫的情况有：脑的外部有血块（血肿）、脓

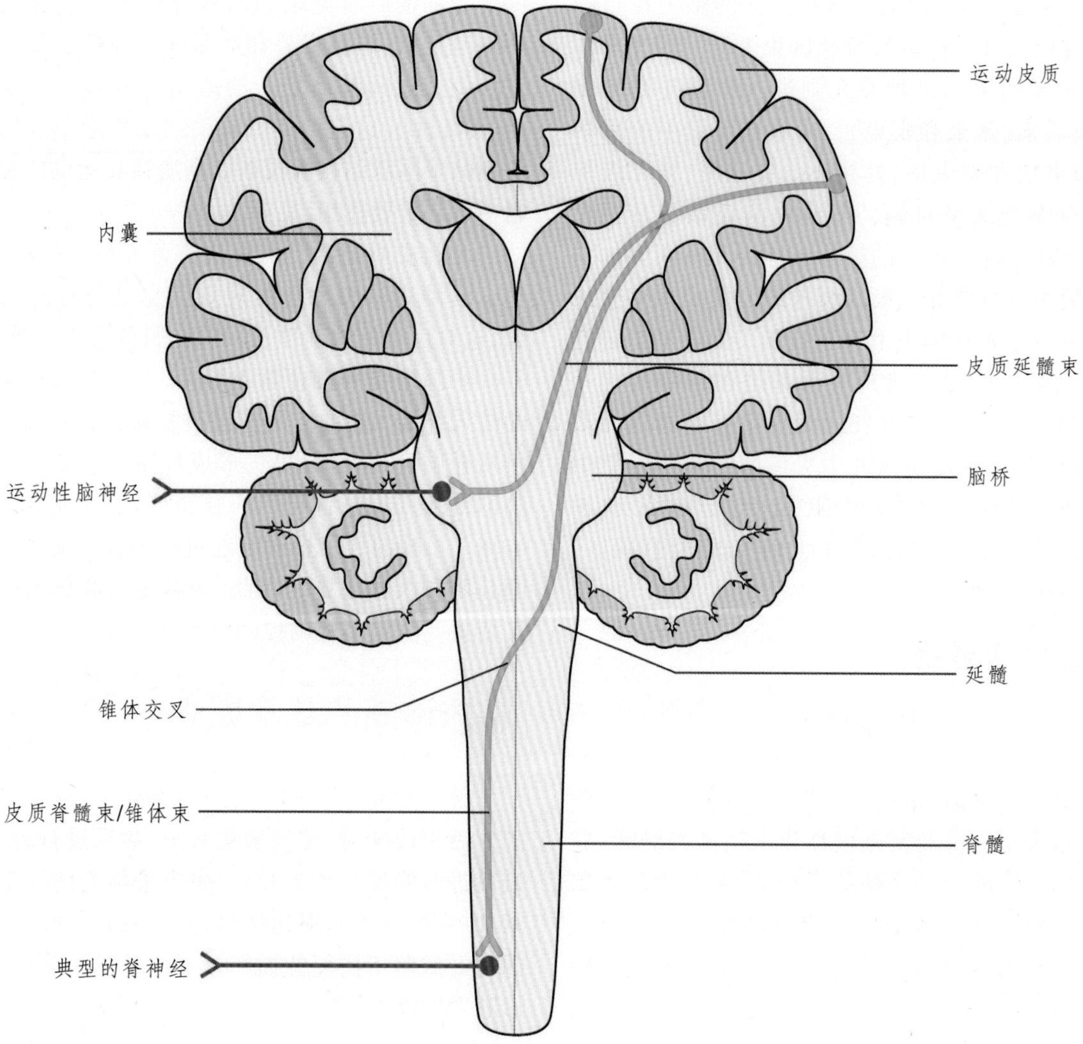

运动皮质
内囊
皮质延髓束
运动性脑神经
脑桥
延髓
锥体交叉
皮质脊髓束/锥体束
脊髓
典型的脊神经

图 1.29 运动传导路概况。

额皮质运动区
尾状核
丘脑运动核
壳
苍白球
中脑
脑桥
延髓

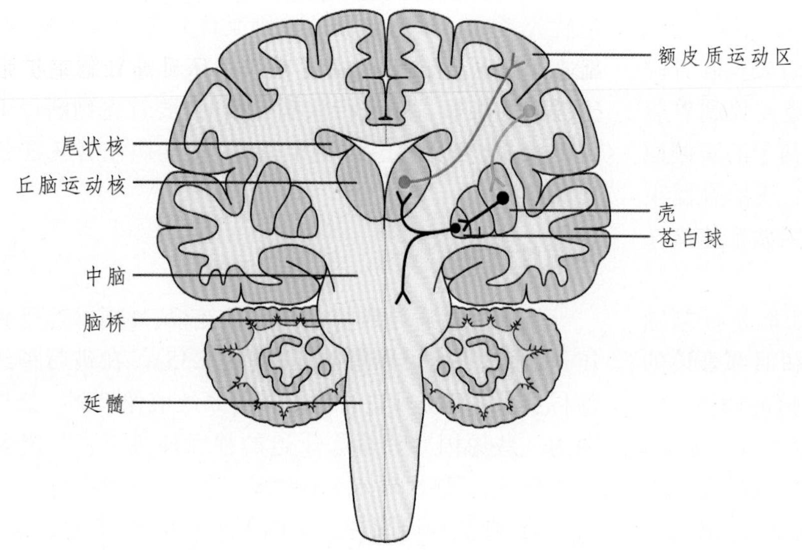

图 1.30 基底神经节连接概况。

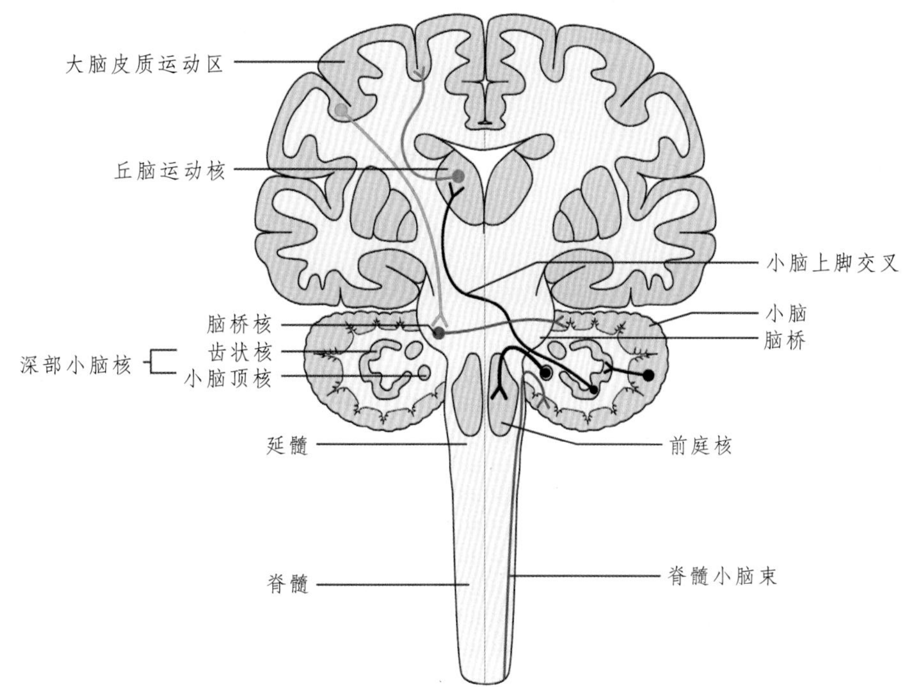

图 1.31　小脑神经纤维联系概况。

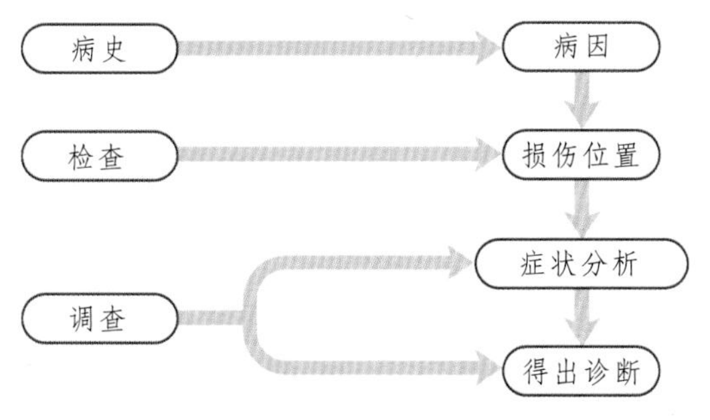

图 1.32　临床神经系统疾病诊断的步骤。

病因	调查/治疗
外伤性	神经手术
系统性	药物
脉管性	心血管系统
内部性	神经病学

图 1.34　神经肌肉系统疾病的 4 类主要病因。

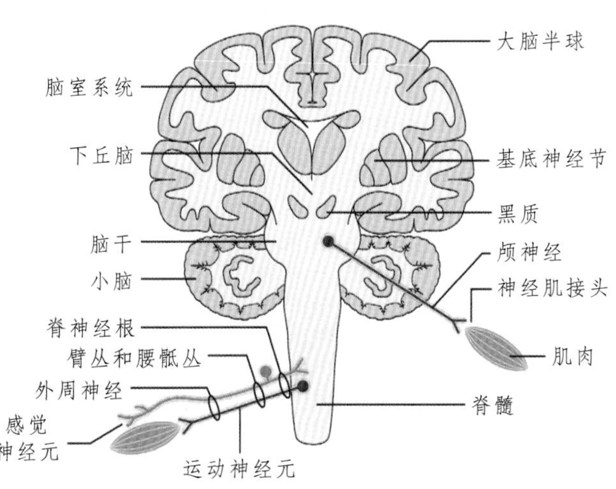

图 1.33　中枢和周围神经系统可能的病理损伤位置。

肿、颅骨肿瘤和脑被膜的肿瘤。脑室内脑脊液堵塞或流通不畅也会压迫脑，并导致颅内压升高和脑室扩张(脑积水)。

脊柱病变会压迫脊髓，如关节炎(椎关节强直)、椎间盘脱出、骨肿瘤和被膜肿瘤(脊膜瘤)等。发育上属于残留空腔的脊髓中央管可扩张为大的空腔（空洞)，压迫脊髓中心部位的神经纤维(脊髓空洞症)。

脑干发出的脑神经穿过孔裂离开脑时，会受到肿瘤或膨胀的血管(动脉瘤)压迫。脊神经根在颈部和背部离开脊髓背角时，可能被肿瘤或脱出的椎间盘所压迫，引起神经分布区域出现疼痛、肌无力和感觉丧失(神经根病)。周围神经易受到狭窄通道或韧带的压迫，导致其支配区域出现疼痛、肌无力和感觉丧失(嵌压性神经病)。

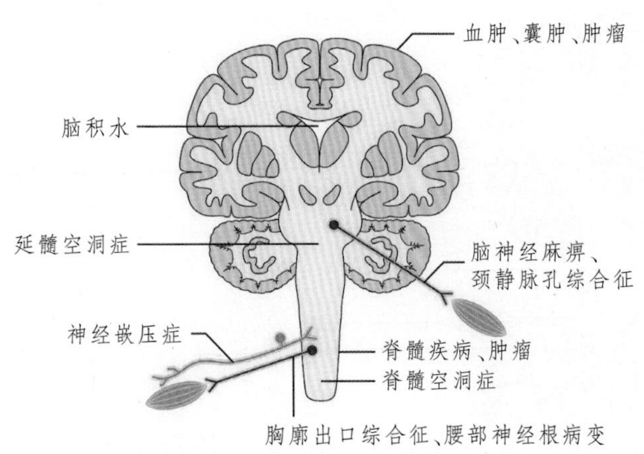

图 1.35 神经肌肉系统的外源性疾病。

确定外源性疾病时,主要采用神经放射学手段[如脑的计算机断层扫描(CT)和磁共振成像(MRI)],这同时也能够确定哪些障碍(损伤)需要进行后续的神经外科减压手术。为预防永久性疾患的发生,有时需要紧急进行神经外科手术,这也是为什么诊断时第一需要考虑的就是外源性疾病。

全身性疾病

全身性疾病指的是非神经系统病理改变引起神经系统代谢异常,进而导致神经系统发生病变(图 1.36)。患者虽然出现神经性症状或表现,但是病因可能是非神经性的。原因可能有:中毒(如乙醇)、营养缺乏(如缺乏维生素 B)、循环呼吸系统衰竭、肝和肾衰竭、内分泌紊乱(如甲状腺疾病、糖尿病、钾和钙平衡紊乱)等。系统性疾病的检查主要包括血液学、生化学以及针对循环呼吸系统、肝、肾和内分泌的特异性检查。由相应专科医生对系统性疾病进行治疗后,可以治愈神经性疾病。

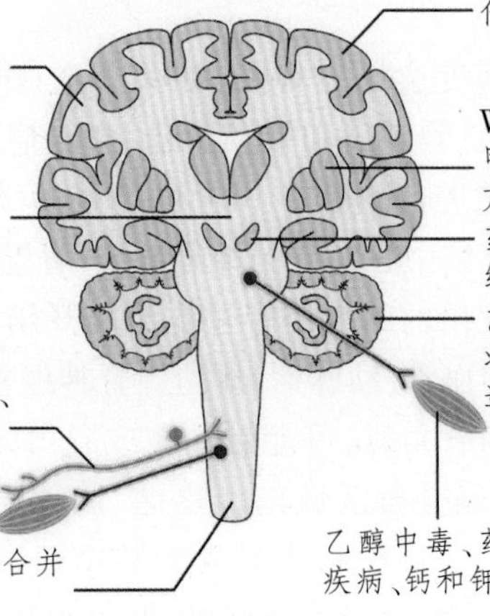

图 1.36 神经肌肉系统的全身性疾病。

血管性疾病

血管性疾病(图 1.37)会引起神经系统的循环受损,存在以下几种方式:

- 血管堵塞(血栓)。
- 供血和供氧不足(梗死)。
- 出血进入神经组织(出血)。

血管损伤的迅速演化过程称为中风。先天性动脉血管膨胀(动脉瘤)或肿瘤(血管瘤)会压迫脑神经和脑。诊断血管性疾病应进行三方面检查:排除血液循环中是否存在血栓,检查心脏瓣膜和肌肉(利用超声心动图、心电图和心血管造影),利用血管造影术显示颈部和脑部的血管。血管性疾病的治疗可以是血液病学治疗、心血管性治疗,以及必要时进行的心脏手术或者头颈部血管手术。

内源性疾病

内源性疾病(图 1.38)是神经系统原发性疾病。神经系统原发性疾病较罕见,通常是慢性不可逆性,鲜见有效的检查方法。许多神经性疾病受基因影响(遗传退行性)。先天代谢障碍导致儿童期出现精神异常和瘫痪,病因多为特定酶缺乏。阵发性障碍包括发作性意识丧失(癫痫)、睡眠过多(嗜睡症)和头痛(偏头痛)。系统性退化(图 1.39)可发生于青年和老年,导致某些神经成分过早发生死亡(萎缩),而其他结构保持

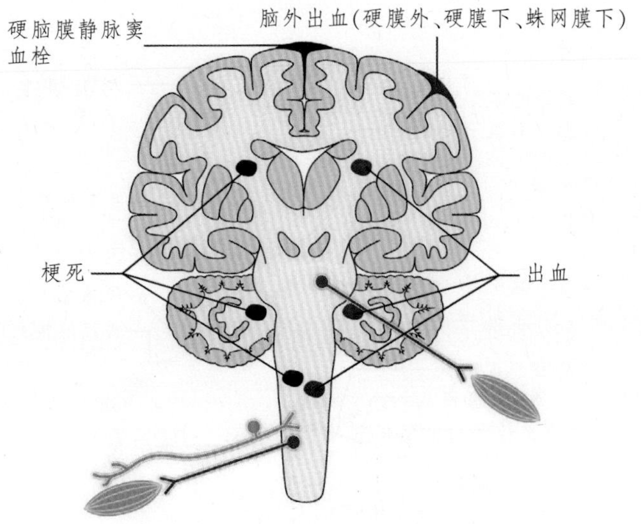

图 1.37 神经肌肉系统的血管性疾病。

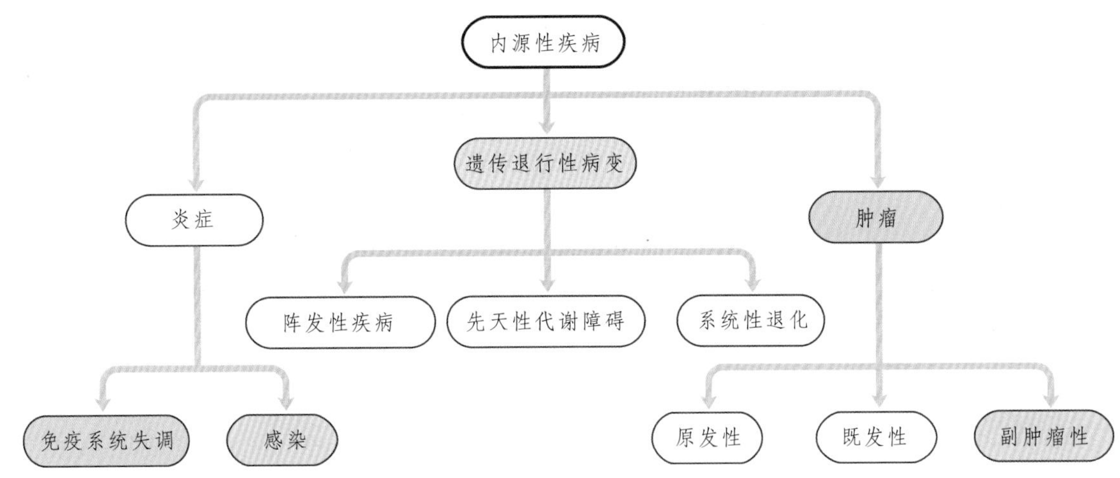

图 1.38 神经肌肉系统的内源性疾病。颜色参照图 1.39 至图 1.43。

正常。青年时发生的系统性退化常有明显的遗传或基因问题，如肌营养不良、遗传性感觉运动神经病、遗传性下肢痉挛性轻瘫、小脑共济失调和亨廷顿舞蹈病（以后简称 HD）等。老年时出现的系统性退化常是散发的，如运动神经元病、帕金森病（以后简称 PD）和阿尔茨海默病（以后简称 AD）。系统性退化具有很强的选择性。以运动神经元病为例，它会造成肌肉瘫痪，但不会造成感觉障碍。而在 AD 中，患者会有严重的失忆症，但不会出现瘫痪。

肿瘤生成指的是组织不受控制地生长为良性或恶性的肿瘤。原发性肿瘤指的是神经肌肉组织形成的肿瘤（图 1.40），继发性肿瘤是其他原发组织（如肺或乳腺）的肿瘤通过循环系统转移而来。还存在一种罕见的情况，远处肿瘤通过体液或免疫机制引起神经系统损伤以及相应症状，称为非转移性综合征或副癌综合征（图 1.41）。

微生物感染可导致神经肌肉系统的炎症（图 1.42），各结构均可能发生炎症，如脑膜（脑膜炎、球菌性脑膜炎）、脑（病毒性脑炎、神经梅毒）或周围神经（麻风病）。

即使没有感染，免疫系统紊乱也可导致神经系统炎症（图 1.43）。

中枢神经系统最常见的免疫性疾病是多发性硬化，同样可以影响周围神经（急性感染性神经炎或吉兰-巴雷综合征）、神经肌肉接头（假麻痹性重症肌无力）以及肌肉（多肌炎）。通过脑脊液和血液的微生物学和血清学检测可以诊断炎症性疾病。利用抗生素抗感染以及利用皮质类固醇类药物抑制免疫，可以治愈

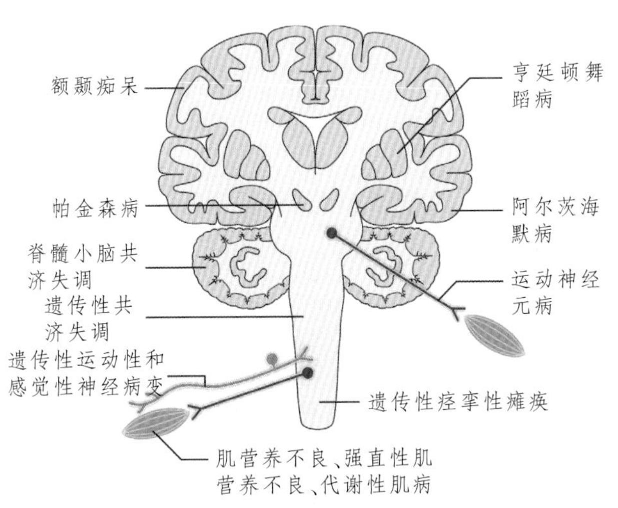

图 1.39 神经肌肉系统的退行性疾病。

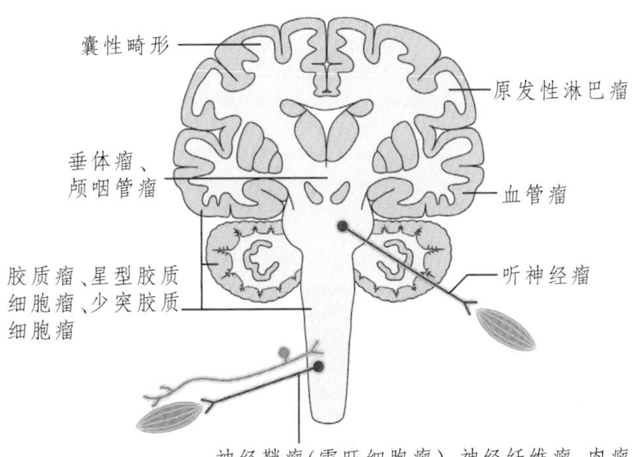

图 1.40 神经肌肉系统的原发肿瘤。

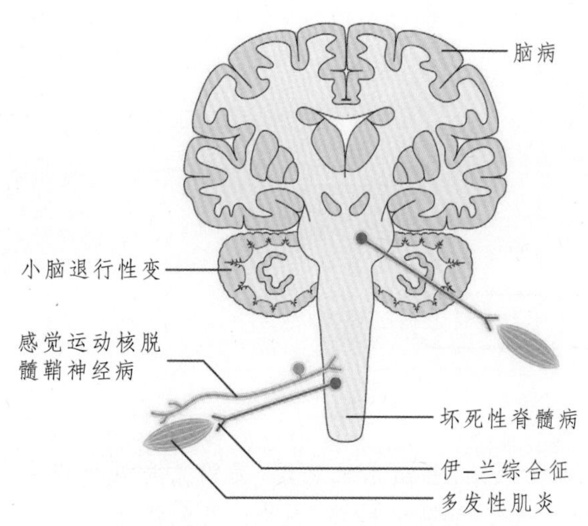

图 1.41 神经肌肉系统的副癌综合征。

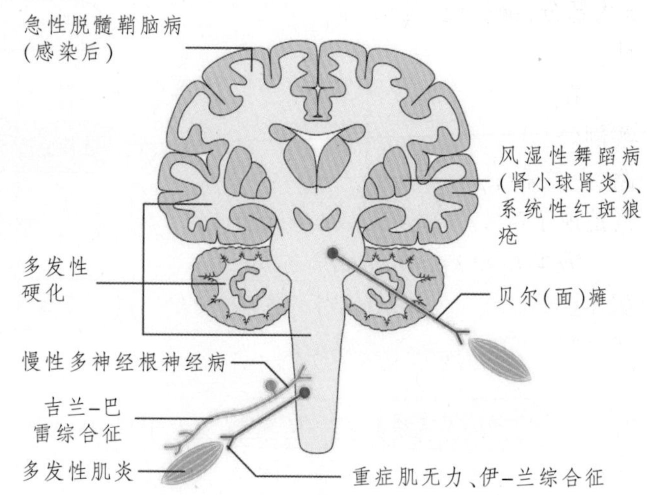

图 1.43 神经肌肉系统的免疫紊乱。

或控制炎症或免疫性疾病。

疾病的时程

对病史进行梳理在判断病因时很有价值,因为疾病演化的速度在不同病因情况下具有一定的特征性表现(图 1.44)。起病突然(急性)、发病严重,常由外伤或血管损伤(中风)造成。当某症状延续几天(亚急性),在一星期左右时,表现最为严重,强烈提示这是炎症性疾病,病因可能是感染(如脑膜炎)或免疫性疾病(如多发性硬化)。免疫性疾病可在几周或数月后完全或者不完全恢复。而且,免疫性疾病往往会复发,病程缓解的过程长,急性发病后的缓解持续数月甚至数年。这种起病、缓解、复发的病程特点在多发性硬化症中最为典型,这也是该病被命名为“多发”的原因。相反,系统性退行性病变的病程可长达几年(慢性),患者有时已经适应了身体缓慢发生的功能丧失,因此起病时间很难精确到某一天。肌营养不良、遗传性感觉运动神经病、PD 和 AD 等疾病可能持续 5~30 年。肿瘤的病程常数月或数年,伴有癫痫发作或头痛。只有高度恶性的肿瘤(神经胶质瘤或继发性肿瘤)才会在几天或几个星期内就明显地表现出来。

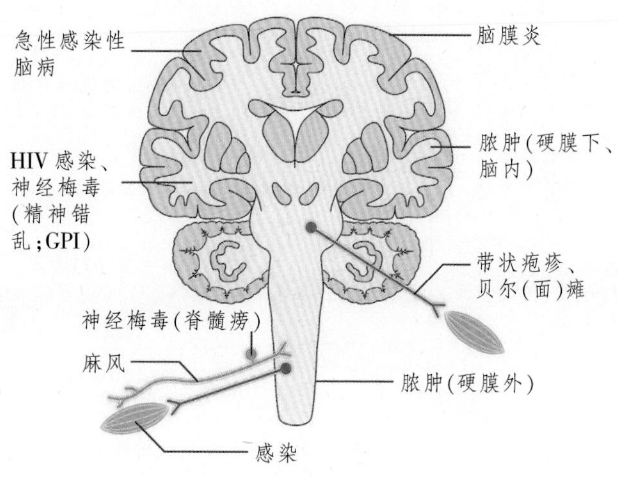

图 1.42 神经肌肉系统的感染。

损伤位置及临床症状

不论是何原因,在神经肌肉系统中不同位置的损伤对应各自独特的症状。在临床上,据此需要细致地进行脑神经、运动系统、反射弧、感受器及协调性等 5 项检查。本书中用图的方式将 5 大类症状展示出来(图 1.45),可以利用神经解剖学知识解释临床表现。

临床–解剖相关症状用图解方式显示。诊断时,遵循临床诊断章节中叙述的诊断方法,即临床检查以下

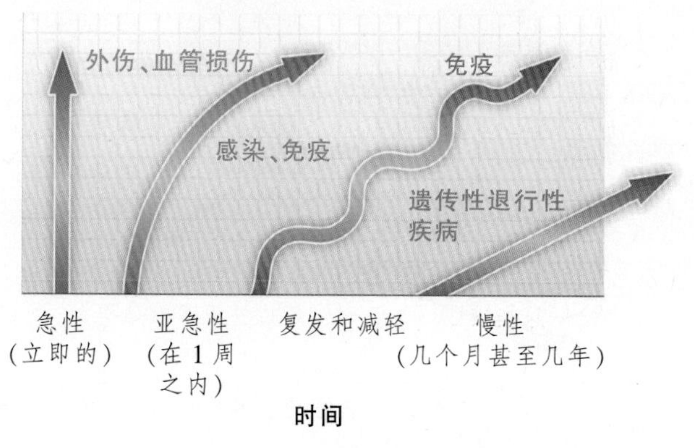

图 1.44 不同病因的发病过程。

5 大部分：脑神经、运动系统、反射弧、感觉和运动协调性。

在诊断相关章节中，用图 1.45 来显示临床症状的解剖学基础。我们必须掌握主要的运动和感觉传导路、上位和下位运动神经元性瘫的症状特点，还必须清楚地了解小脑、基底节和大脑皮质的主要功能。

我们所罗列出的疾病解剖学基础只是临床诊断所需要的最基本内容。没有这些基础知识，医者不能通过临床检查得出初步判断。但是，要对疾病损伤做出精确定位还需要富有经验的医生进行仔细全面的临床检查。神经系统的损伤可能就发生于局灶，如左大脑半球肿瘤；或扩大为某个区域，如上位神经元和下位神经元性瘫；还可能发生于周围神经引起感觉和运动的复杂病理性变化。对于局灶性损伤，还需要确认损伤位于神经系统内部（内部损伤）还是从外部挤压神经系统（外部损伤）所致。对两者进行区分至关重要，因为外部损伤时，可以通过外科手术的方式进行治疗。

还有一些规则对于临床医生判断损伤部位具有重要意义。

进行临床诊断时所需要遵循的基本原则

- 首先采集病史，然后进行临床检查推导病因，最后进行验证。
- 通过定位损伤解释神经病学相关症状。
- 神经系统疾病的病因，包括外源性、全身性、血管性和内源性。
- 内源性疾病，包括系统衰退（萎缩）、先天性代谢失调、阵发性疾病、肿瘤、感染以及免疫性疾病。

主要的感觉传导路

躯干和四肢的感觉首先由外周感受器传导，从外

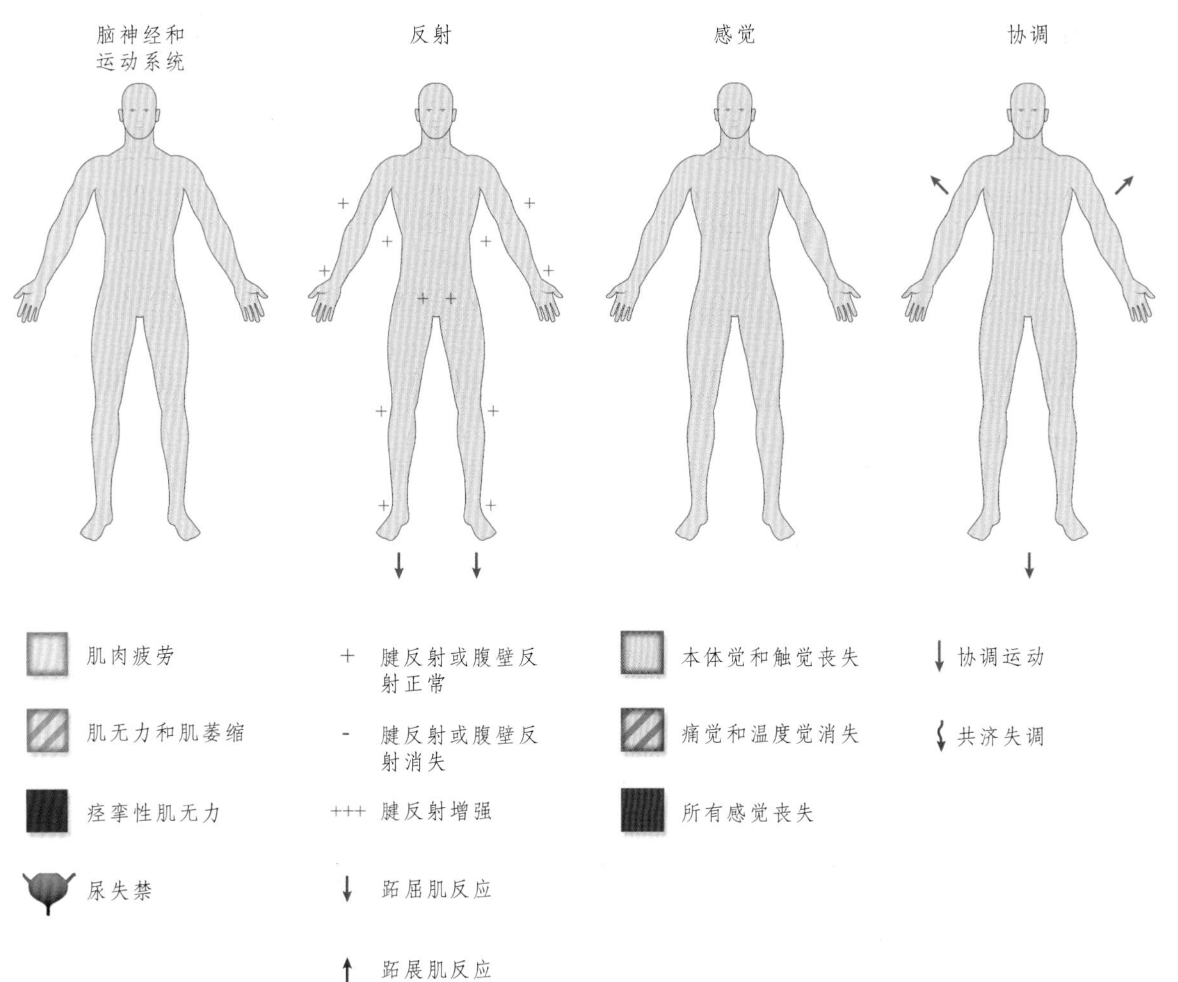

图 1.45　神经肌肉系统主要症状的原理图。

周神经和脊神经根传到背根神经节,再传入脊髓。在脊髓中,传递不同感觉的传导路有所不同(图 1.28)。痛觉和温度觉的感觉传导路在脊髓交叉,并沿对侧脊髓丘脑束上行至丘脑,随后到达对侧大脑半球感觉皮质。触觉和本体感觉传导路则是在同侧脊髓后索(后柱)中上行,在低位脑干交叉,丘脑中继后上行至对侧大脑半球。

感觉通路的复杂性可能导致脊髓和脑干的损伤仅仅损伤一条传导路而保留其他传导路。感觉缺失分离这个术语指临床上触觉和本体觉的选择性丧失。这种感觉的选择性丧失是源于触觉、本体觉传导路或痛温觉传导路的特定损伤造成的。脊髓背角受损会导致同侧受损平面以下的触觉、本体觉丧失。脊髓丘脑束受损则会导致受损平面以下的对侧痛、温觉丧失。

举例,一侧胸段脊髓损伤会造成受伤平面以下的同侧下肢及躯干触觉和本体觉丧失以及对侧痛、温觉丧失,同时,如下文所说,下肢伴有同侧的锥体征减弱,这叫作脊髓半横断综合征或者是布朗-色夸综合征(见图 8.24C)。

脑干内侧丘系的选择性损伤导致触觉的丧失,而三叉丘脑束的损伤则会导致面部痛、温觉的丧失。因此,临床上发现的这种分离的感觉缺失表明,在脊髓或脑干存在内部、病灶性的损伤。

因为所有感觉传导路的交叉都在脊髓和低位脑干,上位脑干和大脑半球的损伤会导致身体对侧所有的感觉丧失(参见图 8.24A~E 中的脊髓损伤,图 9.17 中的脑干损伤,图 13.18 中的同侧大脑损伤)。

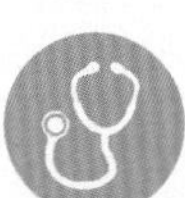

疾病相关的感觉丧失类型

- 单侧的脊髓损伤或低位脑干的损伤会造成交叉性感觉丧失。
- 上位脑干或大脑皮质的损伤则会造成对侧身体所有感觉的丧失。

主要的运动传导路

脑干运动性神经核团的神经元和脊髓前角运动神经元是下运动神经元,分别发出脑神经和脊神经支配骨骼肌。下运动神经元损伤会导致部分肌肉的肌力减弱(轻瘫)、瘫痪或肌萎缩。受损肌肉表现为腱反射减弱(反射减退)和肌张力缺乏(肌张力减退)。当肌肉失去神经支配后,由一个神经纤维支配的肌纤维(运动单元)会发生自发收缩,例如,皮肤下的肌肉像波纹样运动。因为所有的下运动神经元都控制神经元胞体同侧的肌肉运动,所以下运动神经元损伤会引起损伤同侧的肢体瘫痪。

下运动神经元接受上运动神经元的下行调控。起自大脑皮质和脑干的皮质脊髓束和皮质脑干束/皮质延髓束非常重要(图 1.29)。这些传导路具有明确的躯体皮质定位特点,并且与四肢的协调运动有关。皮质脊髓束损伤(上神经元性损伤)导致手指运动的丧失,以及上臂外伸、外展和下肢内收减弱。这些运动障碍是临床判断锥体束损伤的标志。

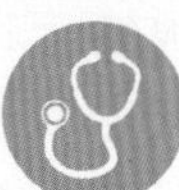

下运动神经元和上运动神经元损伤

某些症状可区分上、下运动神经元损伤。这些区别在神经病学的检查和诊断中十分重要。

下运动神经元综合征

- 单个肌肉的轻瘫或瘫痪。
- 肌肉的萎缩。
- 可见单个运动单位的自发性收缩。
- 肌张力减弱。
- 腱反射减弱或消失。

上运动神经元综合征

- 特定肌肉轻瘫(锥体束轻瘫)。
- 无肌肉萎缩。
- 腱反射亢进。
- 肌张力增强。
- Babinski 反应呈阳性。
- 腹壁反射缺失。

锥体束轻瘫在临床上常伴有腱反射亢进和肌张力增强,例如,肢体显示出对被动运动的抵抗性痉挛。肢体肌肉伸展时,最初表现为肌张力增强,然后出现肌张力减弱(折刀样现象)。痉挛多发生于上肢屈肌和下肢伸肌,这些肌肉更为强壮。所以,当发生多个肌肉的痉挛时,哪些肌肉力量更强就决定了姿势的固定形式,例如,臂多固定为内收而腿多固定为外展(见图 13.18)。皮质脊髓束受损后,下肢还表现为 Babinski 反应阳性(刺激足底引起足趾背屈)。

皮质脑干束、皮质延髓束和皮质脊髓束在低位脑干交叉。因此,单侧大脑半球(图 13.18)或脑干(图 9.17)损伤时,会引起对侧肢体瘫痪。

"锥体损伤"所说的上神经元损伤仅是指由锥体束或皮质脊髓束损伤所造成的临床情况。但是因为传导路很少单独受损,因此确定临床症状由哪条传导路受损所致是很困难的。锥体束自身损伤可导致运动丧失及 Babinski 反应阳性。反射增强和痉挛的出现可能有其他非锥体束损伤的参与。

小脑

大脑皮质运动相关脑区对将要实施的运动进行规划,同时将该指令通过脑干传递到小脑(图 1.31)。一旦某运动发生,肢体感受器兴奋,经过周围神经将实际运动情况传入到脊髓,经脊髓小脑束上升,再通过脑干传递至小脑。因此,小脑事实上完成在运动的前期规划与实际的运动情况之间进行比较的功能。当小脑监控到两者之间存在差异时,就发挥纠正作用。这一功能既需要从小脑经由丘脑到达大脑皮质的上行传导路,还需要从小脑到脊髓和脑干的下行传导路。小脑还向前庭核和网状核发出下行传导路影响肌张力、姿势和平衡。

小脑传导路损伤引起小脑综合征,包括:眼球运动失调(眼球震颤)、发音失调(构音障碍)、上臂运动失调(意向性震颤)以及步态失调(共济失调),但不出现肌无力和感觉丧失。症状和体征出现于小脑损伤的同侧。

小脑传导路损伤可发生在小脑本身、脑干,或者在脊髓内上行的脊髓小脑束等不同部位。单侧小脑损伤造成同侧肢体共济运动失调。单侧脑干损伤会引起小脑与大脑皮质之间以及小脑与脊髓之间的联系受损,也会产生同侧肢体的共济运动失调,伴随锥体束受损引起对侧肢体肌力减弱。

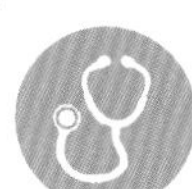

小脑损伤

小脑损伤导致:

- 眼球震颤。
- 构音困难。
- 意向性震颤。
- 共济失调。

这些症状出现在损伤同侧。

有时我们会误认为肢体的共济失调就一定代表小脑受损。虽然小脑损伤确实会引起肢体运动的共济失调,但也可能与小脑无关。例如,髋关节炎的患者会出现长短腿的失调步态,但这并不是小脑病变导致的共济运动失调。此外,中枢神经系统或周围神经系统损伤导致的肢体肌力减弱也会引起肢体运动的共济失调表现。周围感觉神经损伤或脊髓后索损伤使大脑丧失了来自肢体的本体觉信息,也会导致手臂运动的共济失调,并出现共济失调步态,这被称为感觉性共济失调。让患有感觉性共济失调的患者闭上眼睛时,患者立即失去平衡,被称为 Romberg 征。这也不是小脑传导路损伤引起的。

为此,在进行神经检查时,最后一项是共济运动检测,以确定是否存在骨科畸形、神经损伤和感觉丧失以及损伤的程度。如果通过检查排除以上因素,我们就能基本确定运动共济失调的原因可能在于小脑及其传导路损伤。但是,多数情况诊断比较困难。例如,在多发性硬化等疾病中,由于患者出现涉及小脑、脑干和脊髓等多处神经系统损伤,此时判断共济失调就变得格外复杂。

基底神经节

深埋于大脑半球深部的基底神经节接受来自于大脑皮质多个脑区以及脑干传递来的感觉和运动信息,并且参与基底神经节对运动、姿势和肌张力的调控。基底神经节损伤或疾病并不导致感觉丧失、肌力丧失或协调性丧失。基底神经节受损后的运动障碍非常复杂,可以表现为自主运动失控、肌体对自身姿势的失控以及肌张力改变(通常是增加)。患者可以出现运动减慢,但是相反的是,患者还会表现出多种类型的不自主运动。单侧基底神经节损伤导致对侧运动功能障碍。

运动不能和运动过缓是指运动开始延迟和运动变慢。PD 患者除有运动不能和运动过缓外,还常伴随走路中突发性加速(慌张步态),突然停止行走以致摔倒,患者的姿势呈弓形,走路时丧失前后摆手的动作,面部缺乏表情。

强直是肌张力增加所致。当关节做被动运动时,增高的肌张力始终保持一致,医生可感到均匀的阻力,称为铅管样强直。如感到患者在伸屈肢体时出现断续的停顿,如齿轮在转动一样,称为齿轮样强直。痉挛的表现与强直不同。在痉挛状态,当患者关节做被动运动时,首先表现为抵抗,之后变得松弛。

震颤是一种交替发生的运动。震颤可以快速发生并保持在某个姿势(姿势性震颤),如甲状腺毒症患者伸手时。震颤也可以是缓慢出现于静止状态(静止性震颤),如 PD。

运动不能其实指的是任何不正常的运动,但常用来特指舞蹈症、肌张力紊乱或者手足徐动症。

舞蹈症是由一系列急速的、不规则的、无法预测"烦躁"的动作组成。在头、颈以及肢体远端最明显,好像是带有目的的动作的片段化重复。HD 患者可见舞蹈症。PD 患者使用左旋多巴后的药物不良反应之一也是舞蹈症,此时,常伴随肌张力紊乱(左旋多巴导致的运动障碍)。

肌张力紊乱包括相对固定的姿势异常,以及发生于面口部(口面运动障碍)、颈部(斜颈)、躯干和四肢的慢速的肌肉扭曲或歪斜。多发生于近躯干处。PD 患者可出现遗传性和左旋多巴不良反应引起的肌张力紊乱,临床难以治疗。

手足徐动症的特征是身体发生缓慢的呈蜿蜒状态的扭动或蠕动,主要发生于肢体远端,属肌张力紊乱谱系,可与舞蹈症共存(手足徐动舞蹈症)。

抽搐是短暂的不自主动作,可以是简单抽搐,也可表现为复杂抽搐,但在具体的患者身上呈现固定的模式。常始于幼年或青春期,持续到成年,压力大和焦虑时加重。图雷特综合征是典型的复杂抽搐,随着病程的进展,患者最后常出现强迫行为,偶有不自主秽语(秽语症)。

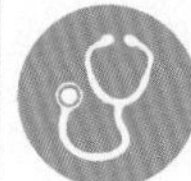

基底神经节障碍

基底神经节障碍导致:

- 动作的开始和执行都缓慢(运动不能、运动过缓)。
- 肌肉紧张度增加(僵化)。
- 异常的不自主运动(运动障碍、颤抖)和异常的姿势(肌张力紊乱)。

一侧损害导致对侧出现症状和体征。

神经心理学功能

大脑半球有明确的皮质定位区负责语言、认知、空间分析、熟练动作的学习、记忆、解决问题的能力等相关神经心理学功能(图 1.46)。而脑干、小脑和脊髓损伤不会产生心理障碍。大脑半球的神经心理学功能分区与运动和感觉的分区一样都具有精确定位特点。

掌管语言功能(说、读、写和运算)的大脑皮质区位于左侧大脑半球的额叶、顶叶和邻近外侧裂的颞叶,被称为语言区。第一视觉皮质位于枕叶,人感知或认识物体以及辨别人脸的皮质区位于颞叶。控制身体空间运动能力(空间视觉功能)的大脑皮质区位于顶叶。前运动区位于额叶,包括位于大脑半球中线处的辅助运动区,负责头部、颈部和四肢通过学习获得的

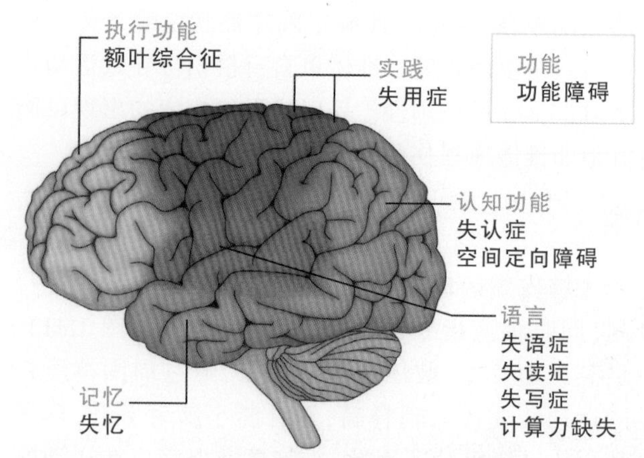

图 1.46 神经心理学功能区在大脑半球的功能定位以及功能障碍相关综合征。

具有技巧性的运动功能(习得性运动)。颞叶内侧面是边缘系统的一部分,负责学习新的知识和从经验中获取知识(形成记忆)。额叶的前额区掌管解决问题的能力和达成目标的行为(运动的执行功能)。

基于神经心理学的解剖学基础,语言区损伤将导致说、读、写和运算能力的丧失(分别是失语症、失读症、失写症和失算症)。颞叶和顶叶皮质损伤会将导致感知功能和空间定位功能丧失(分别为认知不能和视觉性空间定位障碍)。前运动皮质损伤导致通过学习获得技能性运动丧失(失用症)。内侧颞叶和边缘系统的双侧障碍会导致记忆功能丧失(健忘症)。前额叶皮质损伤会导致行为缺乏预见性、行为缺少计划以及缺乏合适的情感表现,会出现显著的个性和行为举止异常(额叶或执行功能障碍综合征)。

神经肌肉疾病检查

临床上具体的综合征可通过选择适当的检查来确诊。检查主要关注:

- 脑脊液分析。
- 神经系统放射学。
- 神经生理学。
- 神经病理学(活检)。

临床采用腰穿检测脑脊液压力和收集脑脊液进行细菌学、生物化学、血清学和细胞学分析。通过以上检查可以发现出血(蛛网膜下隙出血)、感染、多发性硬化等免疫疾病或肿瘤。

神经系统放射学包括多种影像技术,显示中枢神经系统及其周围组织的结构和功能。常规 X 线检查技

术可显示颅骨和脊柱结构，计算机断层扫描技术(CT；图 1.47)和磁共振成像(MRI；图 1.3 和图 1.48)可显示脑和脊髓的结构。单光子发射计算机断层显像技术(SPECT；图 1.49) 和正电子发射 X 线层析显像技术(PET)，同时使用配体结合药物，可显示大脑局部血流和大脑代谢情况。同放射学技术刚好相反，血管造影技术通过将不透明介质注入动脉或静脉可勾勒出血管的影像(图 1.50)。

神经生理学通过脑电图(EEG)测定 CNS 的活动度，并测定所引起的对视觉、听觉和躯体感觉刺激的

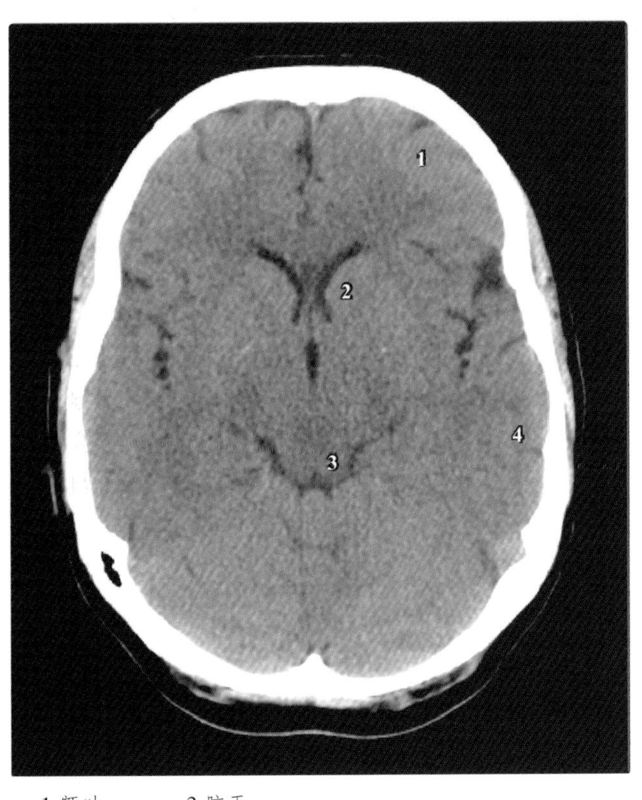

1.额叶　　3.脑干
2.尾状核　4.颞叶

图 1.47 头部轴位计算机断层(CT)扫描(由谢菲尔德大学放射中心的 P.D. Griffiths 教授提供)。

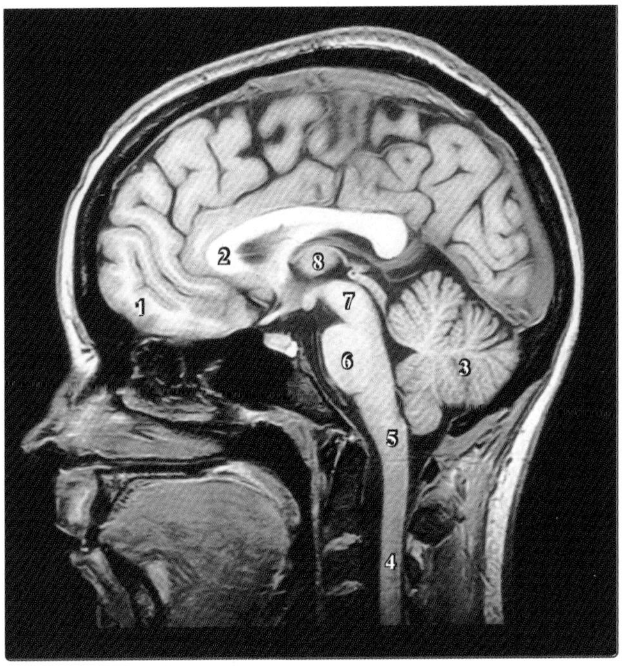

1.大脑半球　4.脊髓　7.中脑
2.胼胝体　5.延髓　8.丘脑
3.小脑　6.脑桥

图 1.48 头部的矢状面磁共振 (MRI)(由英国曼彻斯特市曼彻斯特大学 Wolfson 分子成像中心的 A. Jackson 教授提供)。

反应。对脑部中央(经颅)磁刺激可测量到达脊髓和肢体肌肉的运动传导时间。在周围神经系统，测量运动和感觉传导速度以及唤醒的感觉动作电位应结合测量各肌肉对自主和电唤醒收缩(肌电图)的反应。

神经、肌肉和脑组织的活检有助于病理生理检查(例如，轴突变性、脱髓鞘、肌肉退化)和病因学检查(例如感染、肿瘤)。

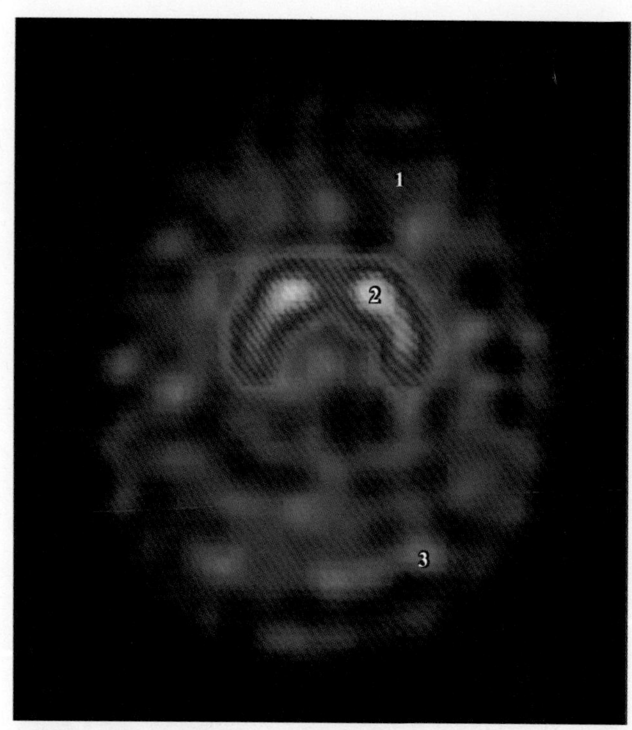

1.额叶　2.纹状体　3.枕叶

图 1.49 头部标准项目的单光子发射计算机断层显像(SPECT)扫描。放射标记的配体 ^{123}I-FP-CIT 用来标记纹状体中的多巴胺转运体 (DAT)(由英国的伦敦帝国理工学院医学系的 D. J. Brooks 教授提供)。

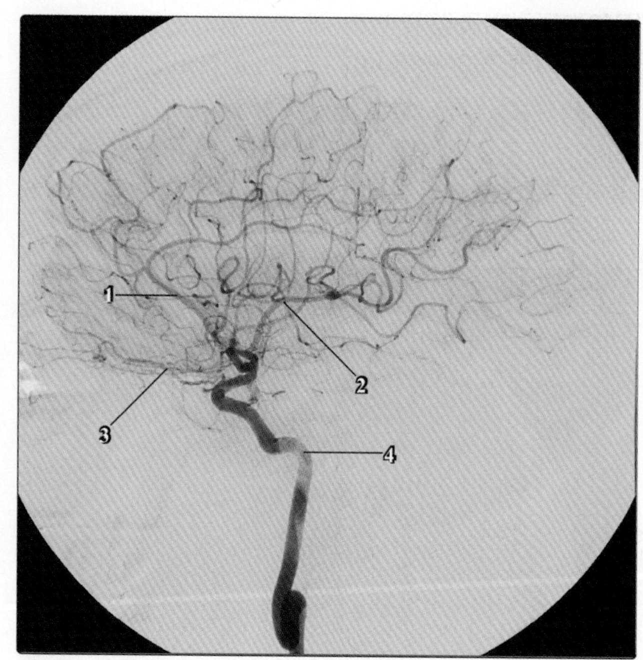

1.大脑前动脉　3.眼动脉
2.大脑中动脉　4.左颈内动脉

图 1.50 动脉血管造影侧面观。这幅图是通过向左颈内动脉内注射一种含碘类血管造影剂获得。在显示屏引导下,将导管置入股动脉并引导进入动脉弓和颈总动脉,由此完成动脉造影。

第2章

神经系统的细胞

神经系统中最重要的功能单元是神经细胞或者称为神经元。这些细胞高度特化,可编码、传导和传递信息。神经胶质细胞或者称为神经胶质在神经系统中的存在数量甚至比神经元还要多。神经胶质细胞并没有直接参与信息加工,但依然对正常的神经功能至关重要。其他细胞也出现在神经系统中,如构成血管壁的细胞,与神经元与神经胶质细胞不同,它们并不是神经系统特有的。

神经元

神经元结构

神经元的主要结构特征已在第1章中进行了简要描述。神经元之间的基本结构有很大不同。细胞体的大小有相当多的变化,主要取决于它的位置和功能。例如,中枢神经系统中的一些中间神经元胞体直径小到5μm,而支配横纹肌的运动神经元的胞体直径可能超过100μm。胞体大小通常和轴突长度相关。因此小的中间神经元通常有短的轴突,长度大约为1mm。而巨大的运动神经元有长的轴突(如那些从脊髓传到足部肌肉的神经元轴突大约为1m长)。

神经元的树突分支在数量、大小和分支的密集程度上也展现了巨大的变化。例如,大脑皮质的锥体有一到两个顶树突向软脑膜延伸(图2.1A),而小脑皮质的浦肯野细胞含有高度复杂的枝状树突分支(图2.1B)。

胞体发出树突和轴突的基本模式有3种(图2.2)。多极神经元最常见。典型的多极神经元有一个轴突和直接由胞体发出的大量树突。双极神经元位于中间,从中延伸出一个单独的树突和一个单独的轴突。双极神经元出现在视觉、听觉和前庭系统的传入通路。单极神经元从胞体发出一个单独的突起。此突起分为树突分支和轴突分支。这种类型的神经元组成了脊神经和一些脑神经的初级传入神经,在背根神经节和颅神经的感觉性神经节内有它们的胞体。

正如大多数其他细胞一样,神经元也有一个胞核,通常位于胞体中心并含有染色体DNA。胞内的剩余空间充满了细胞质,其中包含细胞器和包含物(图2.3)。神经元所具有的细胞器与其他细胞是相同的,但是一部分细胞器在神经元呈现特殊的表现形式。用嗜碱性染料染色时,可以在神经元胞体内发现众多微小的尼氏体。尼氏体由粗面内质网和核糖体组成。核糖体中含有RNA(结合嗜碱性染料),并且是蛋白质合成的场所。神经元代谢活跃,因此,尼氏体通常非常明显(图2.4)。

神经元包含称为神经丝的结构蛋白,成股组成复杂的网状结构,神经丝组成了更大的神经纤维(图2.3)。神经元也有神经管系统进行贯穿细胞的物质运输。物质运输分为离开胞体和朝向胞体两个方向(分别称为顺行运输和逆行运输)。两种现象在神经解剖追踪技术研究神经通路时被发现。

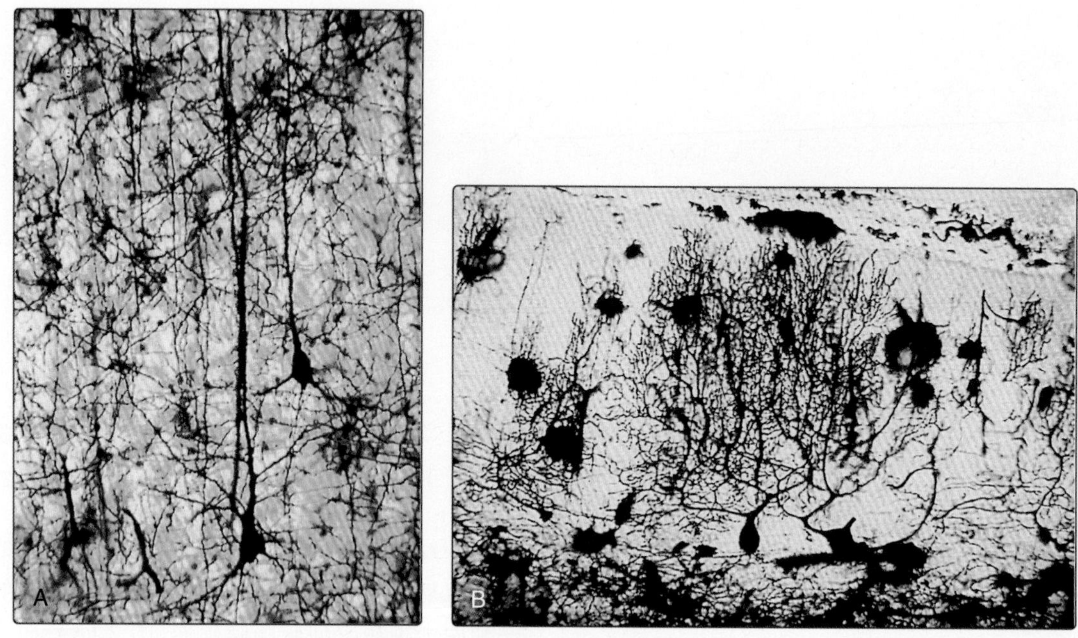

图 2.1 (A)大脑皮质中的一个锥体(×100);(B)大脑皮质中的一个浦肯野细胞(×90)显示了树突分支的多样性(高尔基染色法)。

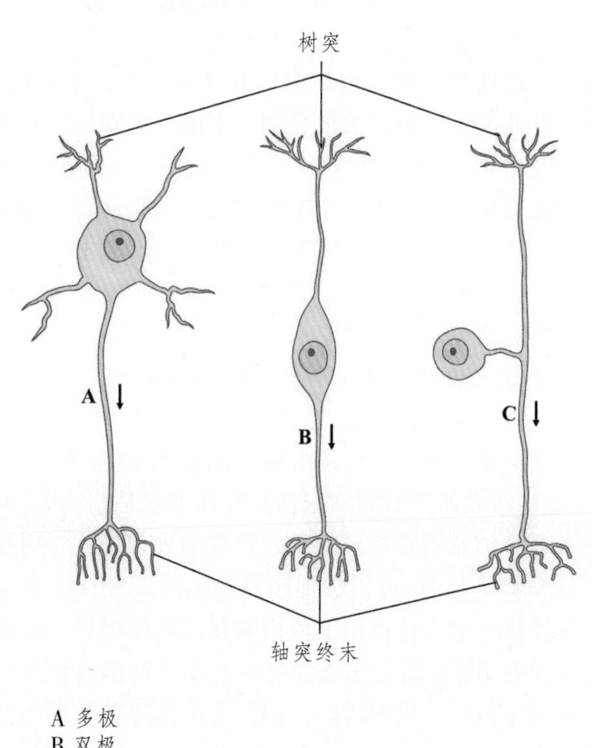

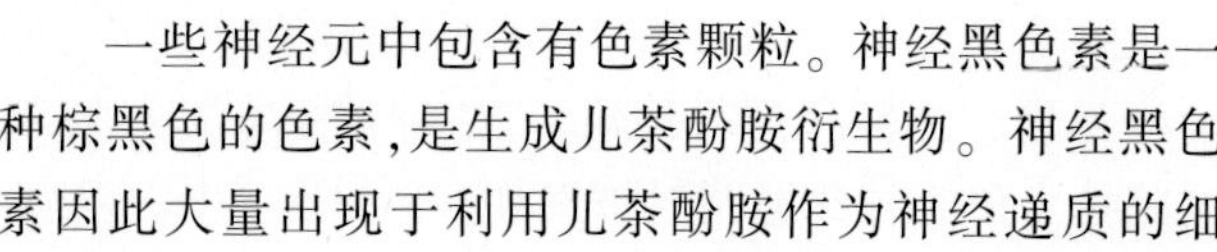

图 2.2 单极、双极和多极神经元。箭头指示冲动传导方向。

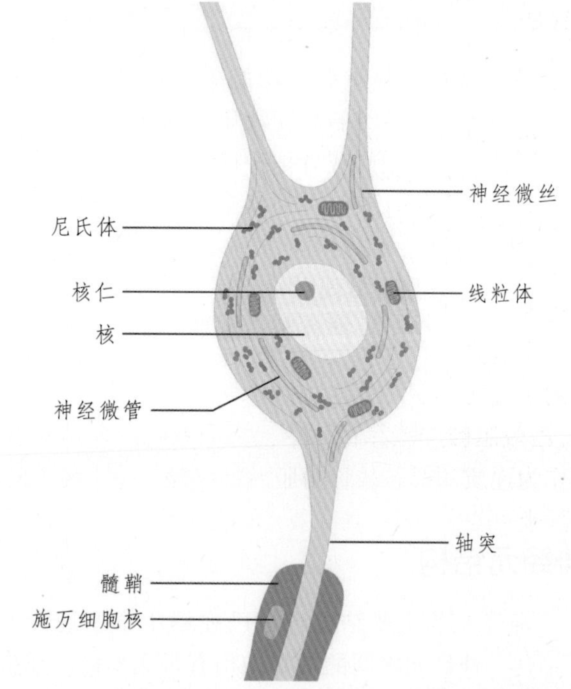

图 2.3 一个典型的神经元。这个简图阐明了一些细胞内的细胞器。可参见图 1.4。

一些神经元中包含有色素颗粒。神经黑色素是一种棕黑色的色素,是生成儿茶酚胺衍生物。神经黑色素因此大量出现于利用儿茶酚胺作为神经递质的细胞元中,尤其是中脑黑质致密部和脑桥蓝斑。脂褐质是一种衰老时的部分神经元中累积的黄棕色色素。

每个神经元都是一个由细胞膜限制的独立的物

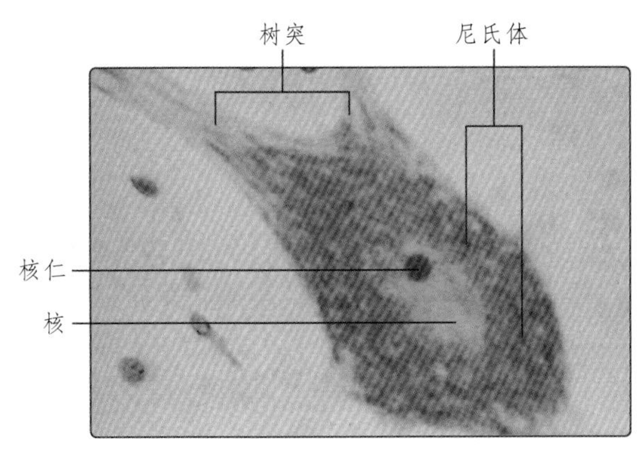

图 2.4 一个脊髓运动神经元胞体。甲酚紫(一种嗜碱性染料)染色显示大量的尼氏体(×600)。

质实体。要使信息在神经元网络中传递,信息必须在神经元之间传递。此传递发生于突触。突触的基本结构已经在第 1 章中有所描述。最常见的突触结构位于轴突终末和另一个神经元的树突之间 (轴-树突触)。也有其他部位间的突触,包括轴-体突触、轴-轴突触和树-树突触。突触前末端释放特殊的化学物质,作用于突触后膜,由此在神经元之间实现神经传递。

神经递质

化学性神经传递物(递质)储存在突触前末端的囊泡中,在起源、终止和功能上是同种类型的神经元利用的神经递质相同。目前,发现大量神经递质。很久以来人们就知道,在外周神经系统,乙酰胆碱(ACh)是运动神经元和横纹肌之间的神经递质。它在内脏神经系统中也是一种很重要的递质,它由交感和副交感神经的节前神经元以及节后的副交感神经元释放。此外,乙酰胆碱广泛存在于中枢神经系统。使用乙酰胆碱作为递质的突触被称为胆碱能突触。一些简单的氨基酸也可作为递质。最重要的是谷氨酸和 γ-氨基丁酸(GABA),它们存在广泛(组成谷氨酸能突触和 GABA 能突触)并且分别是中枢神经系统中最重要的兴奋性和抑制性递质。甘氨酸是脊髓中的一种神经递质。多种单胺都是重要的神经递质。去甲肾上腺素由外周的节后交感神经元释放,也存在于中枢神经系统内的一些部位。多巴胺和 5-羟色胺(5-HT)在脑和脊髓中也作为神经递质。大多数利用单胺作为神经递质的神经元胞体都存在于脑干核团中, 如蓝斑 (去甲肾上腺素)、黑质(多巴胺)和中缝核群(5-羟色胺)。

一些小分子神经递质, 尤其是氨基酸和乙酰胆碱,通常被认为是快神经递质,因为它们通过改变突触后膜潜在的特定离子(主要是 Na^+、K^+、Ca^{2+}和 Cl^-)的渗透性,在突触后膜上带来快速的改变。其他的神经递质有慢一些的反应,它们通过一种称为第二信使的媒介来起作用,如环腺苷酸(cAMP)。多巴胺属于慢神经递质。

大量的多肽(神经肽)在突触处储存和释放。其中包括脑啡肽、P 物质、胆囊收缩素、生长抑素、强啡肽等物质。这些多肽与乙酰胆碱、氨基酸或者单胺类神经递质通常被发现共存于相同的神经元中,有时被称为共存神经递质。在很多实例中,对它们的精细功能了解的很少。还有一些神经肽调节其他神经递质的释放、重摄取和突触后作用,它们通常被称为神经调质。

神经递质对突触后膜的作用一经完成,就需要终止。作用终止由神经递质裂解酶,或者将神经递质重摄入神经末梢和神经胶质细胞中。例如,在神经肌肉接头(见图 3.6),乙酰胆碱的活动因乙酰胆碱酯酶(AChE)水解而终止。相反,单胺类和氨基酸介导的传导通常被重摄取机制终止, 即便降解酶存在也是如此。神经肽由肽酶降解而终止作用。

神经元

- 神经元是神经系统中最重要的功能单元,负责信息的接受、处理和传递。
- 神经元胞体、树突和轴突的大小形状都存在着巨大的差异,这取决于它们不同的功能。
- 神经元包含大量的细胞器和内容物。其中包括尼氏体、神经丝和神经管以及色素颗粒。
- 神经递质调节神经元之间的信息传递。其中主要包括乙酰胆碱、多种氨基酸(GABA,谷氨酸)和单胺类物质(多巴胺、去甲肾上腺素和 5-羟色胺)。
- 神经肽在许多神经元中与其他神经递质共存。

神经胶质细胞

神经胶质细胞是神经系统中数量最多的细胞。它们并不直接参与信息处理,但是它们对维持神经系统的正常功能至关重要,它们为神经元提供了适当的内环境。神经胶质细胞主要包括 3 类:大部分是星形胶质细胞,还有少突胶质细胞(少突神经胶质)和小胶质细胞。

星形胶质细胞

星形胶质细胞(如字面意思,“星形”的细胞)拥有众多的突起。其中一些突起组成了毛细血管壁上所谓的“管周终足”(图 2.5)。通过这种方法,星形胶质细胞排列于脑部的毛细血管并参与控制循环系统和神经组织之间的化学物质交换。因此,它们被称为“血-脑脊液屏障”,其选择性地控制循环系统中的化学物质进入中枢神经系统。血-脑脊液屏障是一个非常重要的结构,因为它可以阻止一些有害的物质和一些潜在的药物进入中枢神经系统。

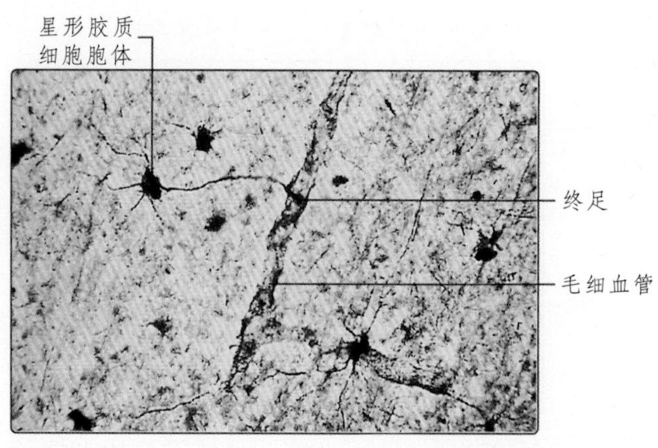

图 2.5 一个星形胶质细胞伸出一个突起在毛细血管壁上组成了血管周的终足。Cajal 的氯化金染色(×180)。

少突胶质细胞

少突胶质细胞(如字面意思,指“突起很少的细胞”)的主要作用是为中枢神经系统轴突提供包绕髓鞘。施万细胞是周围神经系统的成髓鞘细胞。在有髓轴突的全长任意一点,单个少突胶质细胞或者施万细胞的细胞膜同心缠绕组成髓鞘(图 2.6A)。每个胶质细胞形成的髓鞘只包绕轴突的一部分(最多 1mm)。因此,一个长的轴突由许多胶质细胞的胞膜包绕。髓鞘相邻的部分来源于不同的胶质细胞,它们被一个小间隔分开,被称为郎飞结。无髓轴突也和胶质细胞紧密相接,但是通常数个轴突共用一个胶质细胞(图 2.6B)。

在有髓轴突中,介导动作电位产生的跨轴突膜离子流发生在郎飞结。在郎飞结,轴突暴露于细胞外间隙。在两个郎飞结之间,轴突由髓鞘包绕而绝缘,电荷的去极化通过被动方式(电紧张)传导。在有髓轴突上,动作电位从一个郎飞结“跳”到另一个郎飞结,这种扩布的方式称为跳跃性传导(saltatory conduction)(拉丁语中 saltare 即为跳跃)。这种传导比无髓轴突上的传导要快很多。

小胶质细胞

小胶质细胞是只有少数突起的小型细胞。在正常状态时,它们不动,一旦中枢神经系统发生损伤,它们会增殖迁移到受伤位置。在那里,它们扮演吞噬细胞

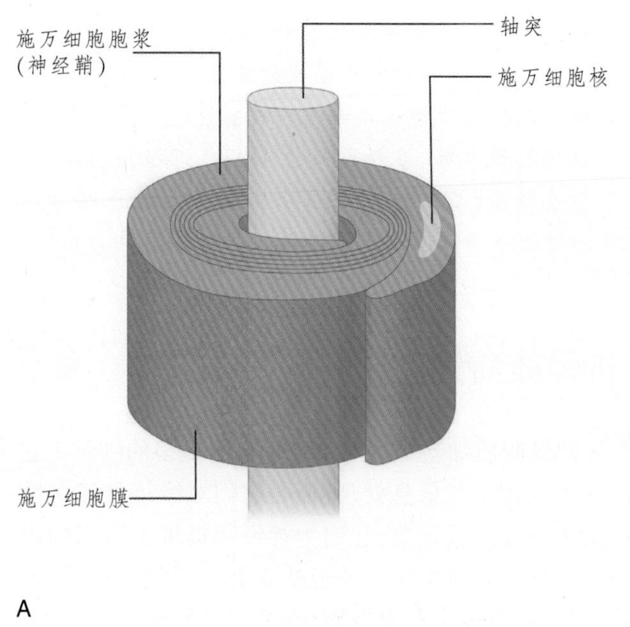

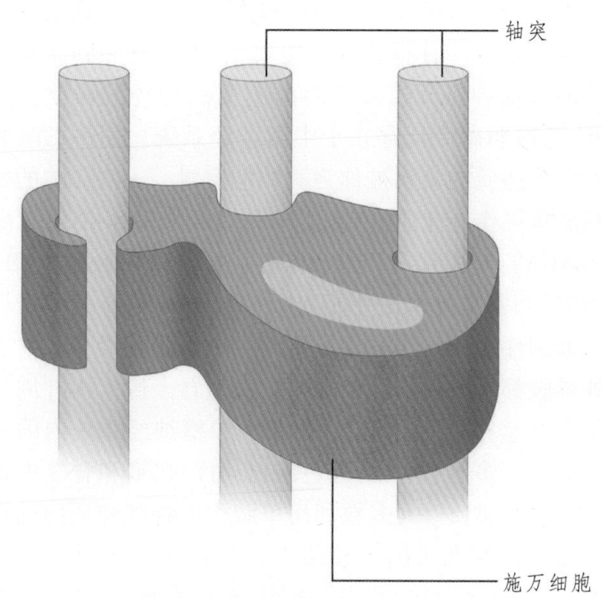

图 2.6 (A)一个有髓鞘的轴突横切面显示髓鞘的结构;(B)无髓鞘轴突。

的角色，像神经系统以外的巨噬细胞一样，清理坏死的组织。

室管膜细胞

室管膜(室管膜细胞)是衬于脑室内和覆盖脉络丛的上皮细胞。它们被认为是第 4 种胶质细胞。细胞的脑室面有纤毛，可帮助脑脊液循环。

神经胶质细胞

- 神经胶质细胞对神经系统具有重要的辅助功能。
- 星形胶质细胞发出长的突起组成毛细血管周围的管周终足，参与血管和神经组织之间的物质转运。
- 少突胶质细胞生成髓鞘，包围中枢神经系统轴突。施万细胞是周围神经系统的成髓鞘细胞。
- 小胶质细胞在神经系统损伤中具有吞噬细胞的功能。

神经元和神经胶质细胞类疾病

一旦发育成熟，神经元虽然不会再生，但会经历持续的修复以维持完整性。因此，神经元易发生神经退行性病。幼年及青年的神经退行性病多因遗传因素造成，而老年人则该病散发。胶质细胞与神经元不同的是具有再生能力，故易发生肿瘤。因此，大多数脑肿瘤是神经胶质瘤而不是神经源性肿瘤。根据来源不同，胶质瘤可分为少突胶质细胞瘤或星形胶质细胞瘤。小胶质细胞是免疫系统的一部分，可增殖形成脑淋巴瘤。

多发性硬化

包绕神经元轴突的髓鞘可发生炎症。欧洲和北美地区中枢神经系统最常见免疫性疾病是多发性硬化，导致脱髓鞘和髓鞘再生反复出现。脱髓鞘发生时，症状和体征复发，髓鞘再生发生时，症状和体征缓解。该病侵袭的是轴突而非胞体，故脑磁共振成像可发现白质区脱髓鞘病灶区的异常信号。

第 3 章

周围神经系统

周围神经系统包括神经末梢、外周神经干、神经丛和神经节，它们将中枢神经系统和身体其他部分相连接。周围神经系统一般是向中枢神经系统传入或者由中枢神经系统传出的神经纤维。

- 神经末梢包括感受器和传出末梢，感受器感知内环境和外环境变化，传出末梢控制肌肉收缩和腺体分泌。
- 周围神经包括脊神经、脑神经及其分支，它们组成众多具有命名的神经。
- 神经丛（如臂丛和腰骶丛）内的脊神经和脑神经再重新组合形成其他周围神经，神经丛无突触。
- 周围神经节（如背根神经节和内脏神经节）是中枢神经系统外神经元胞体聚集区。

肌肉

只有接受周围神经系统支配的骨骼肌，才能维持姿势和产生运动。肌肉汇聚有丰富的运动神经和感觉神经。每个肌细胞（肌纤维）走行与肌肉主轴平行，功能上可分为梭外肌和梭内肌两群（图 3.1）。

梭外肌细胞最多，组成了肌肉肌腹，收缩时，产生力量。梭外肌由 α 运动神经元支配。该神经元的胞体位于脊髓灰质前角和脑干运动神经核。α 运动神经元

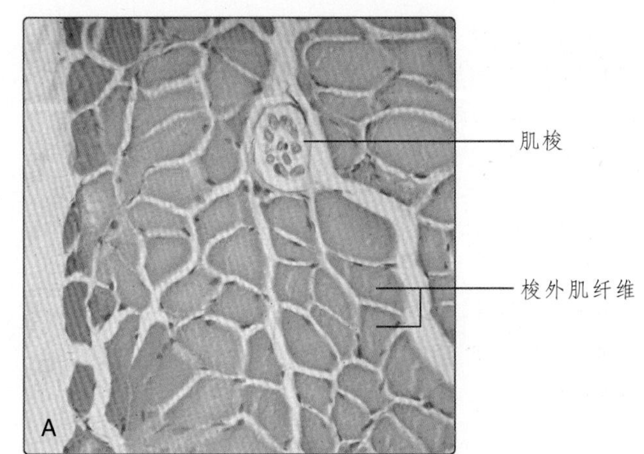

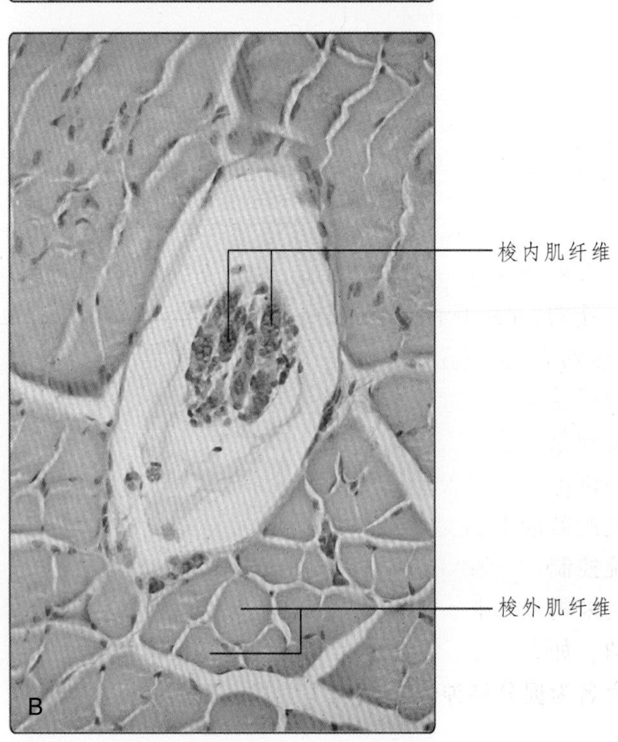

图 3.1 （A,B）横纹肌横切面显示梭外肌纤维和梭内肌纤维（在肌梭内）。

发出轴突支配靶肌的多个梭外肌纤维。一个 α 运动神经元加上其他所支配的梭外肌纤维，合称为一个运动单元。参与产生精细运动的运动单元，如手肌和眼外肌，其中的肌纤维数量相对较少。相反，如股四头肌用于维持姿势的运动单元，其中的肌纤维数量相对较多。梭内肌纤维是高度特化的感受器。梭内肌成群，构成肌梭。梭内肌纤维是感受器，功能上是感觉神经终末，向中枢神经系统传递肌肉牵张和张力信息。梭内肌接受位于脊髓前角和脑干运动核的 γ 运动神经元发出的运动神经支配。γ 运动神经元控制梭内肌纤维的敏感性。梭内肌纤维及 γ 运动神经元共同调节肌肉的牵张反射，进而决定肌紧张度（见下文）。

肌病

- 肌病的特征是肌力减弱和肌萎缩（包括面部、脑神经支配肌肉和肢体近端肌肉），但是腱反射和感觉功能仍然保留（图 3.2）。
- 多肌炎是有痛或无痛的肌免疫性疾病。老年患者多肌炎常可见其他部位早期肿瘤（肿瘤伴随综合征）。儿童多肌炎患者的皮肤易出现皮疹，称为皮肤肌炎。
- 杜氏肌营养不良是一种发生于男孩的遗传性疾病（X 连锁遗传）。患儿在 2~3 岁后手臂和双腿肌无力进行性加重，10 岁时需坐轮椅，年轻时死亡。

神经末梢

对神经末梢的分类存在概念上的重叠。一般将神经末梢分为传入性和传出性两种。传入性神经末梢是感受器，对机械的、热的或化学性的刺激物做出反应（分别为机械刺激感受器、热刺激感受器或者化学刺激感受器）。神经末梢所在神经纤维将以上信息向中枢神经系统进行传递。信息如果能够被意识所感知，则该神经末梢命名为感觉性神经末梢。传出神经末梢支配效应器，包括肌细胞或分泌细胞，在中枢神经系统控制下，控制肌肉收缩或腺细胞分泌。如果传出神经末梢控制肌肉运动，则该终末被命名为运动神经末梢。如果传出神经末梢引起腺细胞分泌，则该终末被命名为促分泌神经末梢。

传入神经末梢

感觉分为一般感觉和特殊感觉。特殊感觉包括嗅觉、视觉、听觉、平衡觉和味觉以及其他感觉。

传入神经末梢在功能上分为 3 种类型：

- 外感受器。存在于皮肤外表面，对伤害性（如疼痛）、温度、触觉和压力等刺激做出反应。
- 内感受器。存在于内腔，主要对机械性和化学性刺激做出反应。
- 本体感受器。存在于肌肉、关节和肌腱，提供关于姿势和动作的意识觉（运动感觉）。

感觉性神经末梢可能是无髓或者有髓（图 3.3）。无髓末梢称为游离神经末梢，由所支配组织的感觉神经的终末组成。游离神经末梢最丰富，广泛分布于皮肤以及肌肉、关节、内脏和其他结构中。游离神经末梢传递皮肤的温觉和痛觉，生理学上分为 Aδ（Ⅲ）类细的有髓纤维和 C 类无髓纤维。这些纤维较细，传导速度较慢。Merkel 末梢（小体）位于表皮，对触觉/压觉有缓慢适应性，其轴突粗并有髓鞘。

有髓神经末梢周围包绕特化的非神经组织，神经末梢及其包裹结构被称为小体。迈斯纳小体位于皮肤真皮乳头内，尤其在指尖大量存在，对触觉非常敏感。它们具有快速适应性，负责传递精细或者辨别性触觉。环层小体存在于皮肤或关节周围和肠系膜等深部组织中，最大的环层小体有几毫米长并且和 Aα（Ⅰ）类粗的有髓轴突相关联。环层小体对于机械性扭曲尤其是振动具有快反应和速适应性。Ruffni 末梢（小体）是慢适应性机械性受体，存在于皮肤的真皮中。

骨骼肌内有梭内肌纤维，其中一部分梭内肌纤维组成肌梭，作为张力感受器（图 3.4）。这些梭内肌纤维又分为核袋纤维和核链纤维两种。梭内肌纤维分布有两类感觉末梢，当所在肌肉发生牵拉时，感觉末梢被激活。环状螺旋末梢（图 3.5）与快速传导 Ia 类传入神经相连，花簇末梢与慢传导Ⅱ类传入神经相连。能够完成精细的、技巧性运动的肌肉中，肌梭含量尤其多，它们对于传递运动觉和控制肌肉的紧张性、维持姿势，以及完成精细运动都非常重要。梭内肌在运动控制方面的功能将在第 8 章中详细介绍。

Golgi 腱器存在于肌腱中，对相对强的牵拉做出反应。它们和 Ib 类传入神经相连。

传出神经末梢

传出神经末梢控制肌细胞或分泌细胞。这种末梢类似于神经元之间的突触结构。神经末梢去极化引起神经递质释放，其作用于靶细胞膜受体。在横纹肌中，

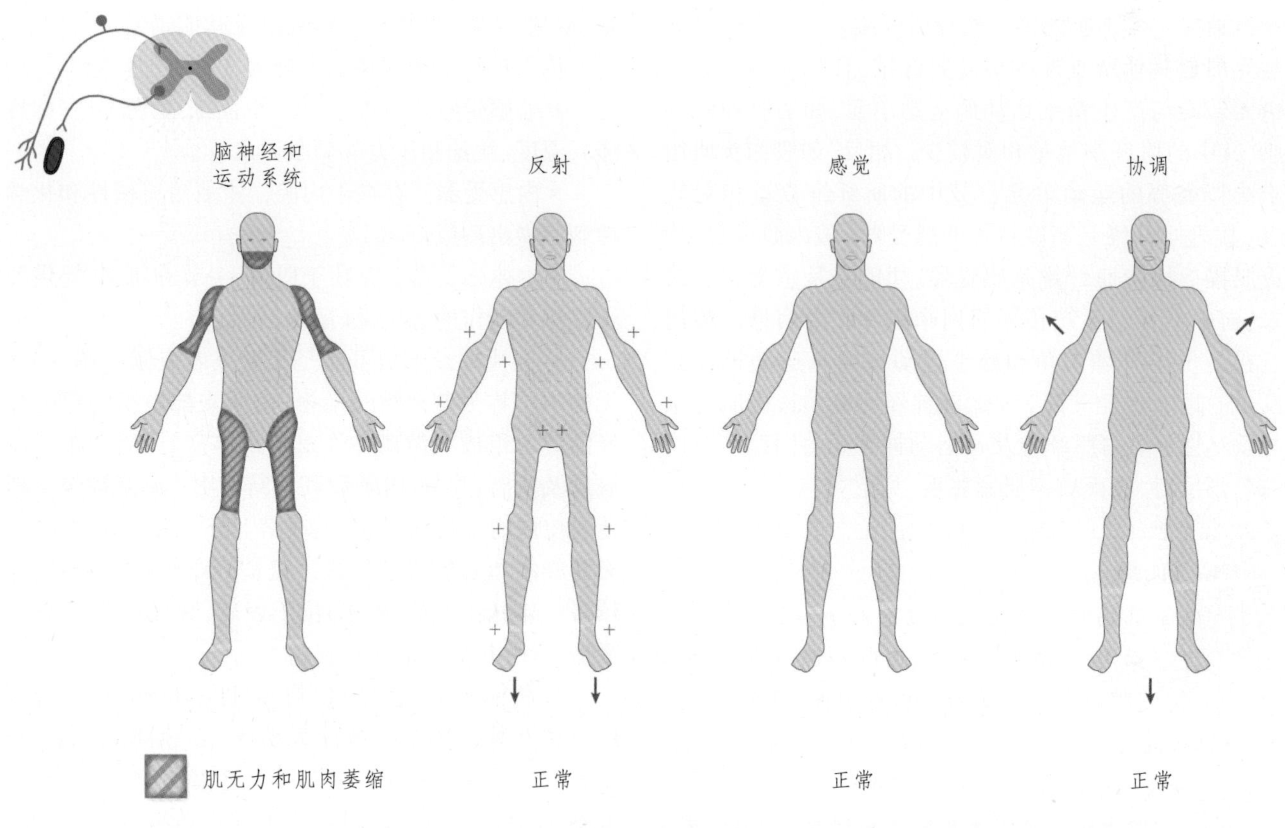

图 3.2 肌病。

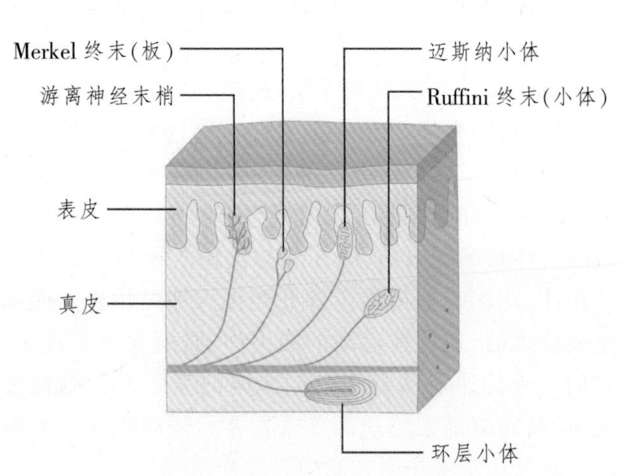

图 3.3 皮肤中的感觉神经末梢。

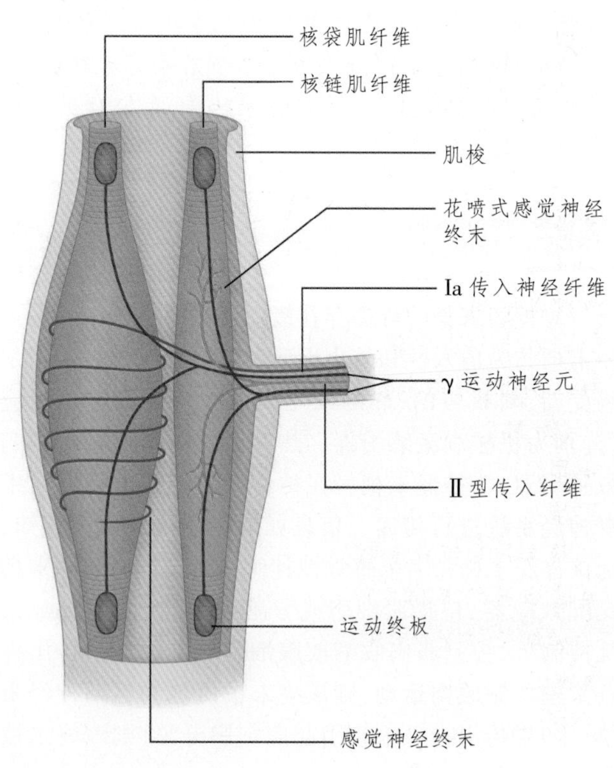

图 3.4 梭内肌纤维的神经支配。为了更加清晰,只展示了核袋纤维上的一个环旋末梢和核链纤维上的一个花簇末梢。然而,在实际情况中,两种类型的末梢都可在两种类型的肌梭内纤维上发现。

α 运动神经元(支配梭外肌纤维)和 γ 运动神经元(支配梭内肌)终止于肌细胞的突触特化结构称为神经肌接头或运动终板(图 3.6 和图 3.7)。所有横纹肌的神经肌接头的神经递质都是乙酰胆碱。

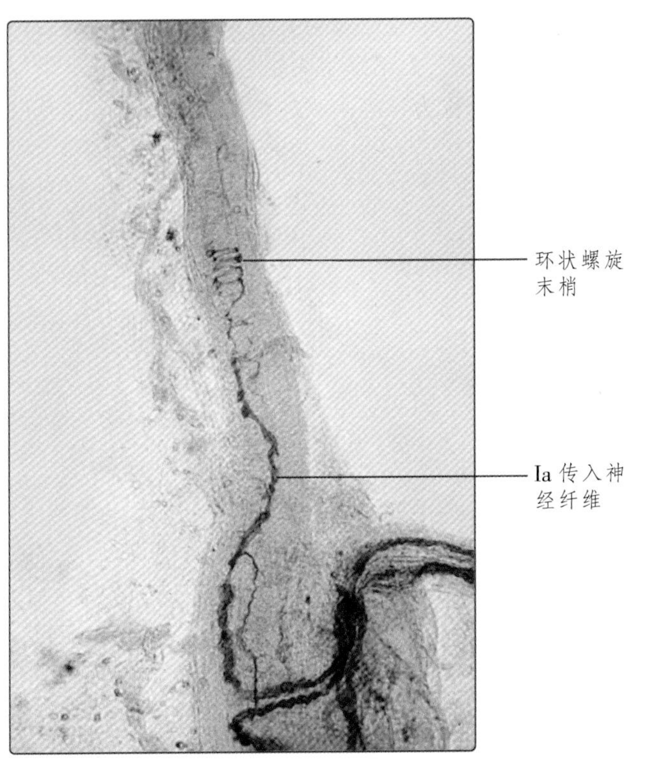

图 3.5 肌梭内肌纤维上的一个环状螺旋末梢。

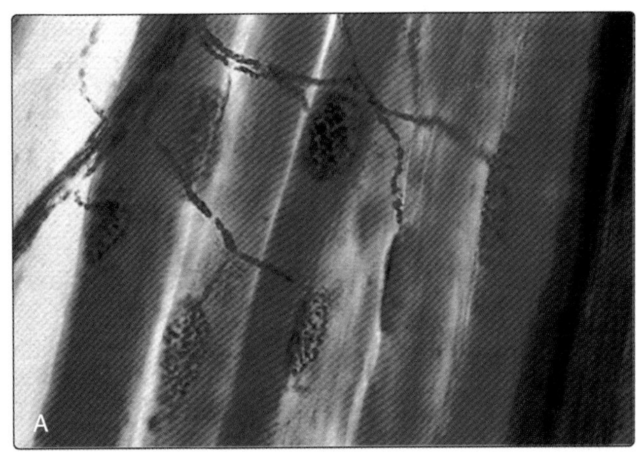

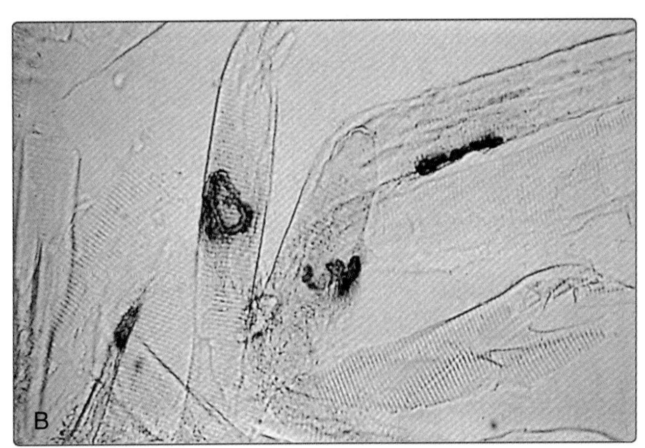

图 3.6 横纹肌的梭外肌中的运动终板。(A)传出神经郎飞结氯化金染色显示,其终止于神经肌肉接头处(×600);(B)胆碱酯酶染色。神经肌肉接头的神经递质是乙酰胆碱。这种递质被胆碱酯酶分解后会失去作用。棕色染色显示,在神经肌肉接头处酶的分布情况(×500)。

神经末梢

- 外周神经由神经末梢、神经丛、神经节组成。
- 神经末梢分成传入(感觉)和传出(运动)两种类型。
- 感觉神经末梢包括机械感受器、温度感受器和化学感受器。
- 神经末梢从位置上可以分为外感受器、内感受器以及本体感受器。
- 结构上,神经末梢可以是有髓或者无髓神经纤维(如 Meissner 小体或环层小体)。
- 骨骼肌内存在由梭内肌纤维组成的肌梭。这些纤维有核袋肌纤维和核链肌纤维两种。包括环状螺旋末梢和花簇末梢。
- 传出神经末梢可以是肌肉的运动终板和支配分泌细胞(分泌运动)的神经末梢。
- α 运动神经元支配梭外肌,γ 运动神经元支配梭内肌。

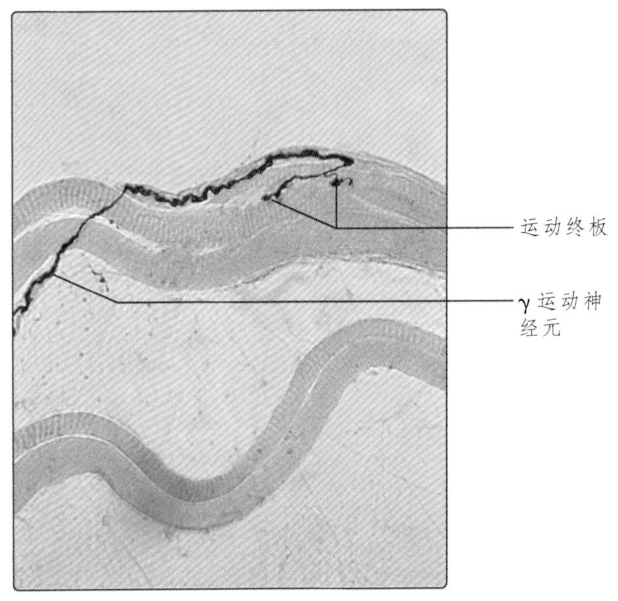

图 3.7 一个 γ 运动神经元的神经末梢终止于梭内肌的运动终板处。

神经肌肉接头病

重症肌无力是一种自身免疫性疾病,是一种常见的外周神经肌肉接头病,会导致头部肌肉(眼外肌、面部以及颈部肌肉)和四肢肌肉(特别是近端的肢体)的肌无力和瘫痪。但是不会出现肌肉萎缩、腱反射消失和感觉缺失(图 3.8)。胆碱酯酶抑制剂(抗胆碱酯酶)类药物通过增强神经肌接头传递缓解症状。静脉注射滕喜隆(一种抗胆碱酯酶剂)是测试该病的特征性实验,阳性结果是产生快速而短暂的肌力恢复。Eaton-Lambert 综合征会导致相似的肌力减弱,也是一种免疫性疾病,它同时是一种癌旁病变,但是胆碱酯酶抑制剂对其无效。

周围神经

周围神经指的是中枢神经系统之外的所有神经干及其分支。周围神经与脑和脊髓相连,由大量神经纤维组成,这些神经纤维包括中枢神经系统的传入神经和传出神经。

周围神经纤维可以分为有髓和无髓两种。周围神经纤维集结成束,由结缔组织鞘包裹(图 3.9)。每个神经纤维之间被称为神经内膜的结缔组织。多个神经束

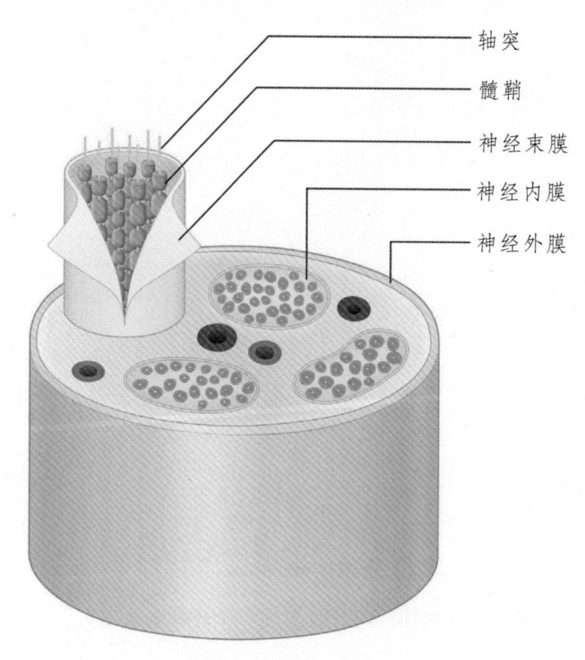

图 3.9　周围神经的结构。

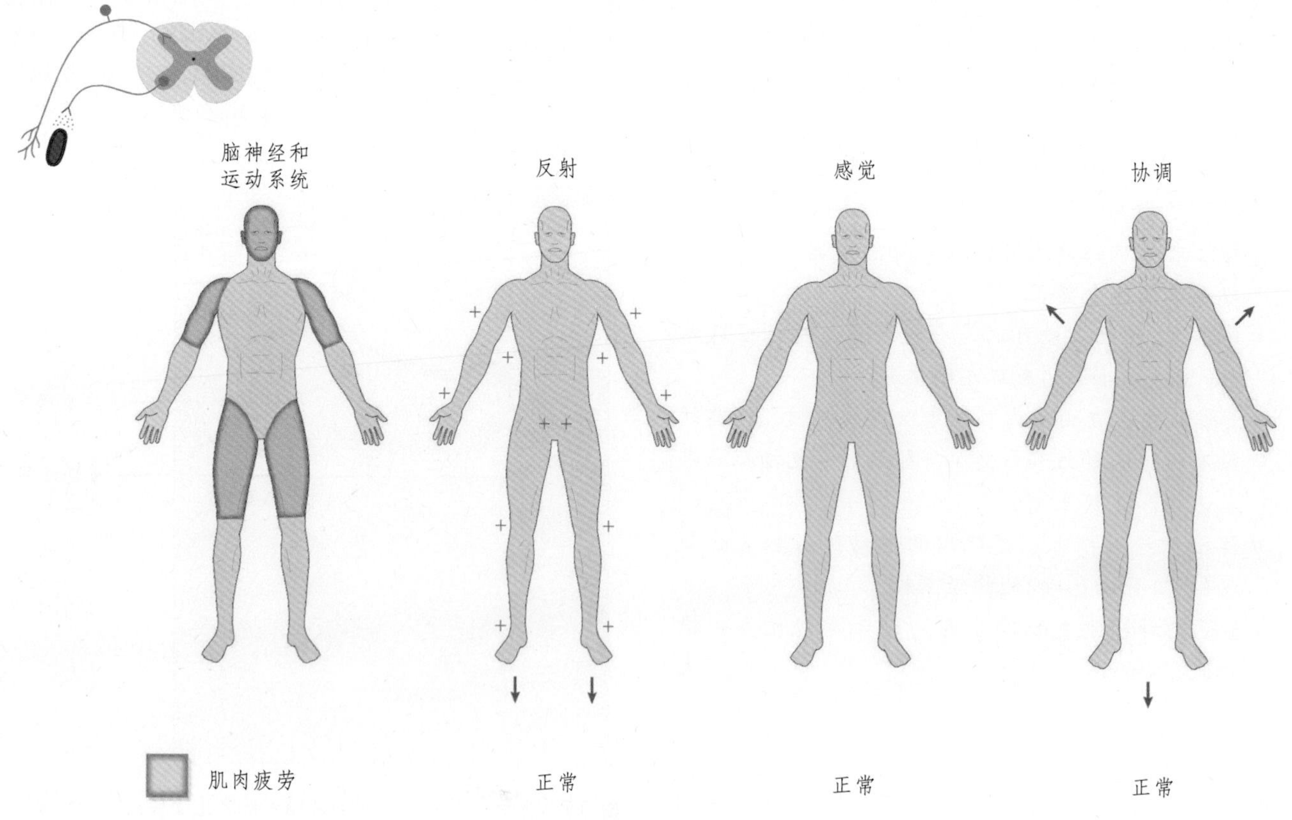

图 3.8　神经肌接头综合征。

被神经束膜包裹，整个神经被称为神经外膜的厚膜包裹。以上结构为神经提供支持与保护。脑和脊髓的被膜与脑神经和脊神经的鞘膜相延续。硬膜与神经外膜相延续，蛛网膜和软膜分别与神经束膜和神经内膜相延续。

变性和再生

当周围神经被横切等严重损伤时，受损部位远端（远离胞体）会经历变性和坏死，称为顺行性变性或 Wallerian 变性。与其相反，受损部位近端保留与胞体相连的完整性，可存活并最终再生。损伤位置离胞体的距离越远，神经元存活的可能性越大。在损伤早期，胞体往往也会变性，称为逆行性变性。其特点是尼氏体（染色质）消失、胞体肿胀和核从中心位置偏向胞体某一侧。若神经元恢复，则远端神经纤维出芽。连接两个周围神经末梢（例如外伤后的手术修复）可使新生纤维进入失去神经纤维的神经内膜管。新生神经纤维以 1~2 mm/d 的速度持续生长，有可能最终恢复原有的结构和功能。多种因素影响纤维再生和功能恢复的程度。

中枢神经系统神经元受损后的变性与周围神经系统类似。存活的神经元胞体和突起也会出现芽生，但非常不幸的是，所有之前的连接都不会再恢复。

周围感觉运动神经疾病

周围感觉运动神经疾病的特点是：肌无力、肌萎缩（特别以远端肌肉为主），肢体远端腱反射消失，感觉缺失呈现“手套式”及“袜子式”（图 3.10）。致病因素包括全身性疾病、脉管疾病、遗传性退行性病变、感染、免疫疾病以及癌旁综合征等。

周围感觉运动神经疾病一般分为两种。脱髓鞘性神经病变可导致明显的施万细胞和髓鞘损伤。轴突性神经病变主要引起轴突变性。轴突再生和髓鞘再生是神经病变恢复的途径。

脊神经和周围神经的分布

臂丛（图 3.11 和图 3.12）和腰骶丛（图 3.13）分别位于上下肢根部。脊神经在此发出分支重新组合为不同的周围神经，向远端支配靶器官。周围神经的分布与脊神经不同。

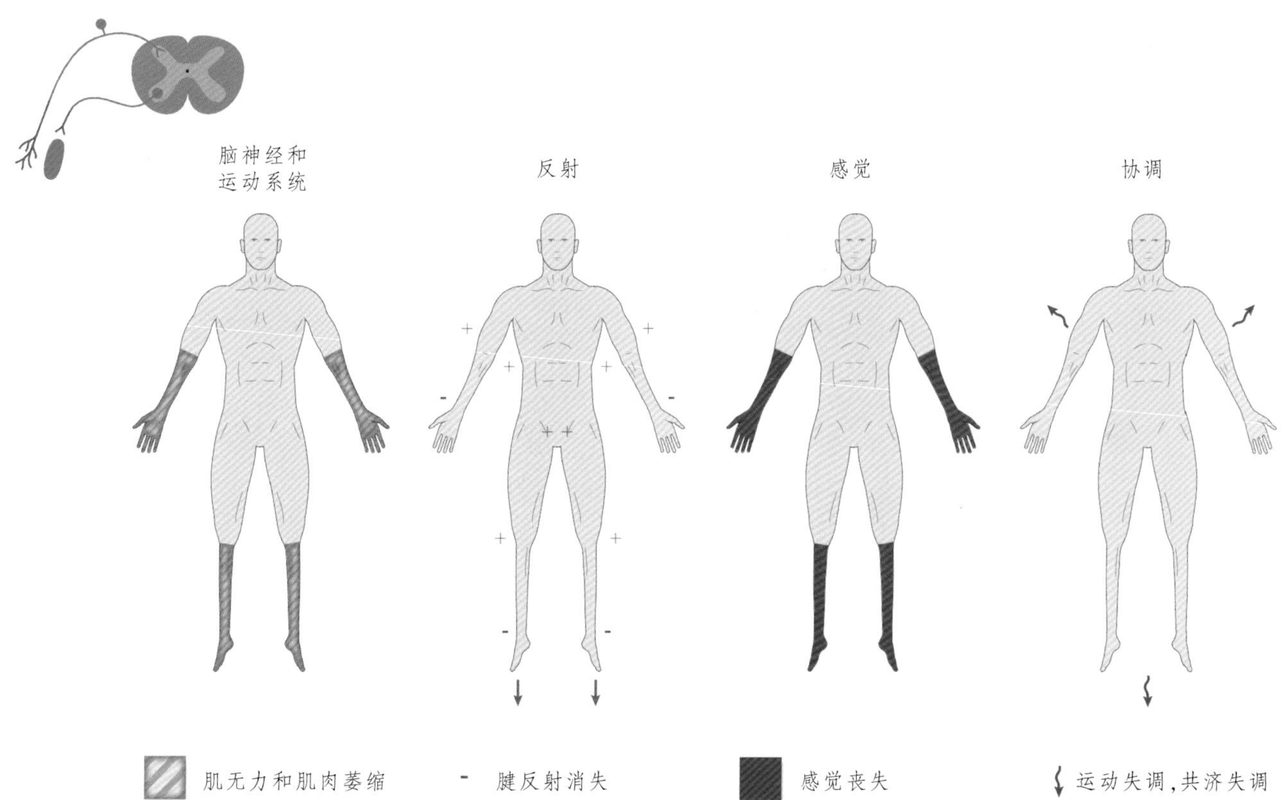

图 3.10 外周感觉运动神经病。

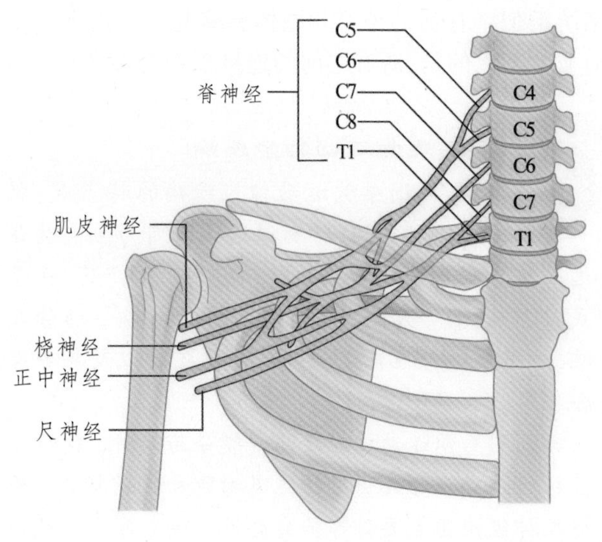

图 3.11 臂丛。

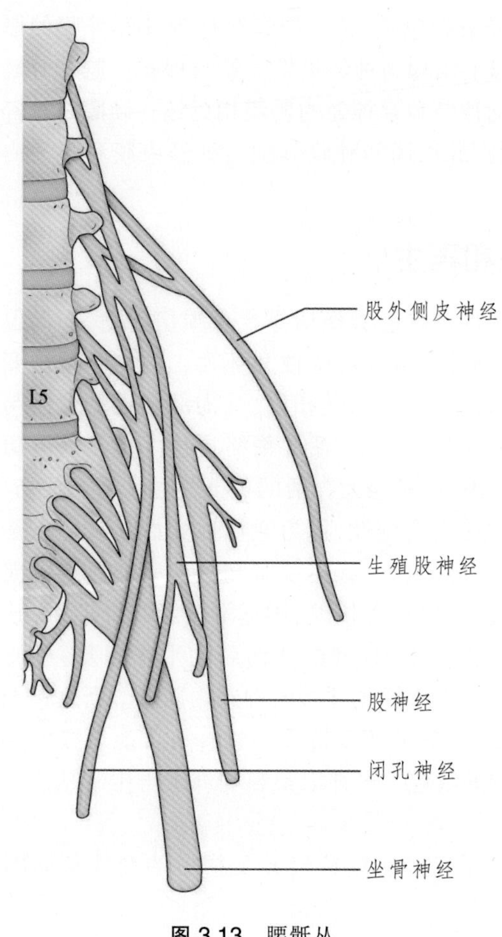

图 3.13 腰骶丛。

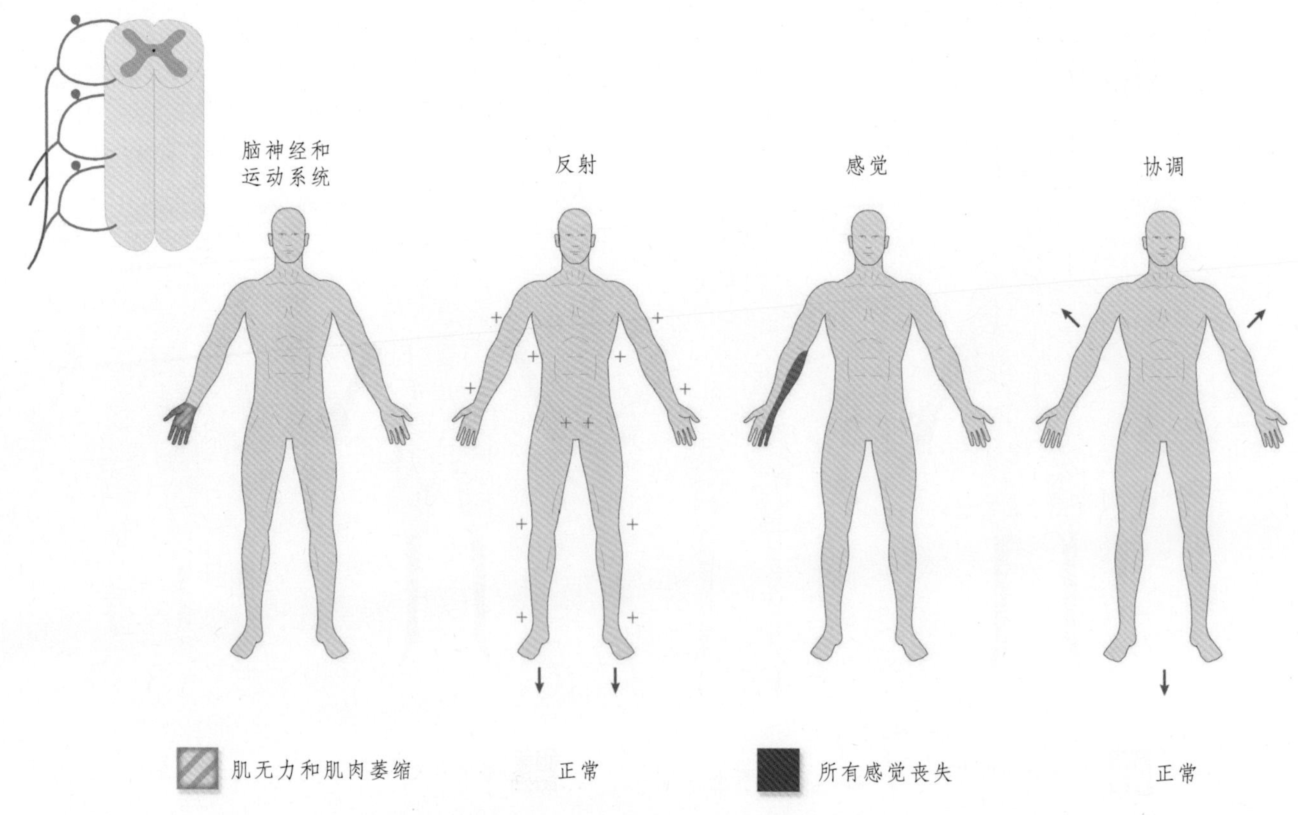

图 3.12 臂丛损伤(低位脊髓;C8-T1)。

每一根脊神经都含有从身体的表面传来的感觉纤维。某一根脊神经接受的皮肤区域叫皮节。图 3.14 显示皮节分布。皮节在相邻脊神经之间有重叠。皮节之间的边界被称为轴线。图 3.14 显示重要的周围神经的皮节。

被同一脊神经支配的一群骨骼肌称为肌节。这群肌肉同功能相关，通常负责特定形式的运动。图 3.15 显示某些重要运动涉及的脊神经的节段。

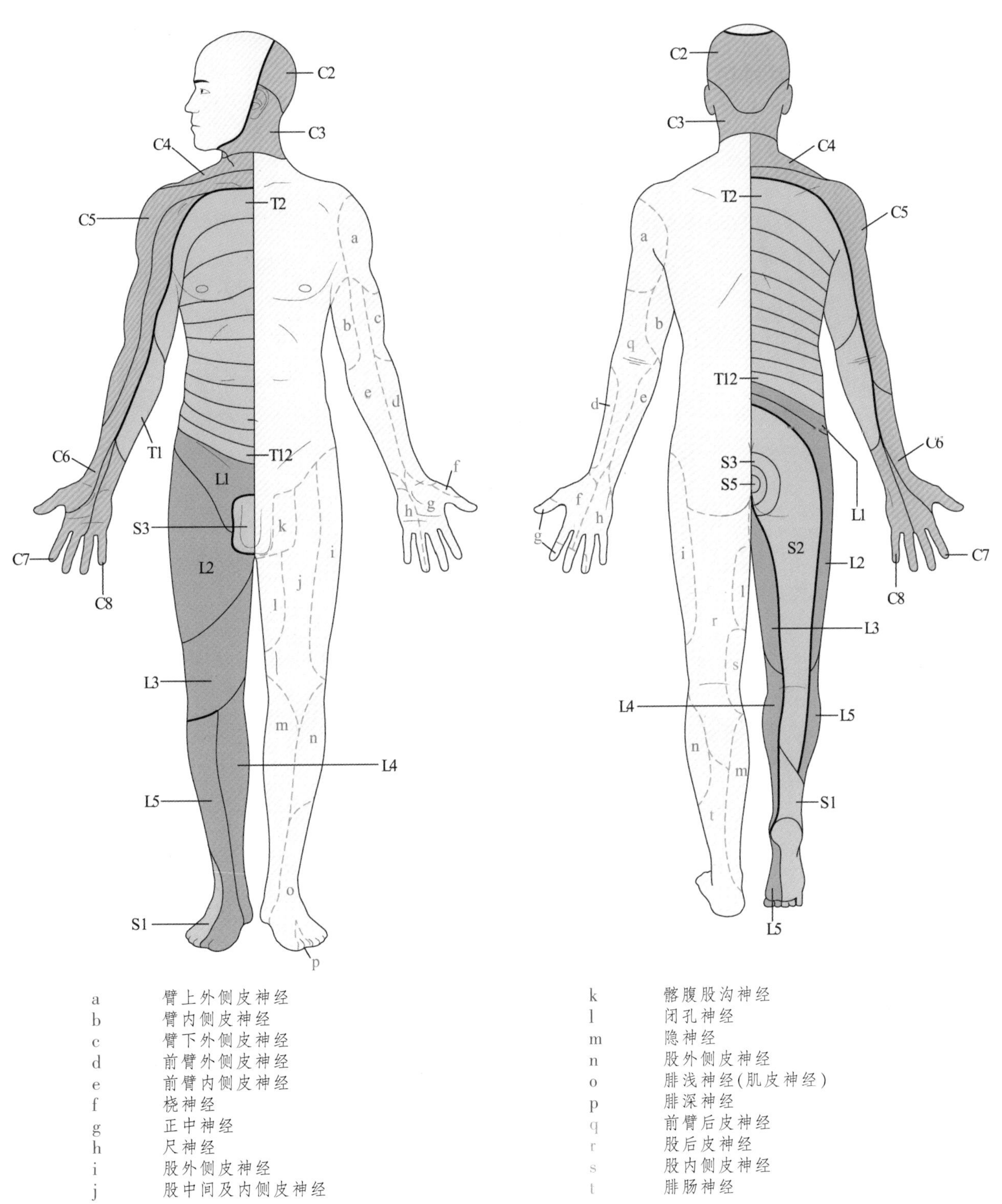

图 3.14　脊神经皮肤分支(皮节)分布及名称。

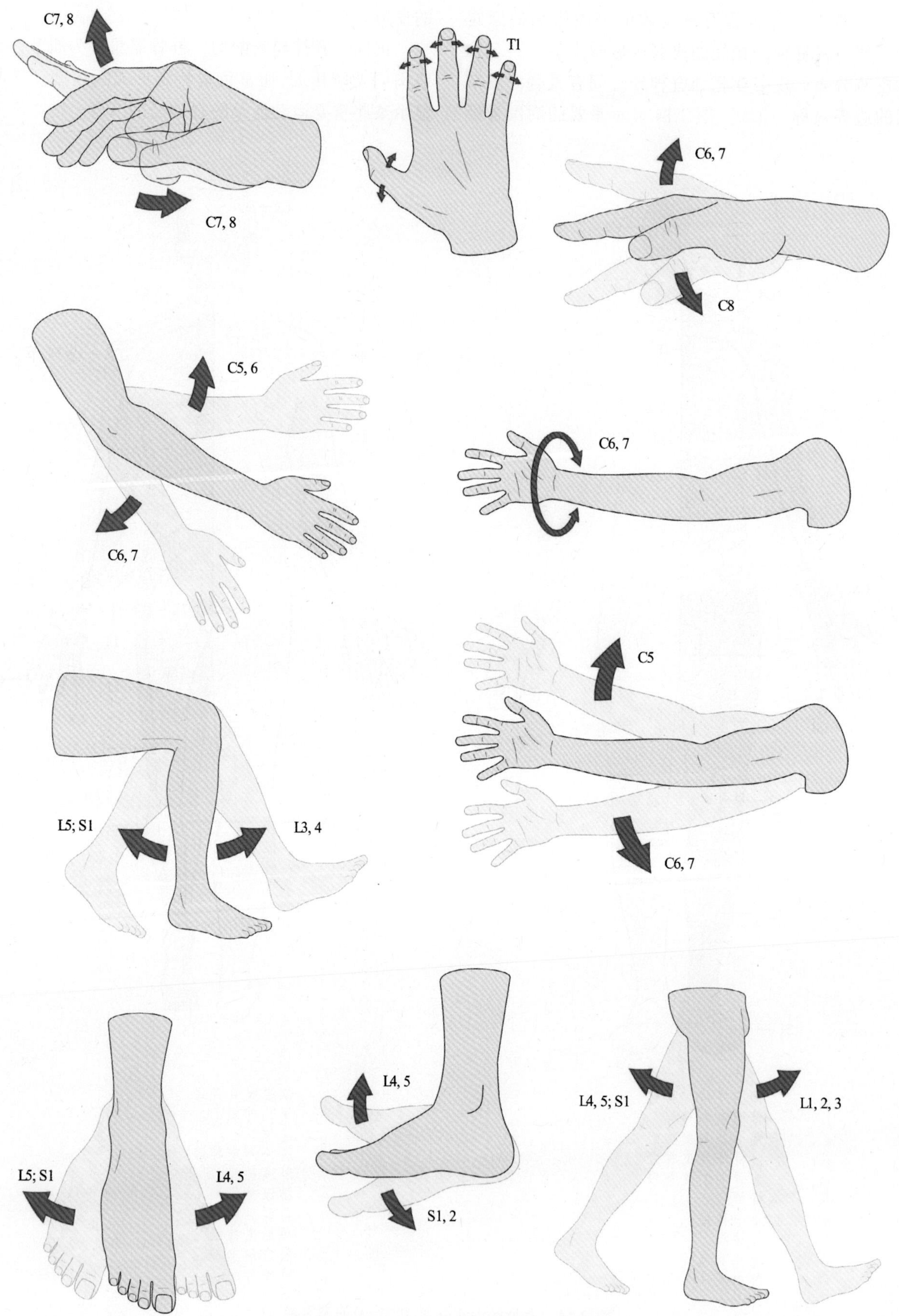

图 3.15 肢体运动的神经节段分布。

臂丛损伤

交通事故时，颈部和肩部的严重受损会导致臂丛撕脱，造成单侧上肢立即失去力量和感觉。之后，这只手臂会萎缩并疼痛。

肺尖部肿瘤可影响臂丛下部，造成手臂的剧烈疼痛、手部的肌无力和肌萎缩、前臂内侧和手的感觉丧失（Pancoast 综合征）。

臂丛的急性免疫性炎症（臂丛神经炎）会造成一只手臂的剧烈疼痛、肌无力和感觉丧失，这种症状通常在一年后恢复。

腰骶丛损伤

盆腔癌症及其手术治疗时，会造成腰骶丛损伤，导致疼痛、肌无力、肌萎缩、腿部麻木、大小便失禁等。

周围神经

- 部分脊神经在外周进行重排，通过臂丛或腰骶丛后，成为不同名称的周围神经。
- 周围神经由不同数量的神经股、束或纤维组成。
- 神经纤维被 3 层结缔组织膜包裹，分别是：神经内膜、神经束膜和神经外膜。
- 一根轴突所在的神经内膜管对神经损伤后的再生和功能恢复十分重要。
- 由一根脊神经所控制的皮肤区域称为一个皮节。
- 由一根脊神经控制的一群肌肉称为一个肌节。

神经挤压和嵌压伤

周围神经容易受到急性外部挤压伤（例如，当身体侧卧时）。正常或病理状态下，神经周围结构紊乱还会引起周围神经形成慢性嵌压伤。上肢急性外部挤压伤最常见的是，在肱骨桡神经沟处的桡神经挤压伤。上肢慢性嵌压伤最常见的是，肘部尺神经及腕部正中神经（腕管综合征）嵌压伤。下肢最常见慢性嵌压伤的是，股外侧皮神经受到压迫。下肢最常见急性挤压伤的是，腓总神经在腓骨头处受损。

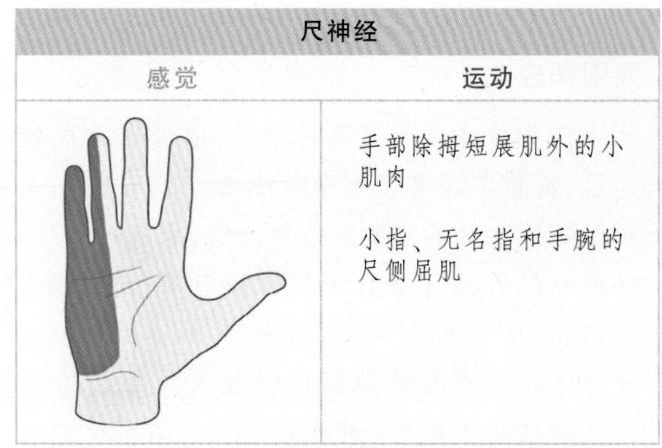

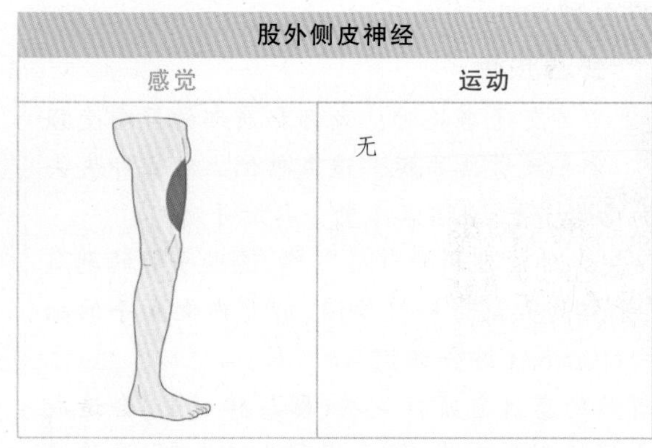

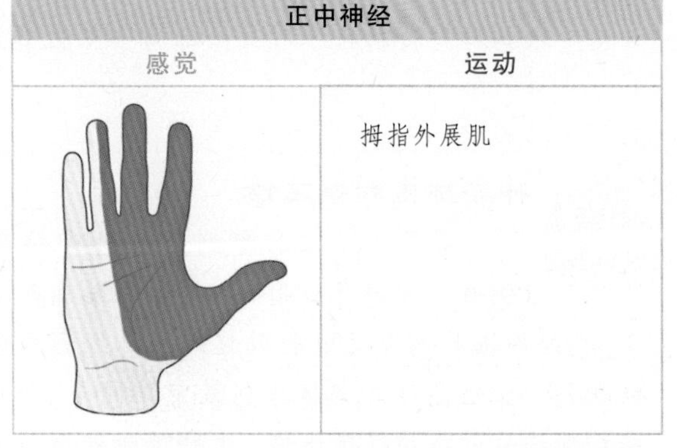

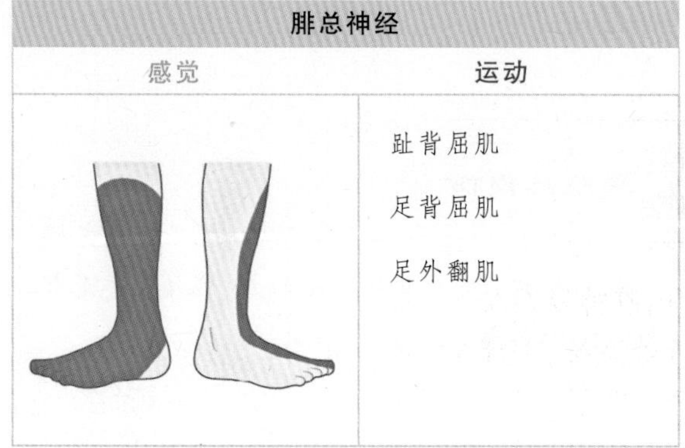

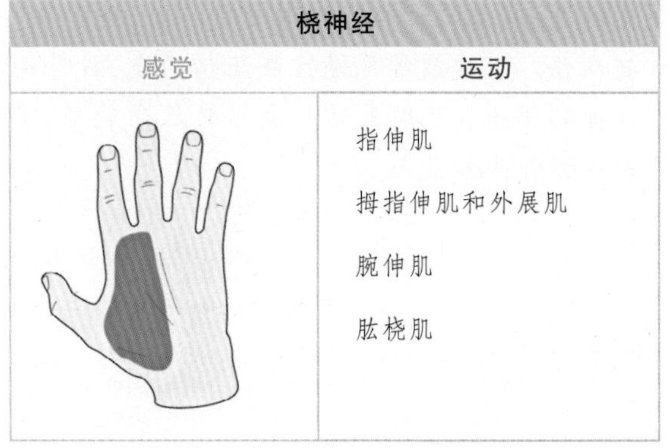

图 3.16 周围神经损伤后的感觉和运动障碍。

第 4 章

内脏神经系统

“内脏神经系统”这一名词是指胞体位于外周和中枢神经系统，功能上对内脏器官、平滑肌及腺体进行支配的神经细胞。内脏神经系统通过调节心血管、呼吸、消化、排泄和温度来维持内环境稳态。内脏神经系统进行的自主调节与随意控制相对无关。

内脏神经系统的传入和传出神经纤维借助搭载脊神经和脑神经而进入或者离开中枢神经系统。这两种成分在脊髓和脑干形成连接，完成内脏反射。传入神经纤维还与参与上行传导路的神经元形成连接，将内脏感觉信息传递至脑。内外环境变化及情绪通过影响下丘脑（第 16 章）的下行传导路，最终影响内脏神经系统的功能。内脏神经系统的传出神经元与躯体神经的传出神经元不同。从中枢神经系统至其所支配的结构存在两级神经元（图 4.1）。两级神经元形成的突触位于内脏神经节。因此，第一级神经元叫作节前神经元，胞体位于脊髓或脑干；第二级神经元叫作节后神经元，胞体位于外周内脏神经节中。

内脏神经系统的传出神经分为解剖结构和功能上不同的交感和副交感两部分。多数内脏器官（但不是全部）接受交感和副交感双重支配，两者发挥相反的功能（表 4.1）。

表 4.1 自主神经系统的功能

结构	交感功能	副交感功能
瞳孔	开大瞳孔	缩小瞳孔
睫状肌	舒张	收缩
唾液腺	减少分泌	增加分泌
泪腺	减少分泌	增加分泌
心脏	正性变速、变力	负性变速、变力
支气管	舒张	收缩
胃肠道	减少运动	增加运动
汗腺	增加分泌	
竖毛肌	收缩	

交感神经

交感神经节前神经元位于脊髓胸段和腰段上部 2~3 个节段（图 4.2）的脊髓灰质侧角（参见图 8.8 和图 8.9）。节前神经元发出轴突加入脊神经前根后离开脊髓，继续走行于脊神经中。交感神经的节后神经元胞体位于两个位置：脊柱旁交感链和围绕腹主动脉的神经丛（腹腔神经节、肠系膜上节和肠系膜下节）。交感节前神经元发出的轴突走行于脊神经，然后进入交感神经链。交感神经链与脊神经之间通过交通支形成往返联系（图 4.3）。节前神经元发出的轴突通过白交通支进入交感链，称之为“白”，这是因为这些轴突纤维外面包绕有髓鞘而呈白色。

支配头部和胸部解剖结构的交感节后神经元位于交感链，节后纤维通过灰交通支返回脊神经，称之为“灰”，这是因为这些轴突纤维没有髓鞘包绕而呈灰色。支配腹盆腔脏器的交感节前纤维穿过交感链。节前纤维释放的神经递质是乙酰胆碱，节后纤维的神经递质是去甲肾上腺素，但控制汗腺的神经纤维是胆碱能。肾上腺髓质是一个例外，它接受交感节前神经元的直接支配。

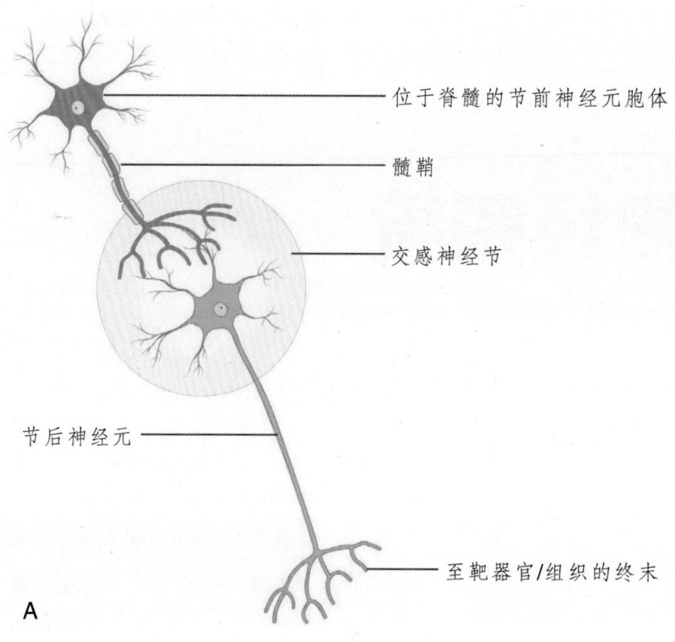

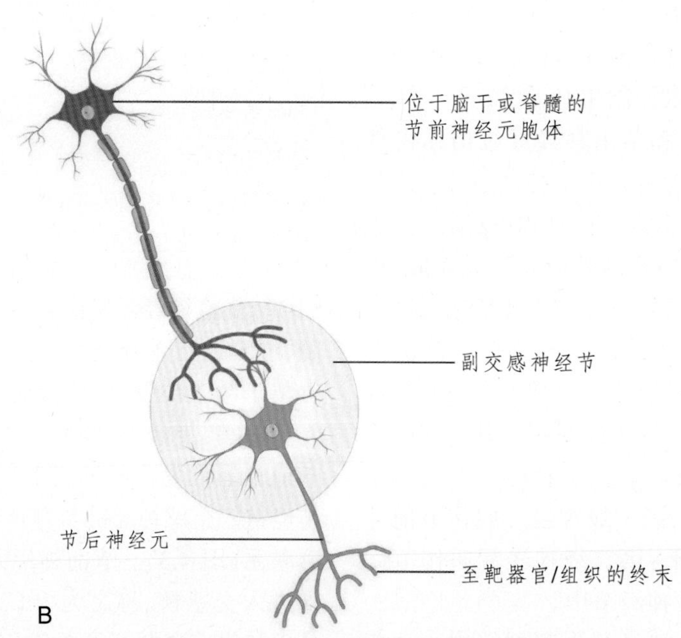

图 4.1 内脏神经系统的节前与节后神经元基本构成。交感神经的神经节形成脊髓两侧的交感链,因此,节前纤维短而节后纤维长。副交感神经的神经节位于器官附近,故节前纤维长而节后纤维短。

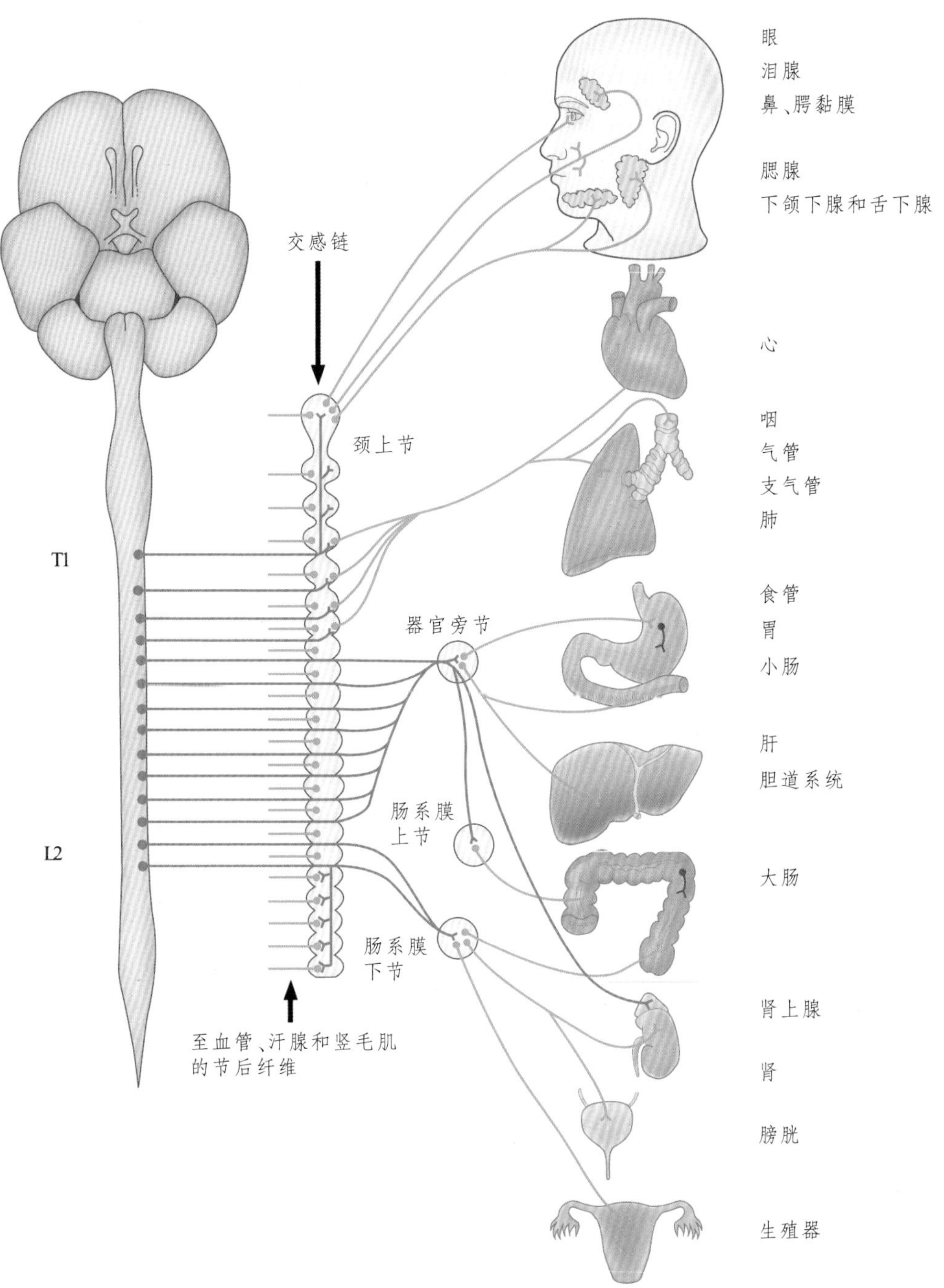

图 4.2　内脏神经系统的交感神经构成。

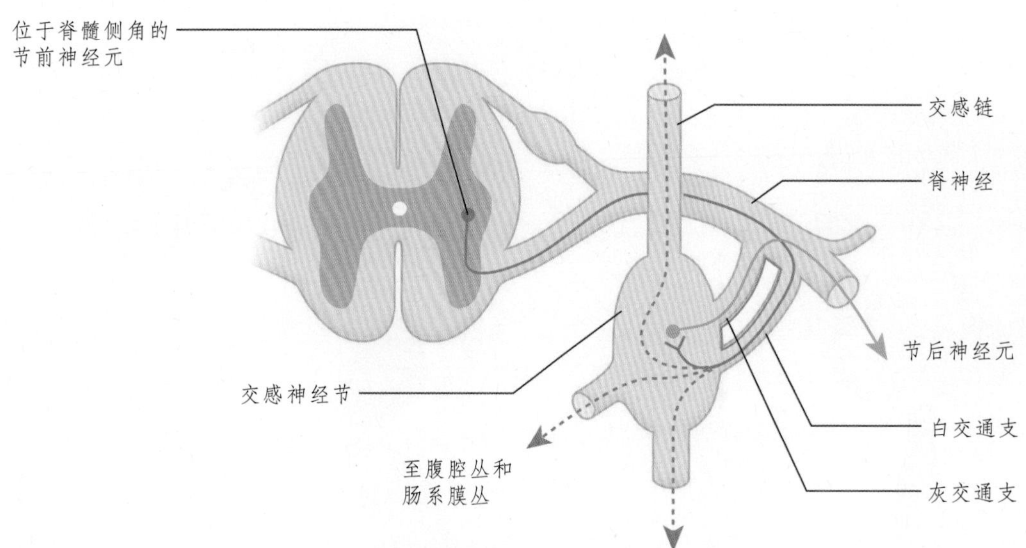

图 4.3 典型的胸段脊神经和交感链的关系。

交感神经系统的作用在肌体处于应激、兴奋和恐惧时,最明显,形成经典的"战或逃"反应。此时,心率和血压升高。同时,支气管扩张以增加肺通气量。骨骼肌血管扩张以增加血流量和能量供给,与此同时,胃肠道血流量降低和蠕动减慢。代谢出现改变,如血糖升高以维持高的能量消耗,增加排汗以促进散热。

交感神经系统损伤

原发性内脏神经功能衰竭是一种慢性神经系统退行性疾病,导致心率和血压(体位性)失控进而引起晕厥、大小便失禁及阳痿。

霍纳综合征指支配上睑提肌和瞳孔开大肌的交感神经损伤引起的眼睑下垂和瞳孔缩小。交感神经及其所接受的下行调控可在多水平受损:交感神经接受的下行调控在脑干(中风或肿瘤)或脊髓(空洞或瘘)处受损,交感神经发出节前纤维加入第1胸神经处受损(肺尖部肿瘤),交感神经在颈动脉周围交感丛受损(偏头痛时的动脉肿胀)。

副交感神经

副交感节前神经元位于脑干和脊髓(图 4.4)。在脑干,与动眼神经、面神经、舌咽神经和迷走神经等脑神经相关的副交感神经核发出节前纤维至头部、胸部和腹部。脑神经的副交感成分详见第 10 章。脊髓内的副交感节前神经元位于第 2、3、4 骶髓节段,发出节前纤维至盆腔内脏。副交感节后神经元胞体位于其所支配器官附近的神经节内。在消化道内,这些神经元构成肌间神经丛(Auerbach)和黏膜下神经丛(Meissner)。

这些神经丛也被称为"肠神经系统"。这一概念的提出是因为神经丛还包含传入和中间神经元。这些神经元之间形成丰富的局部联系,保证胃肠道无需中枢神经系统支配仍然可以维持运动。此外,这一系统不能被简单地视为传统意义上的副交感神经系统,因为这些节后神经元同时与交感节后纤维之间形成突触联系。副交感的节前和节后神经元所释放的神经递质均为乙酰胆碱。

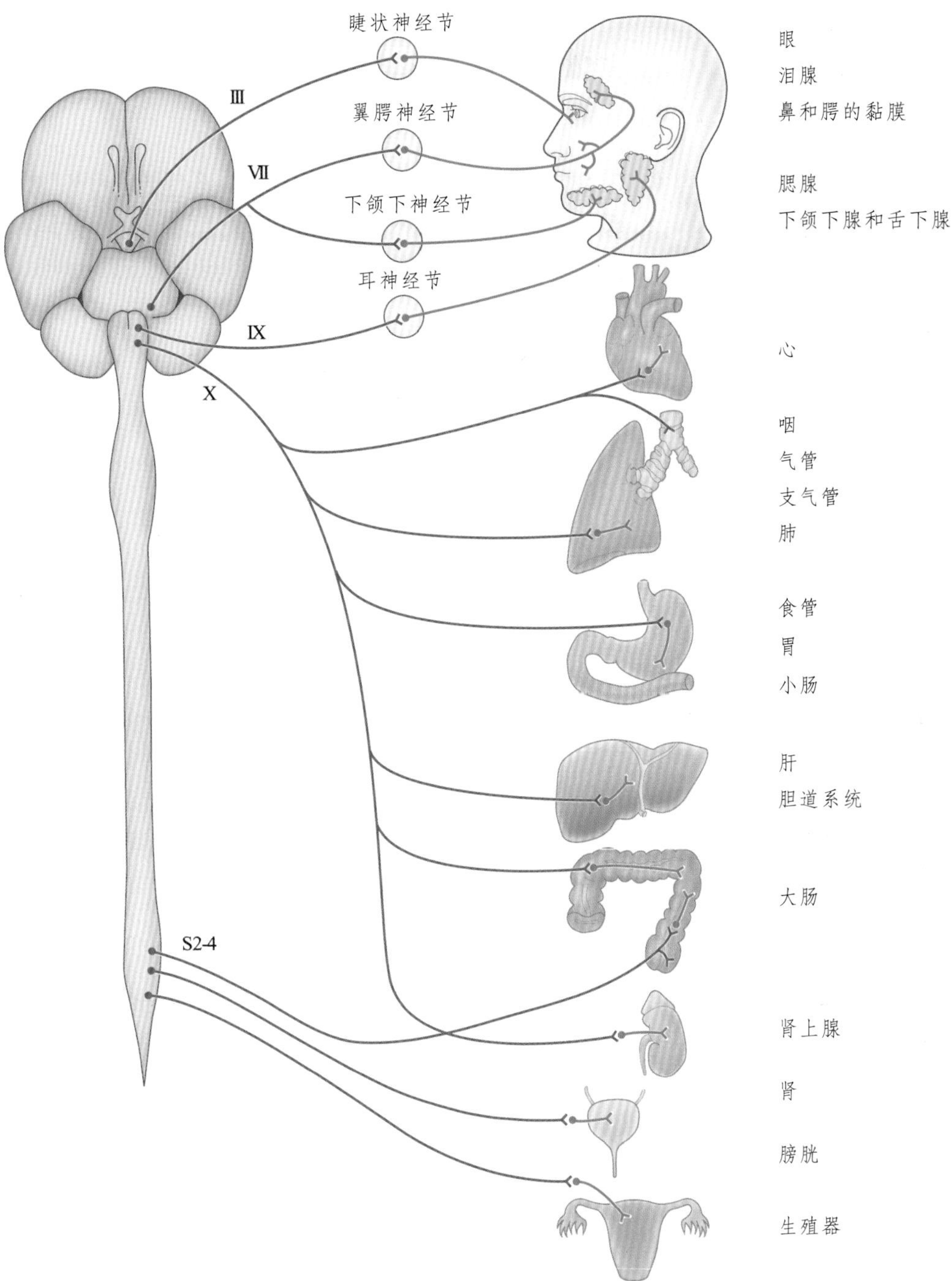

图 4.4　内脏神经系统中副交感神经构成。

第 5 章

保护中枢神经系统的骨性结构和被膜

中枢神经系统外有骨和膜结构支持和保护。脑位于颅骨的颅腔内，脊髓位于脊柱椎骨围成的椎管内。在骨性结构内，脑和脊髓被三层同心圆性的膜结构包绕。最外层的膜是硬脑膜，中层是蛛网膜，最内层是软脑膜。脊髓及其被膜在第 8 章中描述；本章描述颅骨和脑的被膜。

颅骨

脑位于颅腔底部，颅腔由构成颅底和颅顶的骨共同围成，颅腔为脑提供支持和保护，使其免受机械性损伤。颅腔底部由 3 个窝组成。每个窝都容纳脑的特定部分，并有脑神经和脑血管进出的孔洞(图 5.1)。

颅前窝

颅前窝由额骨、筛骨和蝶骨组成，容纳脑的额叶。颅前窝的底部主要由额骨组成，它同时构成眼眶的顶。组成颅前窝前壁处的额骨内有额窦。颅前窝底部中线还有筛骨。在中线处有一个类似“鸡冠”的陡峭突起，为硬脑膜大脑镰前端提供附着点。鸡冠两侧细长的凹窝有筛骨筛板，容纳嗅球。筛板处的筛骨像胡椒瓶一样有小的穿孔，嗅神经的嗅束通过这些穿孔从鼻腔进入颅腔，与嗅球相连。

颅中窝

颅中窝由蝶骨和颞骨组成。在中线处，蝶骨体组成一个深的凹窝，即垂体窝，由蝶骨的 4 个隆起和前后床突包围而成。垂体窝内容纳垂体或垂体腺。蝶骨体侧面的颅中窝容纳大脑半球的颞叶。颅中窝有很多脑神经和血管进出的孔洞，包括：

- 视神经管位于前床突内侧并和眼眶相通。视神经管有视神经(Ⅱ)和眼动脉(颈内动脉的一个分支)穿过。
- 眶上裂位于蝶骨的大翼和小翼之间，和眼眶相通。有动眼神经(Ⅲ)、滑车神经(Ⅳ)、展神经(Ⅵ)以及三叉神经(Ⅴ)眼支通过。
- 圆孔开口于翼腭窝，其中通过三叉神经上颌支。
- 卵圆孔中有三叉神经大的下颌支通过。
- 棘孔有硬脑膜中动脉进入颅腔。

颅后窝

颅后窝由枕骨和颞骨岩部构成。在前部中线处、垂体窝后面形成一个陡的光滑斜坡(斜坡)，与蝶骨相延续。脑干就伏在斜坡上，延髓通过枕骨大孔与脊髓相连。枕骨大孔处有椎动脉进入和副神经(Ⅺ)的脊髓根穿出。枕骨大孔外侧壁是舌下神经管，舌下神经从中走行离开颅腔。枕骨和颞骨岩部之间是颈静脉孔，从中通行有颈内静脉、舌咽神经(Ⅸ)、迷走神经(Ⅹ)和副神经 (Ⅺ)。颞骨岩部的垂直壁是内耳道 (听觉的)，有前庭蜗神经(Ⅷ)和面神经(Ⅶ)通过。小脑位于颅后窝底部。

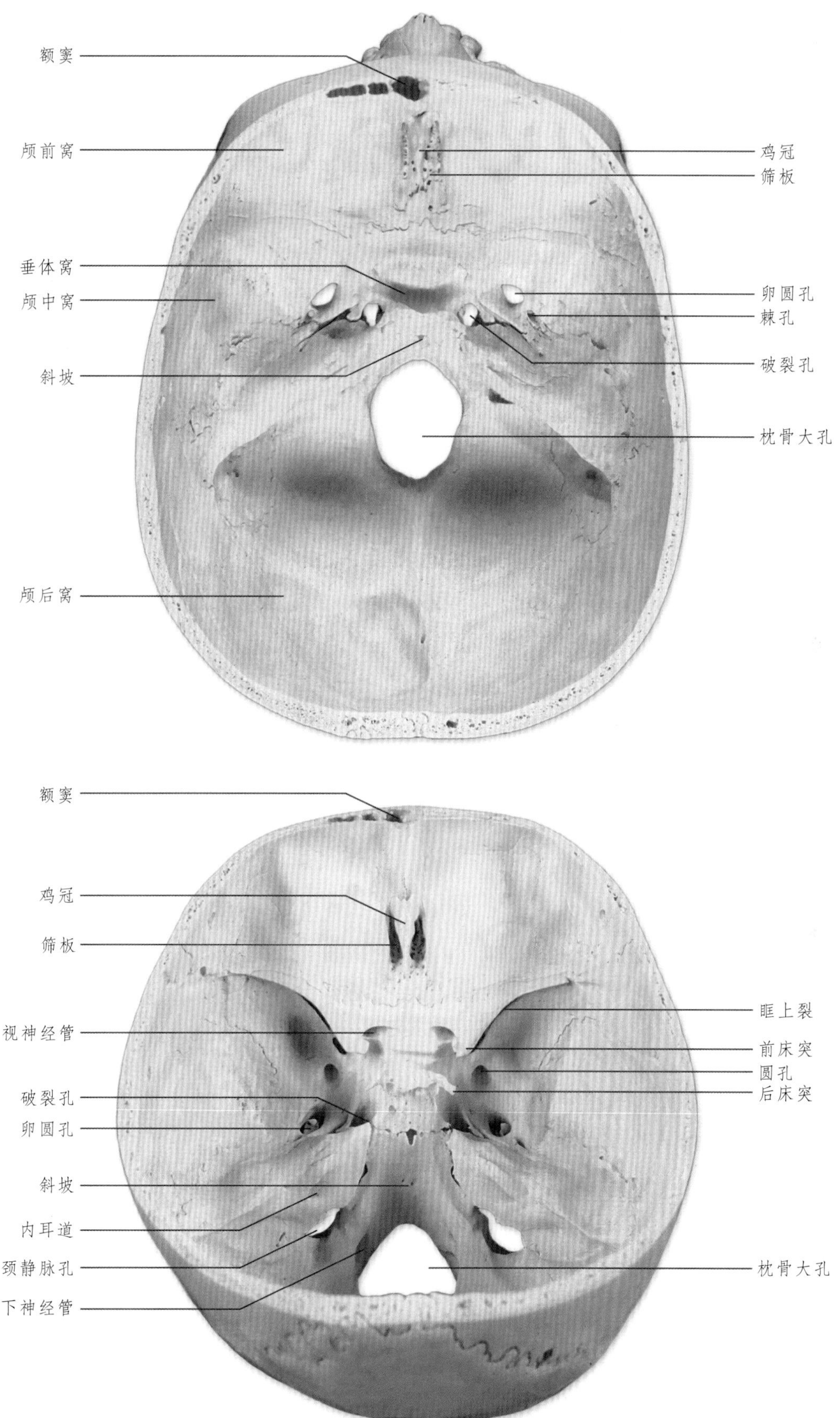

图 5.1　颅底，显示 3 个颅窝和裂孔。

颅内压增高

空间占位性病变是一种扩张性病灶，如肿瘤、血肿或者脓肿。由于颅腔封闭且坚硬，当颅内压增高时，脑会变形并向下朝枕骨大孔移位(图 5.2)。患者主诉头痛、呕吐、视物模糊和嗜睡。视神经盘发生肿胀(视乳头水肿)是发现脑干功能障碍的体征。若升高的颅内压未能通过神经外科手术(颅骨切开术)及时缓解，患者最终会昏迷和死亡。良性颅内压增高由脑的广泛肿胀所引起，并无空间占位性病变，常出现于肥胖的年轻女性中。颅内压增高的症状与脑部肿瘤类似，因此被称为"假脑瘤"。

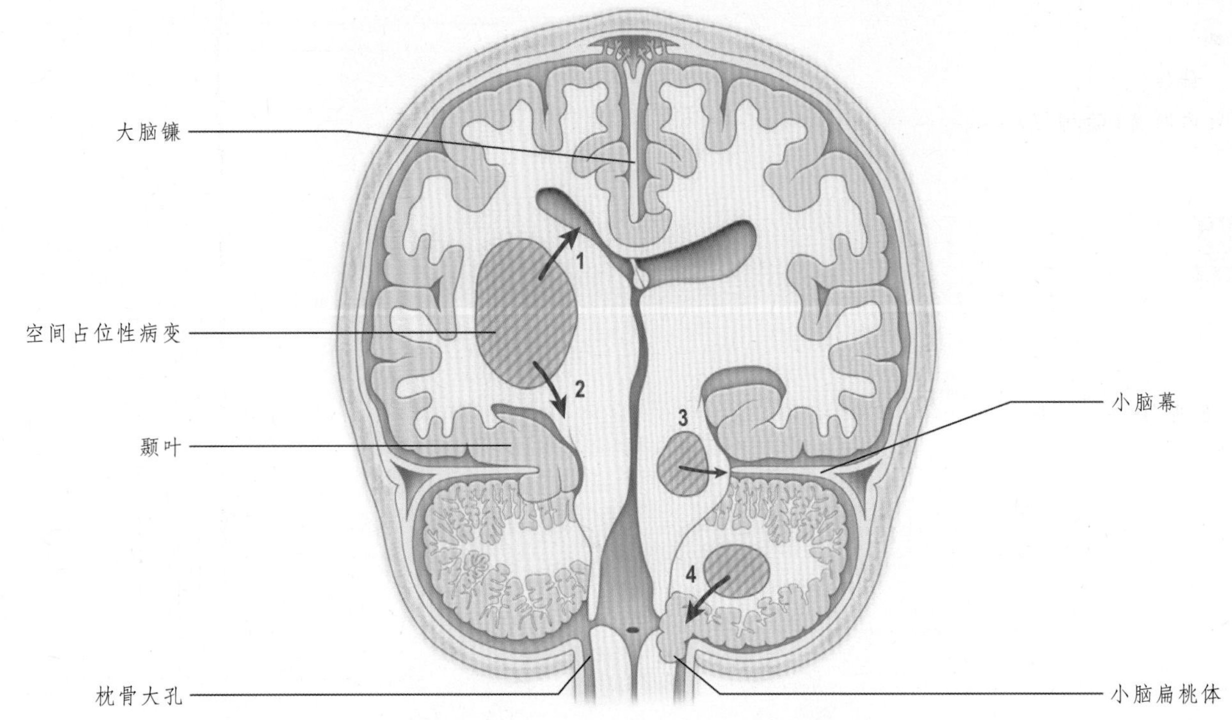

图 5.2 空间占位性病变导致脑的移位和颅内压增高。1.大脑镰下脑疝；2.颞叶疝出至颅后窝；3.中脑压向小脑幕；4.小脑扁桃体自枕骨大孔疝出。

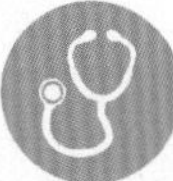

孔裂综合征

骨畸形以及骨、被膜和血管的肿瘤会形成外源性压力压迫脑结构向颅骨的孔裂处疝出，形成"孔裂综合征"，如眶上裂或颈静脉孔处形成的孔裂综合征。枕骨大孔综合征会影响脊髓、下位脑干和小脑扁桃体。

颅骨

- 颅骨和脑膜为脑提供保护。
- 脑位于颅腔底部，颅腔底部由 3 个窝组成。
- 颅前窝容纳大脑半球的额叶。
- 颅骨构成眼眶顶部并且和额窦密切相关。
- 筛板有嗅神经入颅并容纳嗅球。
- 颅中窝容纳颞叶。中线处的垂体窝容纳垂体。
- 大量颅骨裂孔为重要的血管和脑神经(列于括号中)提供了出入颅的通道。
  - 视神经管(视神经和眼动脉)。
  - 眶上裂(动眼神经、滑车神经、展神经和三叉神经眼支)。

(待续)

（续）

- 圆孔（三叉神经上颌支）。
- 卵圆孔（三叉神经下颌支）。
- 棘孔（脑膜中动脉）。
- 颅后窝容纳脑干和小脑。
- 大量重要结构通过颅后窝的孔裂：
  - 枕骨大孔（延髓、椎动脉和副神经根）。
  - 舌下神经管（舌下神经）。
  - 颈静脉孔（颈内静脉、舌咽神经、迷走神经和副神经）。
  - 内耳道（面神经和前庭蜗神经）。

脑膜

硬脑膜

硬脑膜是一层坚固的纤维膜，像一个松松垮垮的袋子一样包裹着脑。硬脑膜在某些部位，如颅腔底和颅顶中线处，与颅骨内面相连；但是，在某些部位，如额顶部，硬脑膜与颅骨之间形成颅骨下隙。硬脑膜在脑内主要裂隙处形成大的反折（图 5.3 和图 5.4）。中线处形成的竖直板状结构是大脑镰，从颅顶延伸至大脑纵裂，分隔两个大脑半球。大脑镰在颅顶与颅骨内面形成紧密连接，在胼胝体上方形成游离缘。大脑镰向前附着于鸡冠。大脑镰向后延续为水平板，即小脑幕，从颅骨枕颞区延伸至大脑横裂，位于大脑半球的后部与小脑之间。小脑幕环绕中脑形成游离缘，脑干介于颅后窝和颅中窝之间。在中线处，小脑幕向上与大脑镰相连。

硬脑膜被认为由两层膜组成。它们通常紧密地黏附在一起，但是，在一些特定部位，两者分开形成血窦，即硬脑膜静脉窦。主要的硬脑膜静脉窦位于大脑镰和小脑幕的连接处以及颅腔底部。脑部的静脉血经过一系列静脉管道流入硬脑膜静脉窦，然后主要回流入颈内静脉，而颅内静脉血则回流到颅外的静脉系统。硬脑膜静脉窦将在第 7 章中具体描述。

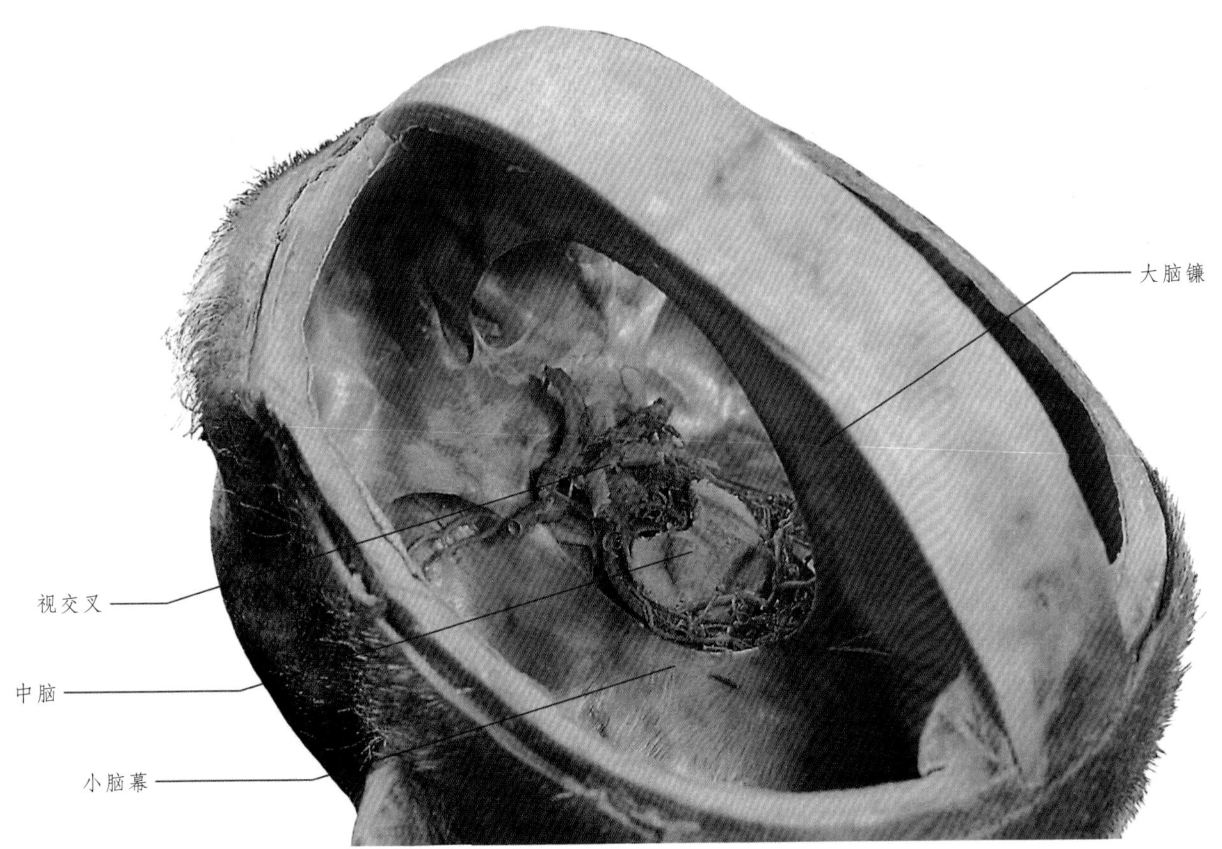

图 5.3　颅腔，显示硬脑膜结构。

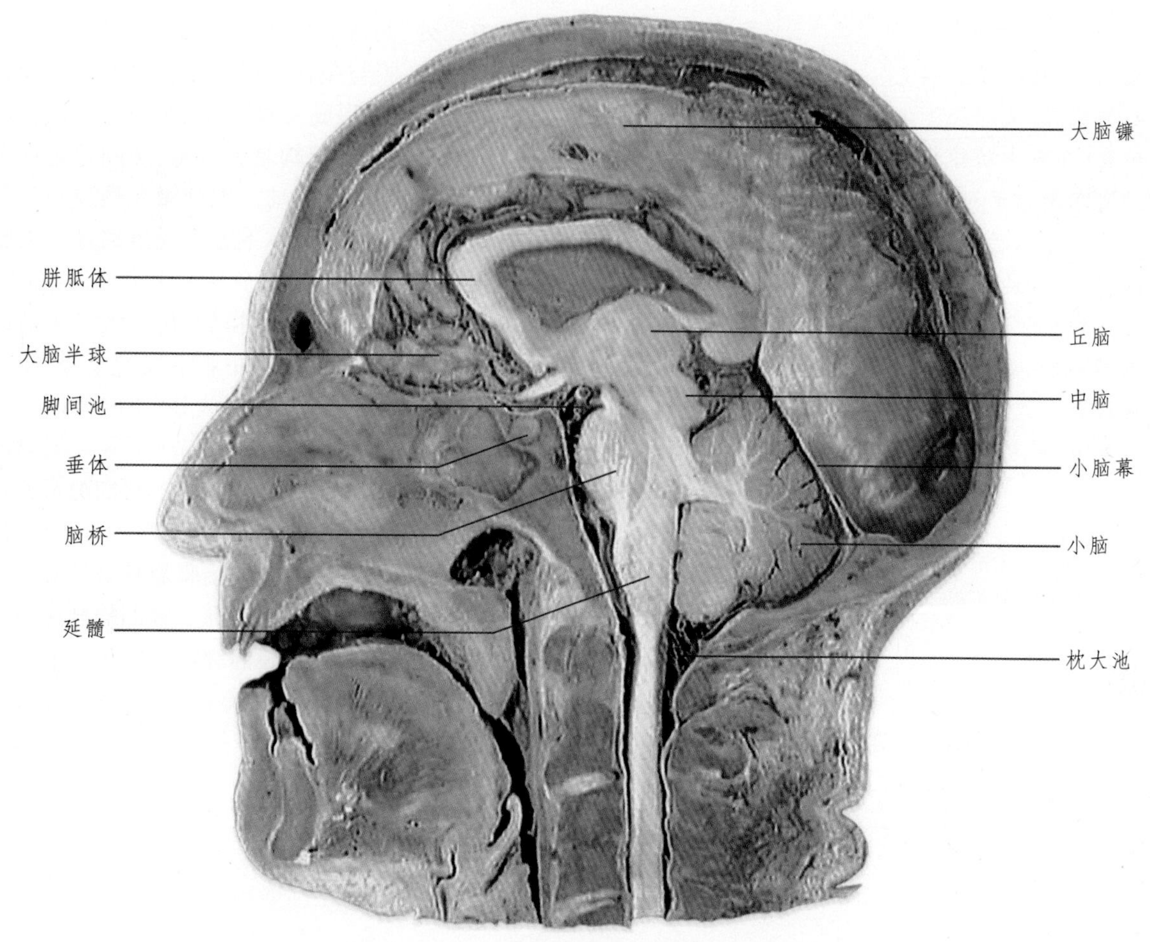

图 5.4 头部的旁正中矢状面，显示脑及其被膜。

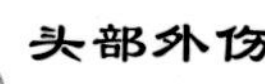

头部外伤

头部外伤，尤其是交通事故造成的头部外伤，是导致青年人死亡和残疾的最常见原因。伤害可以是钝性(闭合性的)或穿透性的。可发生颅骨骨折与颅骨凹陷、脑膜撕裂和脑的撕裂。脑组织移位和扭曲会导致脑的挫伤、白质的撕裂以及脑组织瘀血(颅内血肿)，进而导致意识丧失(脑震荡)、神经和精神障碍及外伤后癫痫。

脑膜中动脉撕裂会导致血液进入硬脑膜外隙(硬脑膜外血肿)。随着血凝块逐渐增大，脑组织逐渐受到压迫，结果导致创伤数小时后发生的延迟性昏迷。如果不能通过神经外科手术及时移除血凝块，升高的颅内压会导致脑疝和死亡。

伸展至硬脑膜下隙的静脉撕裂会导致血液逐渐向硬脑膜下隙渗漏，血液聚集形成慢性硬脑膜下血肿，最终导致昏迷。发生创伤到症状产生之间的时间间隔可达数周或数月。老年人由于保护力减弱而易受损，而且可能因为头部所受到的损伤较轻微而很容易被忽略。所以我们再次强调，通过外科手术移除血凝块是挽救生命的重要措施。

蛛网膜和软脑膜

蛛网膜是一层柔软的半透明膜，像硬脑膜一样宽松地包绕着脑(图 1.16 和图 6.10)。蛛网膜和硬脑膜之间形成狭窄的硬膜下隙，静脉由此进入硬脑膜静脉窦(第 7 章)。

软脑膜薄而富有血管，覆盖于脑的表面并深入沟裂内。软脑膜和蛛网膜之间是蛛网膜下隙。有丝状结缔组织(小梁)以及动静脉穿行其中(图 1.16),含有脑室脉络丛产生的脑脊液(第 6 章)。因为蛛网膜宽松地包围着脑组织,而软脑膜则紧密地覆盖于脑表面,所以不同部位的蛛网膜下隙的空间很大。脑的凹陷和裂处有蛛网膜横跨,形成蛛网膜下池,其中两个结构较大:

■ 小脑延髓池位于小脑和延髓背面 (图 5.4 和图 5.5)。第 4 脑室产生的脑脊液流入这个池。

■ 脑间池位于脑底部(图 5.4),蛛网膜跨越两侧颞叶。该池容纳视交叉。是形成中脑的两个大脑脚之间的位置最深处。

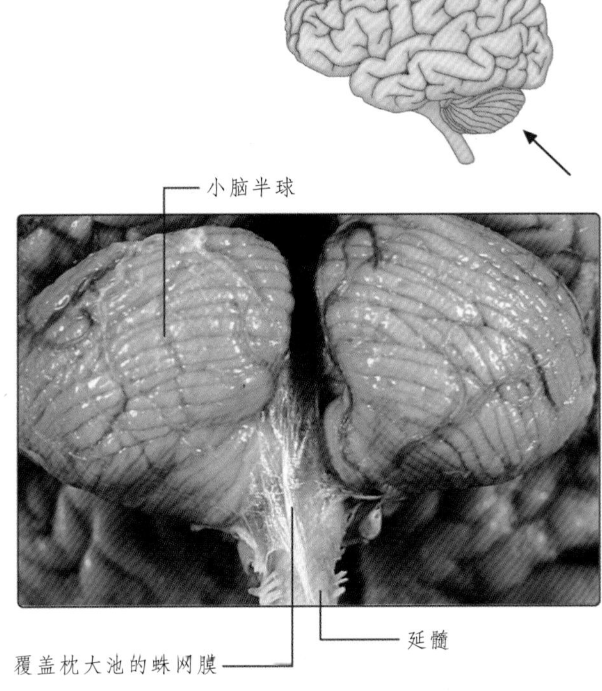

图 5.5　小脑延髓池。

脑膜

- 硬脑膜是最外层的脑被膜。硬脑膜的内层折叠形成板状突起伸入颅腔,包括:
  - 大脑镰位于两侧大脑半球之间。
  - 小脑幕位于小脑和大脑枕叶之间并环绕着中脑。
- 硬脑膜内大量静脉窦参与脑的静脉血回流。
- 大脑镰、小脑幕内以及颅底部有重要的静脉窦。
- 脑被膜的中间层是蛛网膜。硬脑膜和蛛网膜都松散地包绕着脑。
- 脑被膜的最内层是软脑膜, 它覆盖于脑的表面,由于它深入脑的沟裂内,因此,在蛛网膜和软脑膜之间形成了深浅不等的蛛网膜下隙。
- 蛛网膜下隙内含有脑室脉络丛产生的脑脊液。

脑膜炎

病毒 (如淋巴细胞性脉络丛脑膜炎)、细菌 (脑膜炎球菌性和结核性脑膜炎)、其他病原微生物感染,以及进行神经系统影像学检查时的造影剂注射等,均可引起脑膜炎。患者常表现为头痛、畏光、呕吐、发热和颈项强直。病毒性和化学性脑膜炎通常病情较轻并且有自限性,而细菌性或者真菌性脑膜炎会引起脑神经和脑的损伤,如果不及时治疗,可导致颅内压升高、脑疝,甚至死亡。

第 6 章

脑室系统

中枢神经系统(CNS)内部有一套相通的腔室和管道,由神经管腔发育而来。在脊髓中,遗留为较狭细的中央管。脑内神经管的发育远较脊髓中央管复杂,经过巨大变形成为复杂的脑室系统（图 6.1 和图 6.2,或见图 1.22)。

脑室系统的局部解剖

脊髓中央管从脊髓头端到脑干逐渐移向背侧,在延髓头端完全向背侧开放,形成开阔的凹陷,即第 4 脑室(图 6.3),其位于脑干背侧与小脑之间。第 4 脑室呈菱形或钻石形,在两侧有外侧隐窝,通过外侧孔(Luschka 孔)伸展至脑干侧缘,与小脑脑桥角处的蛛网膜下隙相延续。第 4 脑室的顶是小脑,但在顶的后部,小脑替换为软脑膜和室管膜,其中央处的缺损形成第 4 脑室中间孔或称为 Magendie 孔。通过正中孔,第 4 脑室与蛛网膜下隙的小脑延髓池相延续(图 6.5)。第 4 脑室头端的顶是双侧结合臂,薄的上髓帆横跨于两侧的结合臂之间。

第 4 脑室向头端延伸至脑桥中脑结合处,与大脑水管相通。大脑导水管贯穿中脑全长,位于上下丘深

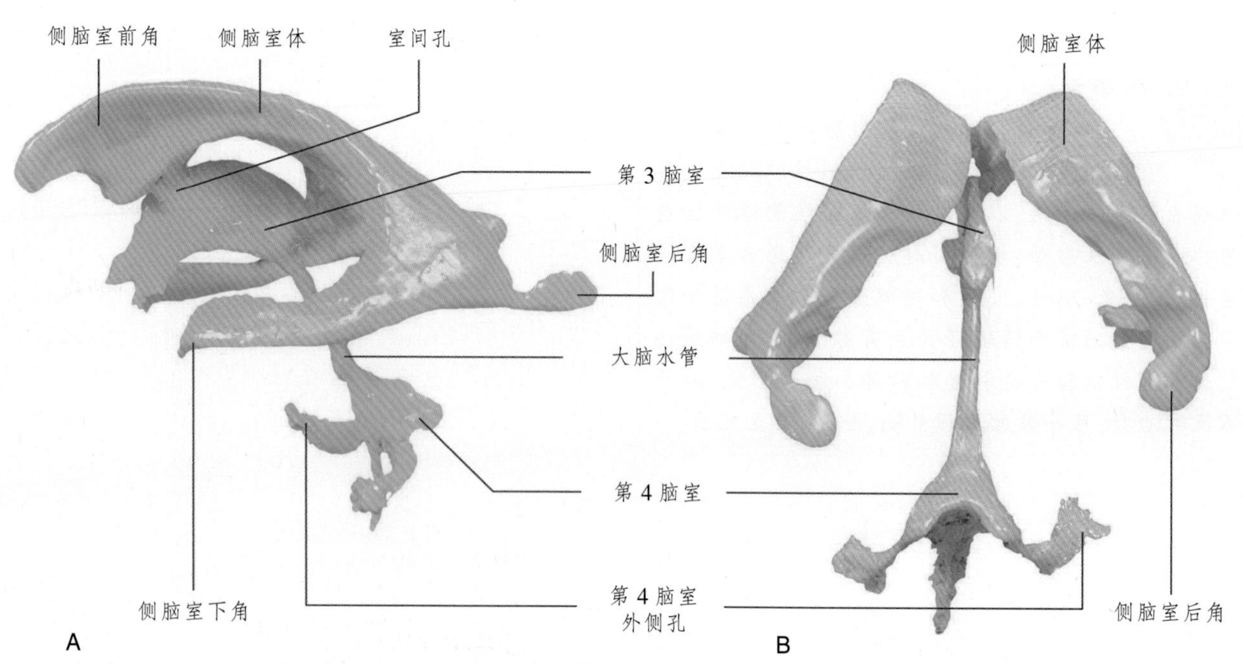

图 6.1　脑室系统的树脂铸型。(A)侧面观;(B)后面观。

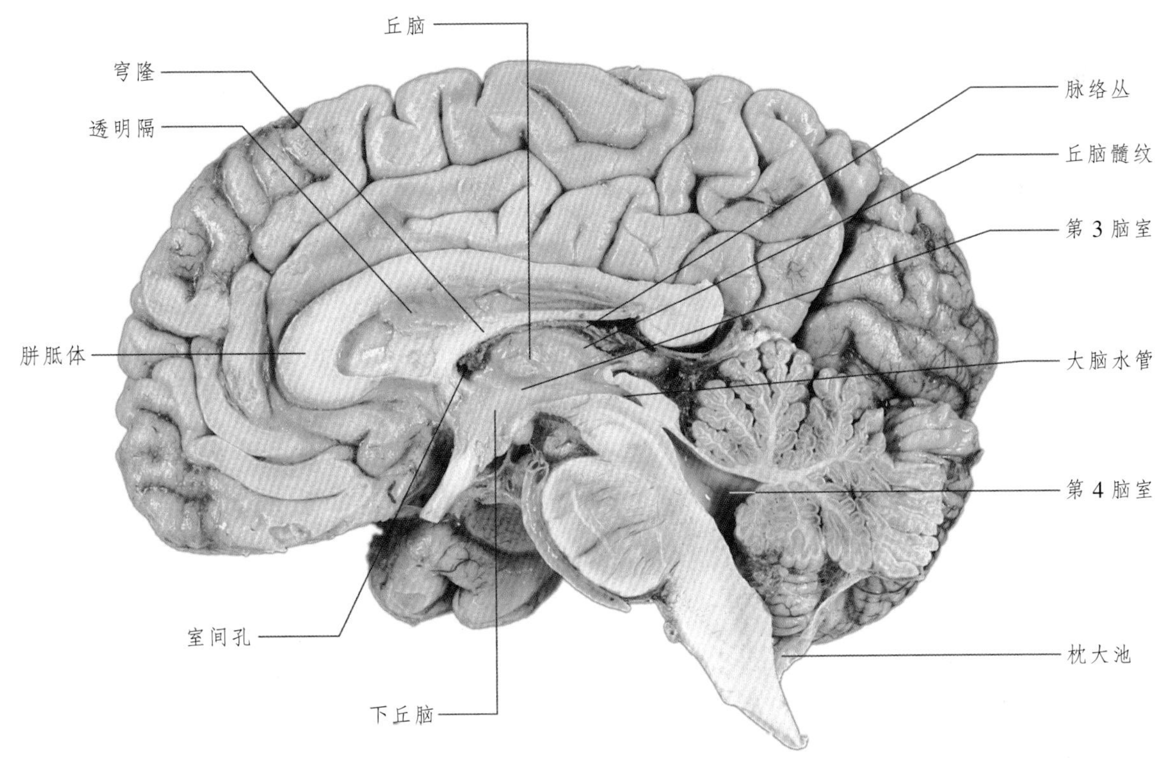

图 6.2 脑的正中矢状切面,显示脑室系统。

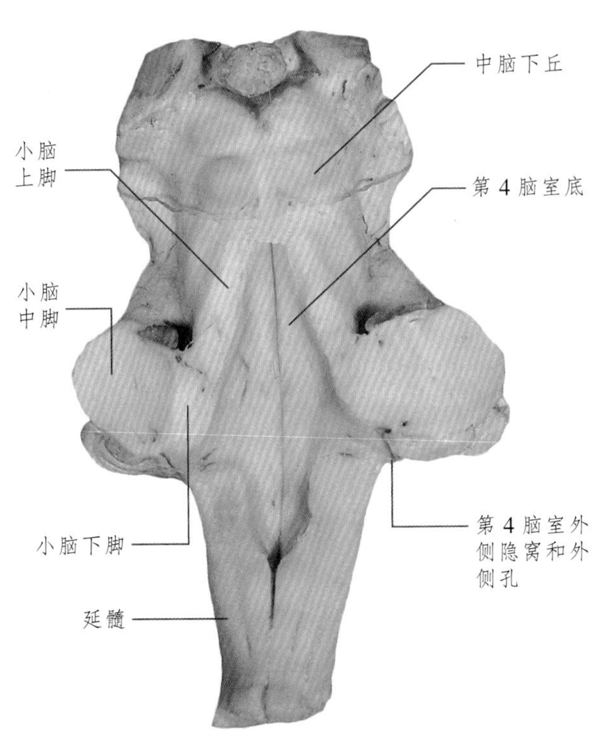

图 6.3 脑干背面观,显示第 4 脑室底。

面,是一条狭窄的管道。相比脑室系统其他部分而言,反映其较之前脑分化程度低。大脑水管在中脑头端开口于第 3 脑室。第 3 脑室是位于中线的狭窄缝隙样腔隙,两侧的丘脑和下丘脑形成第 3 脑室的侧壁(图 6.2 和图 12.2)。

沿丘脑背内侧缘走行的神经束——丘脑髓纹之间横跨有软脑膜和室管膜,两者组成第 3 脑室的顶。第 3 脑室头端有一个室间孔或 Monro 孔,位于穹隆柱和丘脑前极之间。

位于大脑半球内部的两个侧脑室通过室间孔相交通(图 6.6 和图 16.15)。侧脑室呈 C 形,由一个前(额)角、一个体部、一个后(枕)角和一个下(颞)角组成。侧脑室前角位于室间孔前部。外侧壁是尾状核的头,顶部是胼胝体(见图 13.3 至图 13.7)。内侧壁是透明隔。透明隔是一薄板,位于中线,连接于胼胝体和穹隆之间,并将两个侧脑室的前角相分隔。侧脑室的体部从室间孔向后延伸,底是丘脑和尾状核的尾。再向后,侧脑室小的后角向枕极延伸,但侧脑室的主体先向下,再向前,走行于颞叶,形成下角。下角的底是海马,顶是逐渐变细的尾状核的尾(见图 13.9 至图 13.12 和图 16.15)。

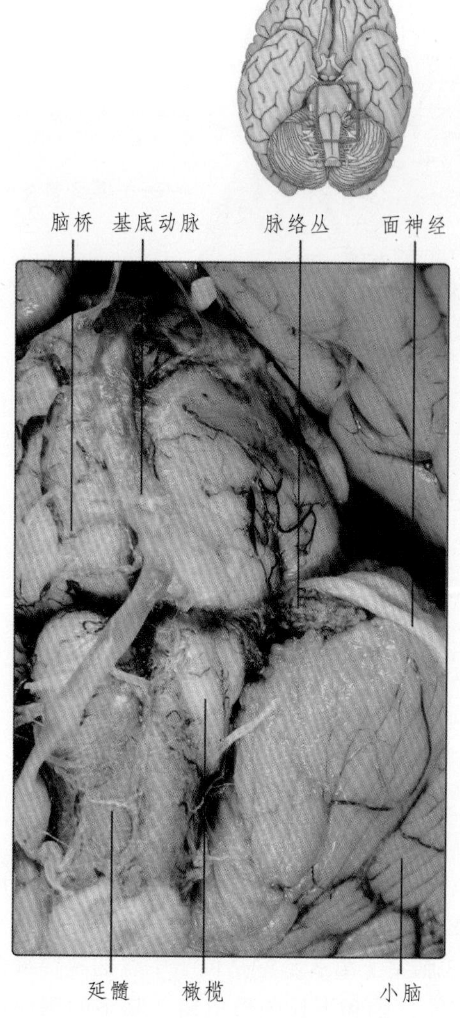

图 6.4 小脑脑桥角。在第 4 脑室的外侧隐窝处与蛛网膜下隙之间,可见一小簇脉络丛组织由外侧孔突出。

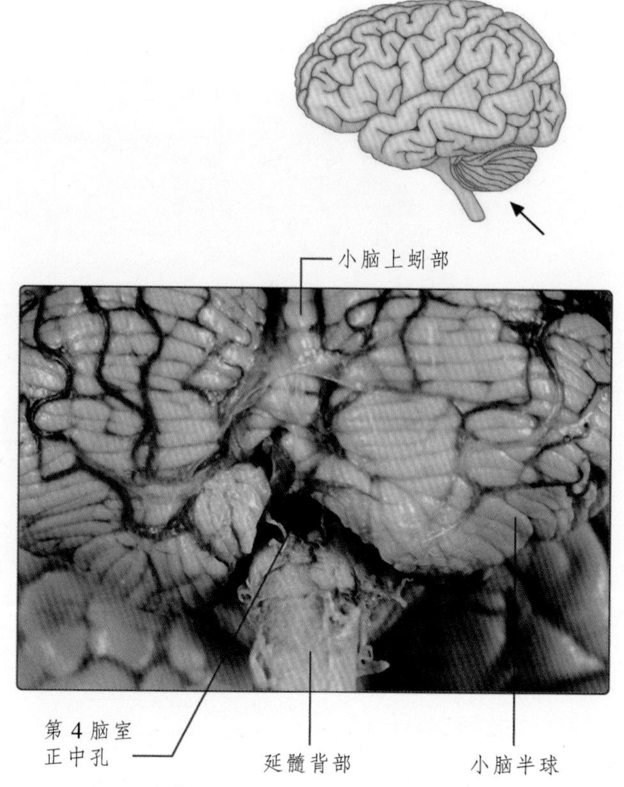

图 6.5 脑的后面观。轻微分离小脑和脑干以显示第 4 脑室的正中孔。

脑室系统的局部解剖

- 脑室系统包括两个侧脑室、一个第 3 脑室、一个中脑水管和一个第 4 脑室。
- 侧脑室位于大脑半球内部并呈 C 形,两个侧脑室通过室间孔相交通,并与第 3 脑室相通。
- 第 3 脑室是一个位于中线的缝隙状腔隙。它的侧壁由丘脑和下丘脑组成。第 3 脑室的尾端延续称为大脑水管。
- 大脑水管穿过中脑与第 4 脑室相通。
- 第 4 脑室位于脑干(脑桥和延髓)和小脑之间。第 4 脑室通过一个正中孔和两个外侧孔与脑表面的蛛网膜下隙相通。

脑脊液

在脑室系统以及脑和脊髓的蛛网膜下隙内含有脑脊液(CSF,图 6.7)。脑脊液由位于侧脑室和第 3、第 4 脑室的脉络丛产生(图 6.2 和图 6.6,以及图 16.15)。脉络丛是凹陷入脑室腔内的软脑膜血管高度盘绕所形成,呈海绵样外观。脉络丛经由第 3 和第 4 脑室的顶进入其中,沿海马伞和穹隆之间的脉络裂进入侧脑室(见图 16.14 和图 16.15)。

脑脊液通过主动分泌及被动扩散两种机制产生。脑脊液是无色液体,含有少量蛋白和细胞。脑室系统和蛛网膜下隙内的脑脊液含量大约为 150 mL。脑脊液每天不断地产生,意味着存在维持脑脊液循环和重吸收的稳定机制(图 6.8 至图 6.10)。

大部分脑脊液由侧脑室脉络丛产生,然后通过室间孔进入第 3 脑室,再经大脑水管进入第 4 脑室。脑脊液通过第 4 脑室的 3 个孔离开脑室系统后,进入蛛网膜下隙。大部分脑脊液经过正中孔进入延髓和小脑间的小脑延髓池,少量经过 2 个外侧孔进入小脑脑桥

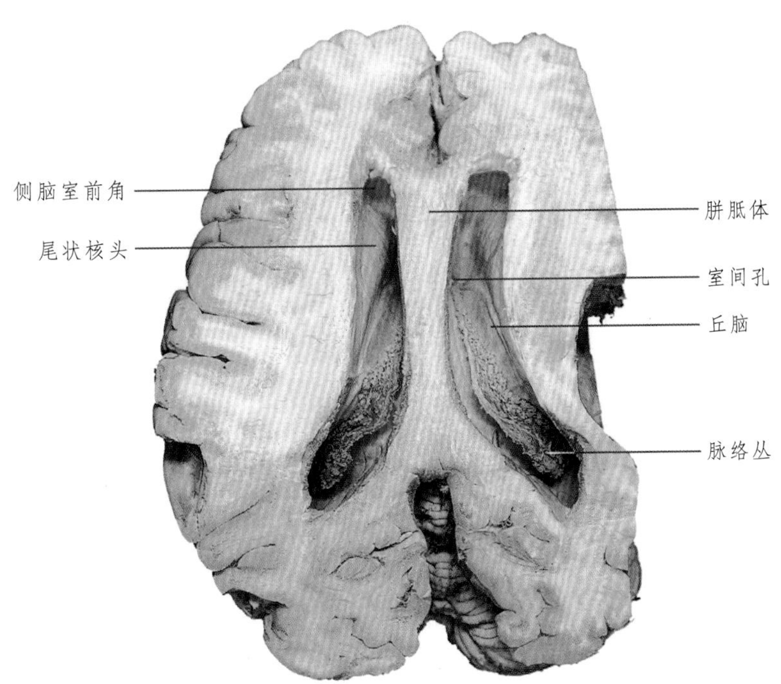

图 6.6　大脑半球上面观，大部分胼胝体被切除以显示侧脑室的内腔。

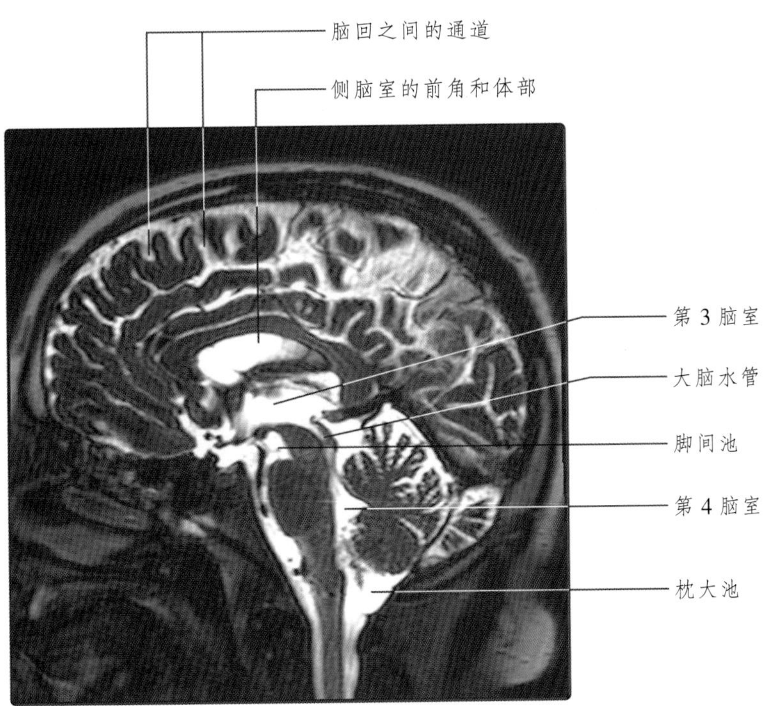

图 6.7　T2 加强脑磁共振矢状图像，显示位于脑室系统和蛛网膜下隙内的脑脊液（由英国曼彻斯特市曼彻斯特大学 Wolfson 分子影像中心的 A. Jackson 教授提供）。

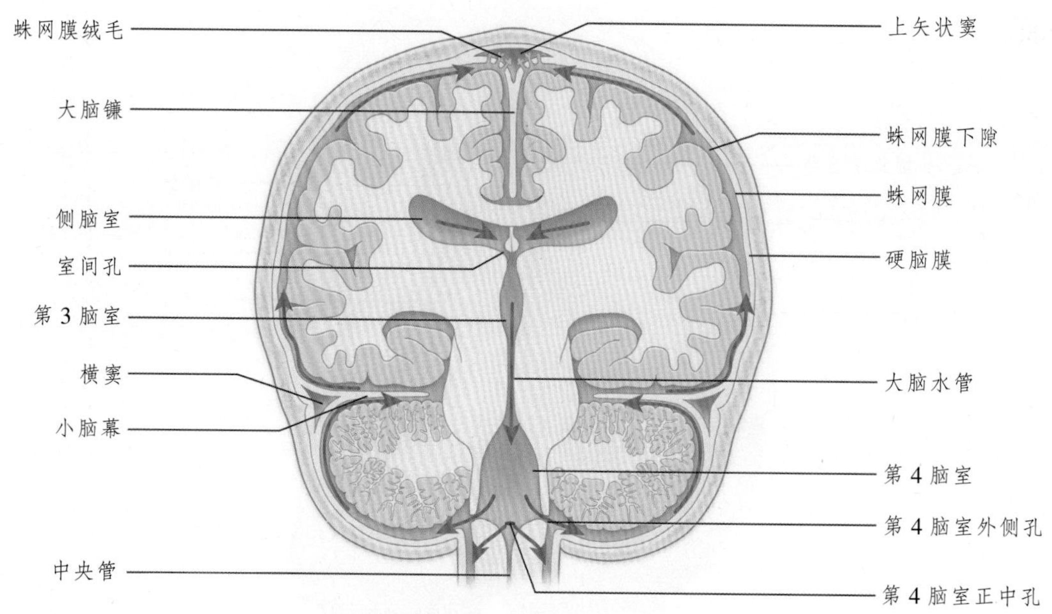

图 6.8 脑室系统及其与蛛网膜下隙的关系。箭头指示脑脊液循环的方向。

角的蛛网膜下隙。脑脊液主要绕着大脑半球向上流动,然后抵达重吸收部位。蛛网膜下隙的脑脊液在头部突然运动时,起到缓冲作用。

脑脊液被硬脑膜静脉窦重吸收进入静脉系统,其中上矢状窦最为重要。在硬脑膜静脉窦上分布有大量蛛网膜绒毛,是蛛网膜穿过硬脑膜向硬脑膜静脉窦腔内陷形成(图 6.9)。由于蛛网膜下隙的流体静压高于硬脑膜静脉窦内的流体静压,同时,由于硬脑膜静脉窦的胶体渗透压高于脑脊液的胶体渗透压,所以,脑脊液在蛛网膜绒毛处被重吸收进入静脉系统。随着年龄增长,蛛网膜绒毛逐渐增大形成蛛网膜颗粒(图 6.10)。

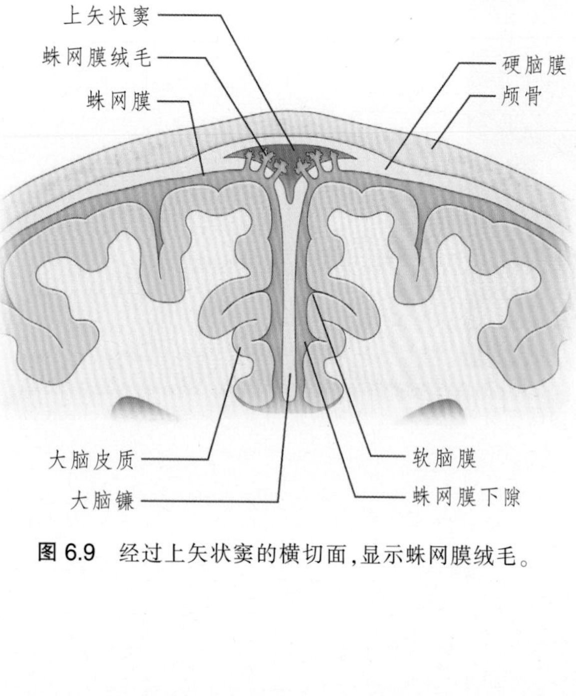

图 6.9 经过上矢状窦的横切面,显示蛛网膜绒毛。

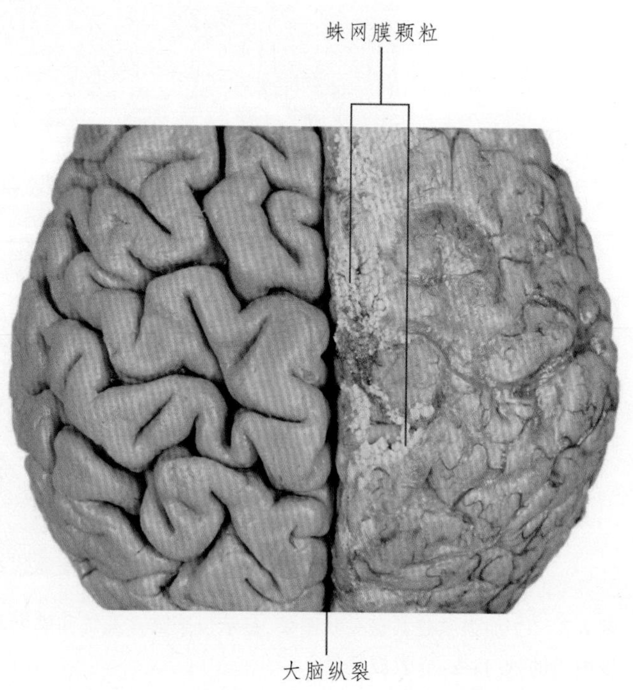

图 6.10 大脑半球上面观,显示了右侧蛛网膜颗粒。左侧的蛛网膜已被剥离。

脑积水

脑室系统病变(如肿瘤)或蛛网膜下隙病变(如头颅损伤或脑膜炎后的粘连)可引起脑脊液流动阻塞,导致液体压力上升,造成脑室肿胀(脑积水)。临床症状与脑部肿瘤类似,出现头痛、站立不稳以及精神症状。通过检眼镜可见视神经盘水肿(视乳头水肿)。脑室减压术可通过插入导管分流脑室内脑脊液于颈静脉或腹膜腔。

脑脊液

- 每个脑室都含有脉络丛,可分泌脑脊液。
- 脑脊液流动方向:侧脑室→第 3 脑室→大脑水管→第 4 脑室→蛛网膜下隙。
- 脑室系统和蛛网膜下隙含有大约为 150 mL 的脑脊液;但是每天产生的脑脊液是其数倍。
- 脑脊液主要通过上矢状窦内的蛛网膜绒毛被重吸收进入静脉系统。

第 7 章

中枢神经系统的血管

脊髓的血管

脊髓的动脉血供

3 条纵行动脉贯穿脊髓全长(图 7.1),它们分别是 1 条脊髓前动脉和成对的脊髓后动脉。脊髓前动脉在延髓水平呈 Y 字形,起于两侧椎动脉(图 7.2),并沿脊髓腹面中线下行。脊髓后动脉起于椎动脉或小脑下后动脉,沿脊髓后外侧面下行。

在颈段以下,仅脊髓前、后动脉不足以为脊髓提供充足的血供,脊髓前、后动脉还和节段性动脉发出的根动脉形成吻合。节段性动脉包括颈升动脉、肋间动脉和腰动脉。根动脉穿过椎间孔后分为前、后支,分别与脊神经前、后根伴行。大根动脉(Adamkiewicz 动脉)可起于 T8 到 L3 的肋间外动脉或腰动脉。

脊髓血供障碍

脊髓的血供在胸段和脊髓的前段最易受到破坏。脊髓前动脉阻塞可导致急性胸髓综合征,导致截瘫和大小便失禁。经由脊髓丘脑束传递的痛觉和温度觉一般会消失,但是经由后索上传的本体觉不受影响。

脊髓的静脉回流

脊髓的静脉回流与其动脉分布基本一致 (图 7.1)。共有 6 条纵行静脉干,它们之间形成吻合。其中,走行于中线的是脊髓前静脉和脊髓后静脉。双侧成对分布有脊髓前外侧静脉和脊髓后外侧静脉,分别位于脊神经的前根和后根处,但是这些静脉走行不规则,有时缺如。所有这些血管经前根静脉和后根静脉回流入位于硬膜和椎骨骨膜之间的椎内静脉丛 (硬膜外静脉丛)。椎内静脉丛与椎外静脉丛形成吻合,椎外静脉丛与腰升静脉、奇静脉和半奇静脉形成吻合。

脊髓的血管

- 脊髓前、后动脉为脊髓的血供,同时有根动脉补充供血。
- 脊髓静脉血回流入脊髓前、后静脉,然后经根静脉汇入椎内静脉丛。

脑的血管

脑的动脉血供

脑由两对动脉干供血,即颈内动脉和椎动脉(图 7.2,图 7.3 和图 7.7)。颈内动脉起于颈总动脉,穿颈动脉管进入颅中窝,然后动脉迂曲形成颈内动脉虹吸部(图 7.4),向前穿海绵窦在前床突内侧缘上行,抵达视交叉外侧的脑表面。颈内动脉沿途发出许多终支。

- 垂体动脉起于颈内动脉岩内段, 为垂体供血。参与形成垂体门脉系统,从下丘脑分泌的释放因子通

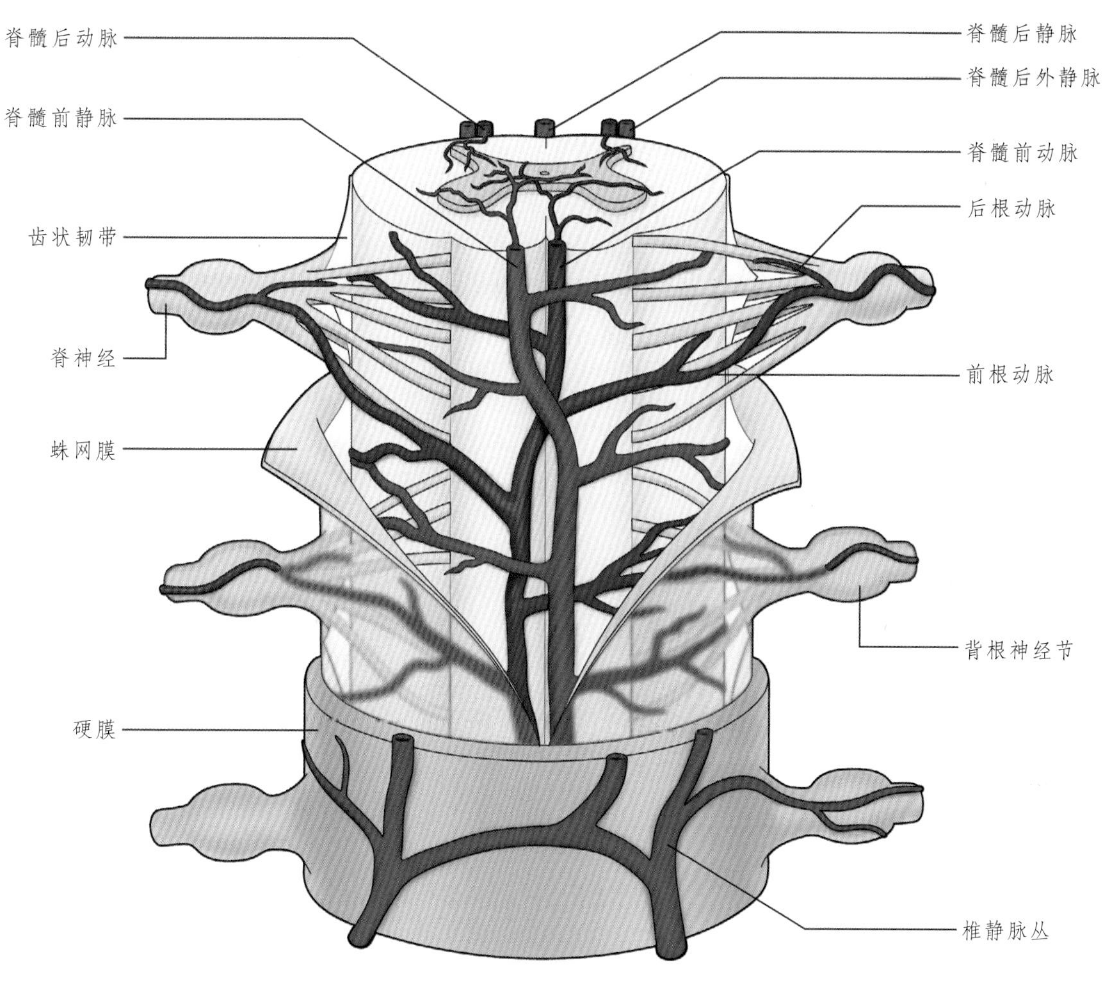

图 7.1　脊髓的动脉血供和静脉回流。

过门脉系统释放到腺垂体(第 6 章)。

- 眼动脉经视神经管入眶。它营养眶部、额窦和筛窦、额部头皮和鼻的背侧。
- 脉络膜前动脉供应视束、侧脑室脉络丛、海马和大脑半球深部的内囊和苍白球等结构。
- 后交通动脉向后汇入大脑后动脉，构成 Willis 动脉环的一部分。

在视交叉的外侧,颈内动脉分成大脑前动脉和大脑中动脉。大脑前动脉在视神经内侧上行,然后进入大脑半球额叶内的大脑纵裂,之后经前交通动脉汇入对侧大脑前动脉。在大脑纵裂内,大脑前动脉沿胼胝体背侧走行(图 13.23),在额叶和顶叶的内侧面发出分支,为额叶和顶叶提供血供(图 7.5)。大脑前动脉供血区域因此也包含支配下肢的运动和感觉皮质。大脑前动脉还发出终支离开大脑纵裂,为额叶和顶叶狭小的外侧供血。

大脑中动脉是 3 条大脑动脉中最大的 1 条,其皮质支配区最为广泛(图 7.5)。它自发起处向外进入外侧裂,在此处发出分支,供应额叶、顶叶和颞叶的外侧面。这些区域包括除下肢以外的第一运动皮质和第一感觉皮质。大脑中动脉还供应听皮质和位于外侧裂深部的岛叶。

由于颈内动脉进行乳胶灌注后可以很好地显示出以上所有结构,所以,颈内动脉及其分支所供应的脑区可以被认为是由“颈内动脉系统”供血。

椎动脉起自锁骨下动脉,穿过颈椎横突孔,经枕骨大孔进入颅腔,沿延髓腹外侧上行(图 7.2,7.3,7.6 和图 7.7)。在吻侧靠近延髓脑桥连接处时,2 条椎动脉在中线处汇合成为基底动脉。椎动脉在沿途发出脊髓前、后动脉等许多分支,为脊髓和延髓供血。椎动脉最大的分支是小脑下后动脉,供应小脑下面。

基底动脉行经脑桥全长,发出许多小的脑桥支供应脑桥。基底动脉还发出小脑下动脉,供应小脑前部和下部;发出迷路动脉进入内耳道供应内耳。在脑桥

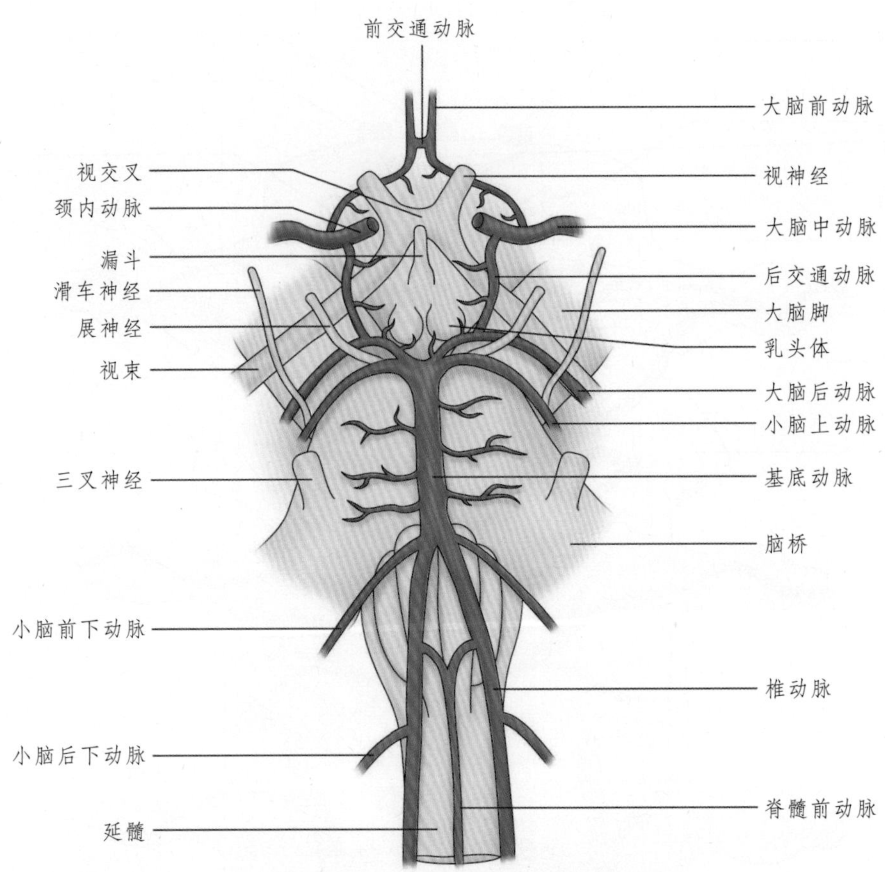

图 7.2 脑底部动脉分布情况。显示脑底动脉环(Willis 动脉环)。

和中脑连接处,基底动脉分成两对小脑上动脉和小脑后动脉。小脑上动脉供应小脑上部,小脑下动脉环绕中脑,供应枕叶视皮质和颞叶的下内侧面(图 7.5)。

由于脑干、小脑、枕叶由椎动脉和基底动脉及其分支供血,所以这些脑区又被称为由"椎基底动脉系统"供血。

一侧的颈内动脉系统和椎基底动脉系统经细的后交通动脉相吻合。后交通动脉连接于吻侧的颈内动脉末端和尾侧的大脑后动脉之间。

以上两大动脉系统构成了大脑基底部的血管吻合,即脑底动脉环或 Willis 动脉环(图 7.2 和图 7.3)。此动脉环围绕视交叉与下丘脑和中脑底部。在这些动脉的根部发生阻塞或狭窄,可造成相应脑区的供血不足,而由交通动脉连接而成的动脉环为脑的血供提供侧副循环。侧副循环的作用大小取决于交通动脉的管径大小,而这些血管的管径在个体间变异较大。构成 Willis 动脉环的血管发出大量的小血管穿入脑表面,这些被称为穿动脉(也被称为中央或节动脉),它们主要包含两部分。

1.前穿动脉,起自大脑前动脉、前交通动脉和大脑中动脉起始部。在视交叉和嗅束末端之间进入大脑,被称为前穿动脉(图 16.17)。这些血管供应基底神经节大部、视交叉、内囊和下丘脑。

2.后穿动脉,起自大脑后动脉和后交通动脉。它们在两侧中脑连接的小脑上脚之间进入大脑,被称为后穿动脉(图 16.17)。后穿动脉为中脑腹侧和底丘脑以及下丘脑供血。

脑的血供障碍

引起神经功能障碍的最常见原因就是脑血管阻塞或破裂引起的中风。脑动脉的突然梗阻导致脑组织死亡(梗死)。血管破裂引起脑出血。这些事件均导致立即出现局灶性神经症状。由颈内动脉系统及其分支引起的中风可出现局部癫痫、对侧感觉/运动障碍和神经精神障碍(如失语症)。基底动脉环引起的中风导致局部脑干综合征。功能可能恢复,但需要 2 年以上的时间,而且不会完全恢复正常。

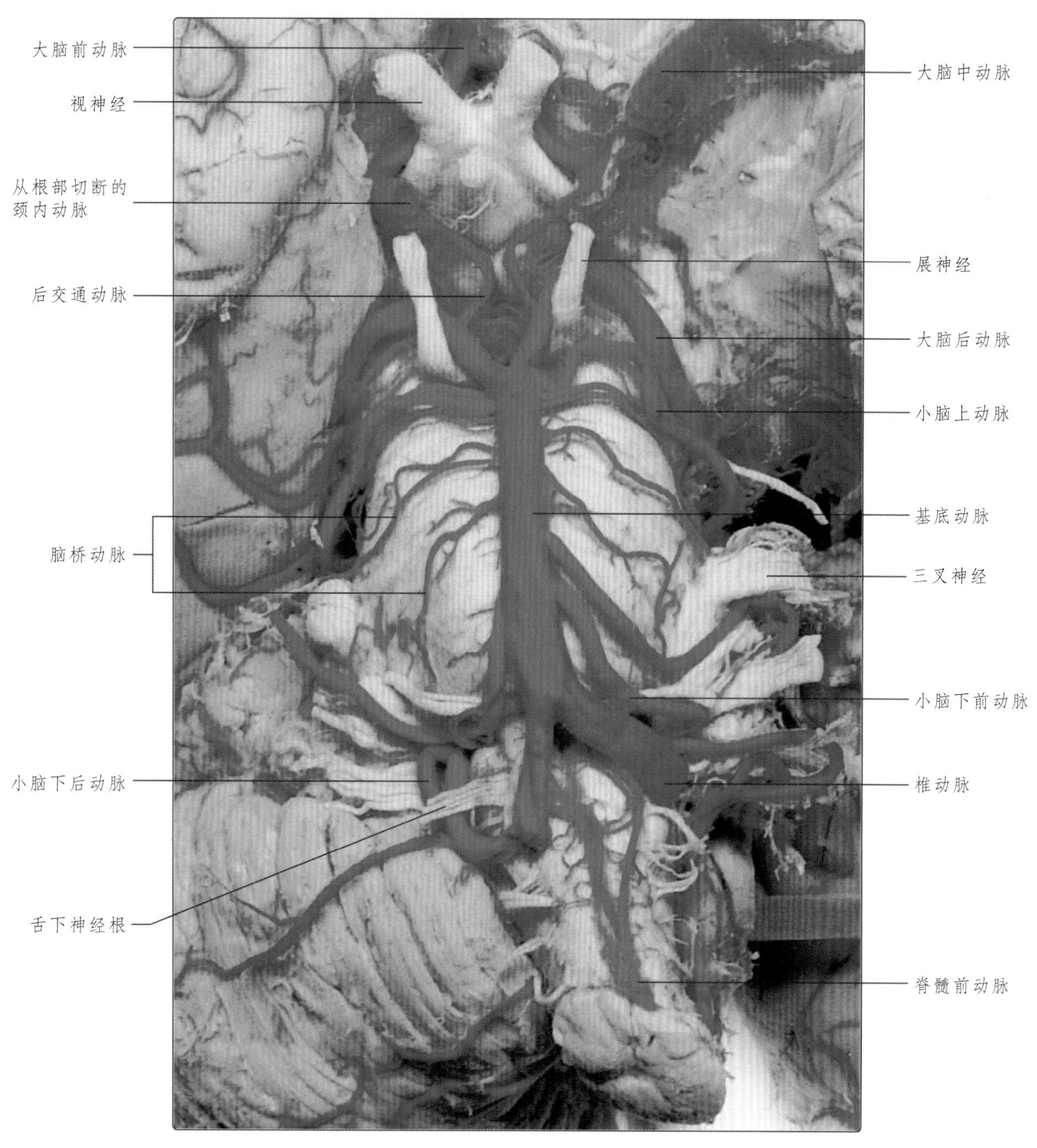

图 7.3　脑底部的动脉。动脉系统已灌注红色树脂。

动脉瘤是血管的气球样异常膨胀。动脉瘤破裂导致血液进入蛛网膜下隙(蛛网膜下隙出血)和脑部(脑出血)。此时,需要手术治疗。患者出现突发的剧烈头痛和颈项强直，伴随昏迷及神经精神障碍。此时,需要进行神经外科手术或者经动脉导丝扎闭动脉瘤,以阻止进一步出血并促进功能恢复。

血管瘤或动静脉畸形是血管先天性膨胀,会引起血管破裂,导致大脑出血,或从相邻脑区“偷”血,导致癫痫和局灶性脑综合征。

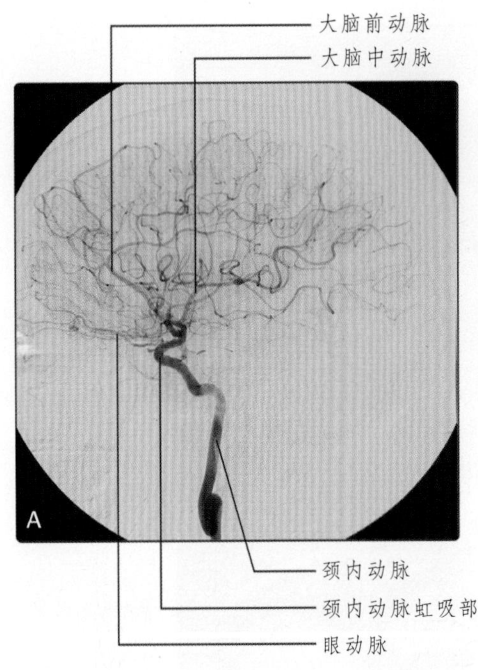

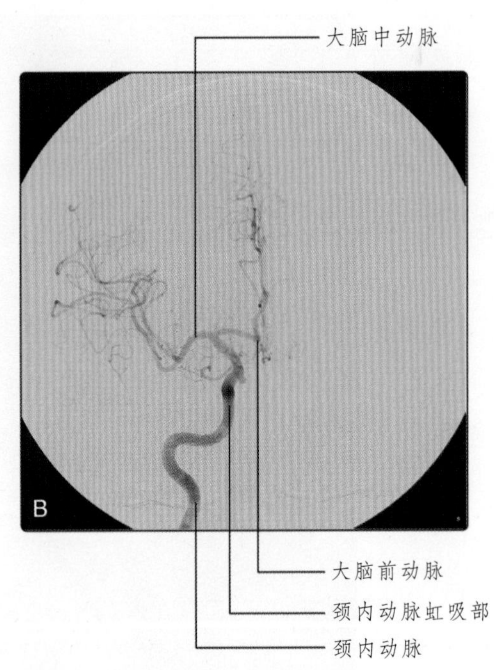

图 7.4 颈动脉血管造影。向动脉内注入不透射线物质以显示颈内动脉在颅内的走行及其分支的分布。(A)左颈内动脉,侧面观;(B)右颈内动脉,前面观(由英国谢菲尔德市谢菲尔德大学放射中心的 P. D. Griffiths 教授提供)。

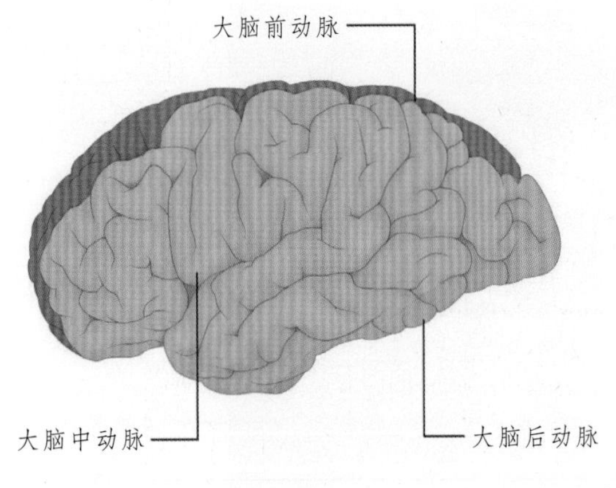

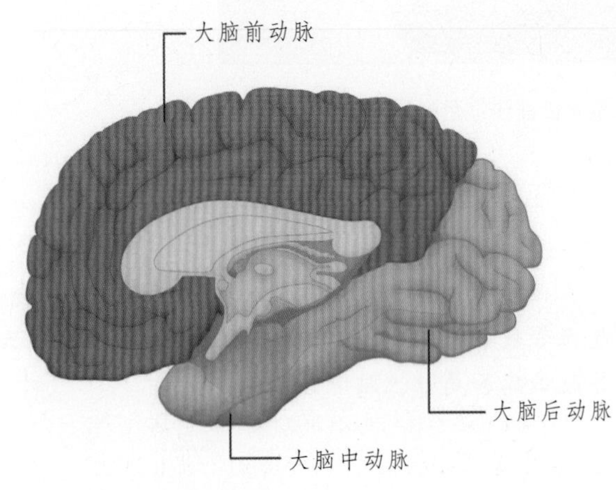

图 7.5 大脑前、中和后动脉在大脑皮质的分布。(A)侧面观;(B)内面观。

脑的动脉血供

- 脑由成对的颈内动脉和椎动脉供血。
- 颈内动脉终止于视交叉外侧,发出大脑前动脉和大脑中动脉。
- 大脑前动脉进入大脑纵裂内,为大脑半球内侧面供血。
- 大脑中动脉进入外侧裂,为大脑半球外侧面供血。
- 椎动脉行于延髓腹外侧,两侧汇合形成中央基底动脉,它贯穿脑桥全长。椎动脉和基底动脉沿途发出分支,供应小脑和脑干。
- 基底动脉的主要分支是大脑后动脉,它为枕叶供血。
- 前交通动脉连接两侧大脑前动脉。每一侧的后交通动脉连接颈内动脉和大脑后动脉。通过交通动脉的联系,血管吻合构成 Willis 动脉环。
- Willis 动脉环发出小的穿支动脉供应下丘脑、基底节和内囊。

脑的静脉回流

脑的静脉回流由 3 种管道构成(图 7.7 至图 7.10):深静脉、浅静脉和硬脑膜静脉窦。上述三者均无静脉瓣。

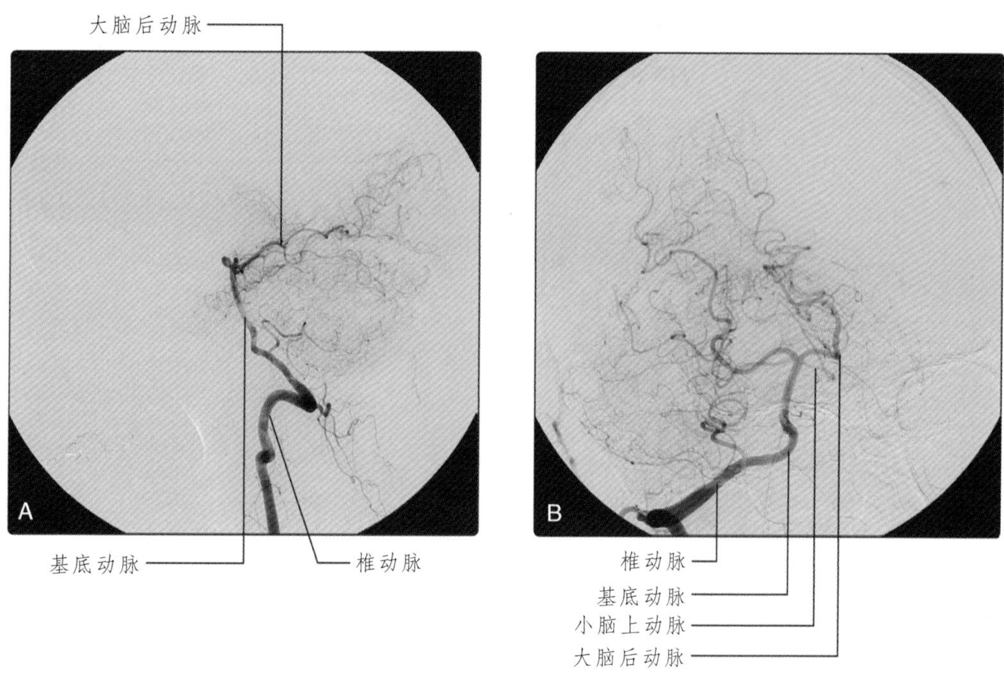

图 7.6　椎动脉血管造影。椎动脉内注入不透射线物质以显示其颅内走行及其分支。(A)侧面观；(B)前面观(由英国谢菲尔德市谢菲尔德大学放射中心的 P. D. Griffiths 教授提供)。

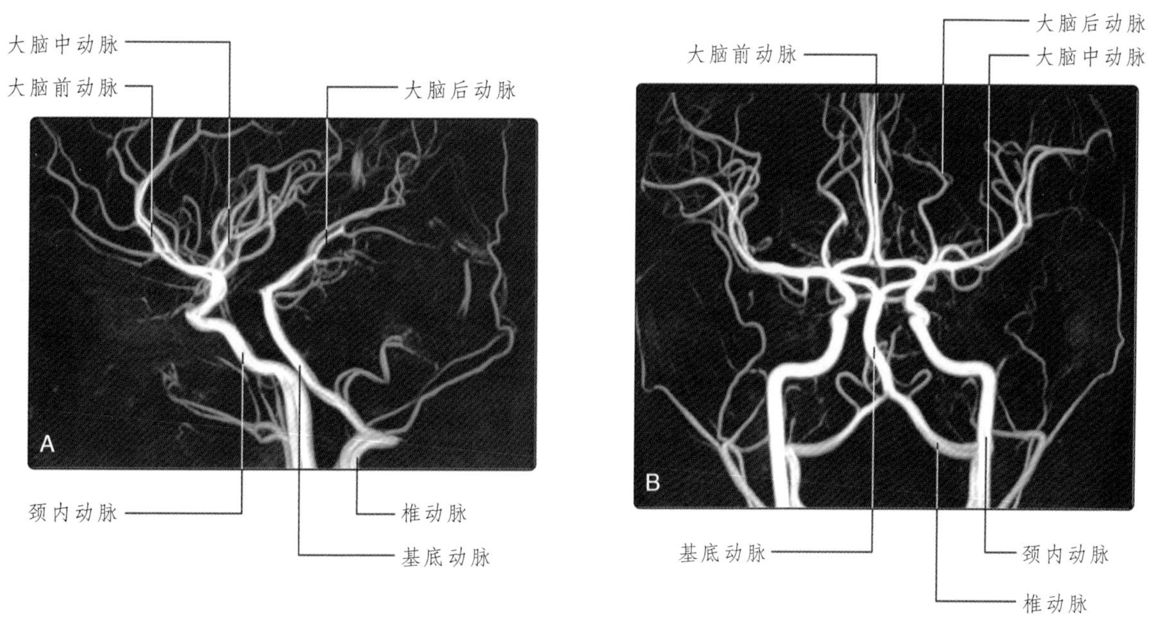

图 7.7　"飞行时间"技术磁共振造影。3.0T 磁共振扫描结果。此技术无需在患者体内注入显影剂，而是依靠发出的射线在流动组织中产生信号，同时，让在静止组织中的信号受抑制，由此产生磁共振成像。(A)侧面观；(B)前面观(由英国谢菲尔德市谢菲尔德大学放射中心的 P. D. Griffiths 教授提供)。

脑的深静脉负责前脑内部结构的静脉回流(图 7.8)。需要注意的是丘脑纹状体静脉和脉络丛静脉，它们负责基底神经节、下丘脑、内囊、脉络丛和海马的静脉回流。在一侧大脑半球，这些血管汇合构成大脑内静脉。在胼胝体压部下方，2 条大脑内静脉在中线合并形成大脑大静脉(Galen)。这一静脉短干流向后续于小脑幕中线处的直窦。

脑的浅静脉位于蛛网膜下隙内(图 7.9)。大脑上

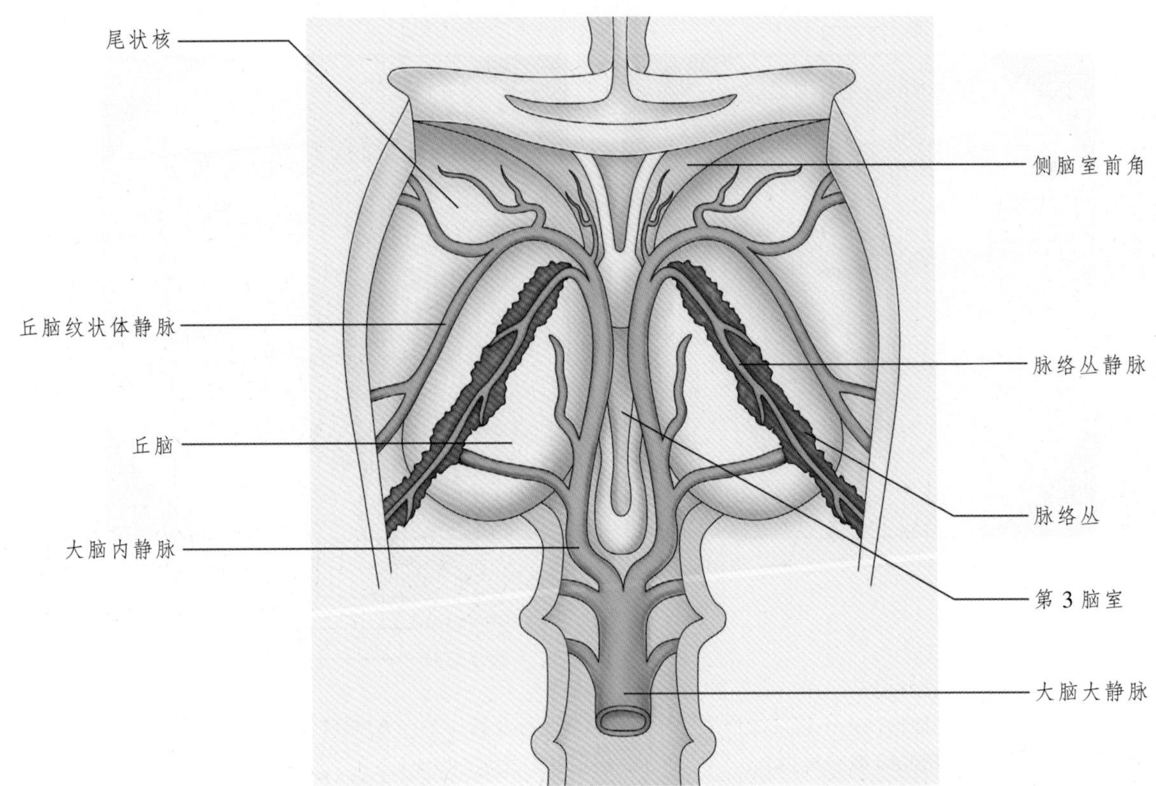

图 7.8 脑部深静脉。脑的上面观,移去胼胝体暴露第 3 脑室和侧脑室。

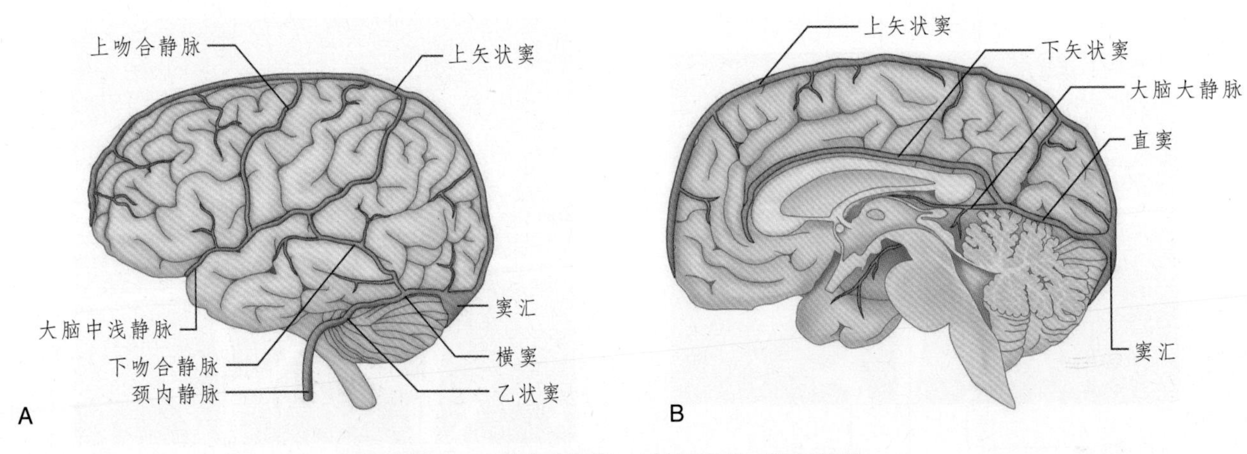

图 7.9 大脑静脉回流。(A)侧面观;(B)矢状观。

静脉主要负责将大脑半球外侧面的静脉血回流至上矢状窦。大脑中浅静脉沿大脑外侧裂走行进入海绵窦。此外,还有两条主要的吻合静脉,即上(大)吻合静脉和下吻合静脉,它们分别将静脉血回流至上矢状窦和横窦。

大脑深静脉和浅静脉将静脉血回流至位于两层硬膜之间的硬脑膜静脉窦(图 7.9 和图 7.10;参见第 5 章)。主要的硬脑膜静脉窦位于大脑镰和小脑幕与颅底部颅骨附着缘内部。

上矢状窦位于大脑镰在颅底的附着缘。大脑上静脉的分支接受大脑半球外表面的静脉血,然后注入上矢状窦。大脑镰的游离缘内是下矢状窦,接受大脑半球内侧面的静脉血。小脑幕与大脑镰附着缘内是大的直窦。大脑大静脉和下矢状窦接受前脑深部结构的静脉血后汇入直窦。

上矢状窦和直窦在枕内隆凸处汇合形成窦汇。窦汇内的静脉血分别向两外侧走行于小脑幕与枕骨附着缘内的横窦。与横窦相延续的是乙状窦。乙状窦在

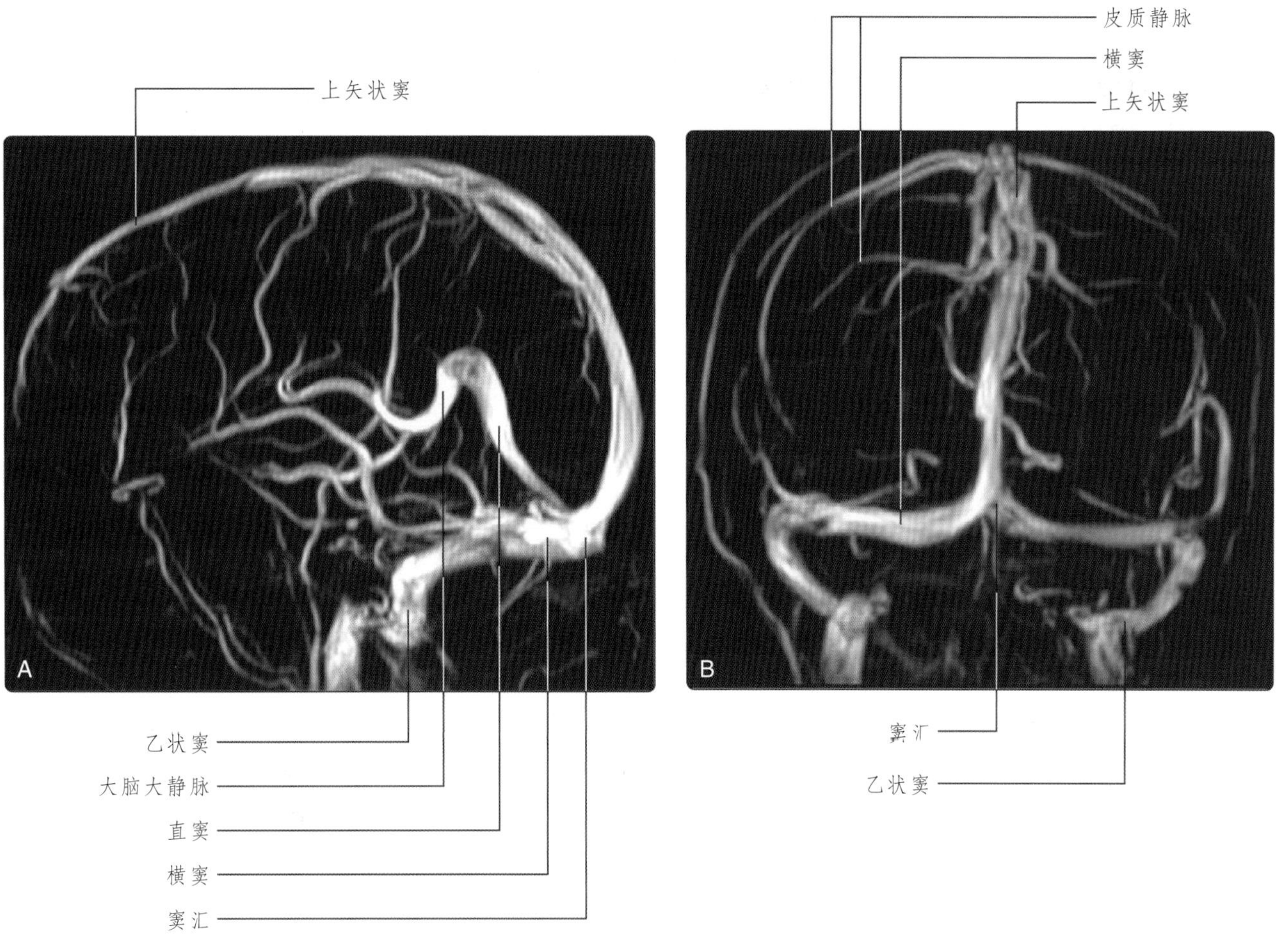

图 7.10　相差磁共振静脉造影。3.0T 磁共振扫描结果。(A)侧面观；(B)前面观(由英国谢菲尔德市谢菲尔德大学放射中心的 P. D. Griffiths 教授提供)。

颈静脉孔水平注入颈内静脉。

海绵窦(图 7.11)位于蝶骨体的外侧。海绵窦接受大脑中静脉的静脉血，然后(经过下岩下窦)回流至颈内静脉和(经过上岩下窦)横窦。两侧的海绵窦由位于垂体前部和后部的海绵窦间窦连接，然后围绕垂体(环状窦)形成静脉环。硬脑膜静脉窦经导静脉与颅外静脉相通。

静脉窦疾病

矢状窦血栓是分娩、凝血功能障碍和耳部感染时的罕见并发症。脑的静脉回流阻塞将导致脑的肿胀(脑水肿)和颅内压增高等相关症状。静脉阻塞引起的脑损伤可导致出现癫痫发作以及四肢的局部瘫痪。

海绵窦血栓可导致急性痛和眶及其内容物的肿胀，伴随眼肌麻痹、上睑下垂和面瘫。

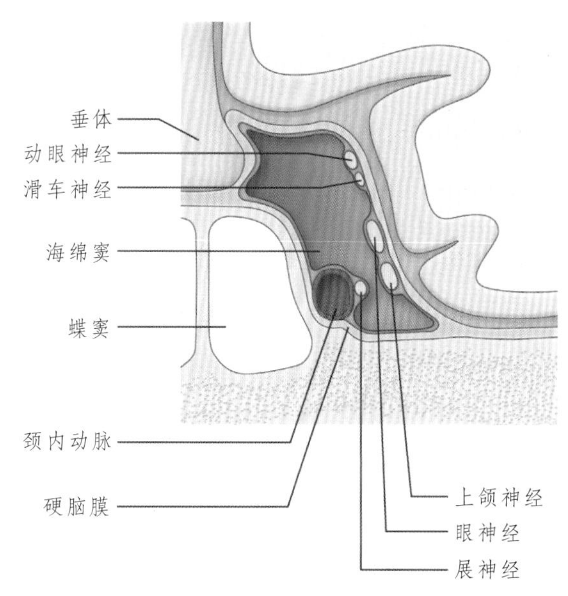

图 7.11　经过海绵窦的横切面。

脑的静脉回流

- 脑的静脉回流包括深静脉、浅静脉和硬脑膜静脉窦。
- 脑的深静脉回流入大脑大静脉,然后续于直窦。
- 脑的浅静脉回流主要汇入上矢状窦和海绵窦。
- 上矢状窦和直窦在窦汇处汇合。
- 横窦和乙状窦的静脉血回流入颈内静脉。

第 8 章 脊 髓

脊髓及其发出的脊神经具有重要功能,包括:

- 从躯干和四肢的感受器接受神经传入。
- 控制躯干和四肢的运动。
- 为大部分内脏器官提供内脏神经支配。

脊髓具有自主功能或反射功能。此外,脊髓通过上行和下行神经传导路,既向高位中枢传入信息,又接受高位中枢的调控。

脊髓的外形

局部解剖

脊髓位于脊柱椎(脊)管内。椎管为脊髓提供了支持和保护(图 8.1 和图 8.2)。脊髓向上与脑干延髓相延续。

脊髓具有节段性;从吻侧到尾侧,由颈髓(C)8 个

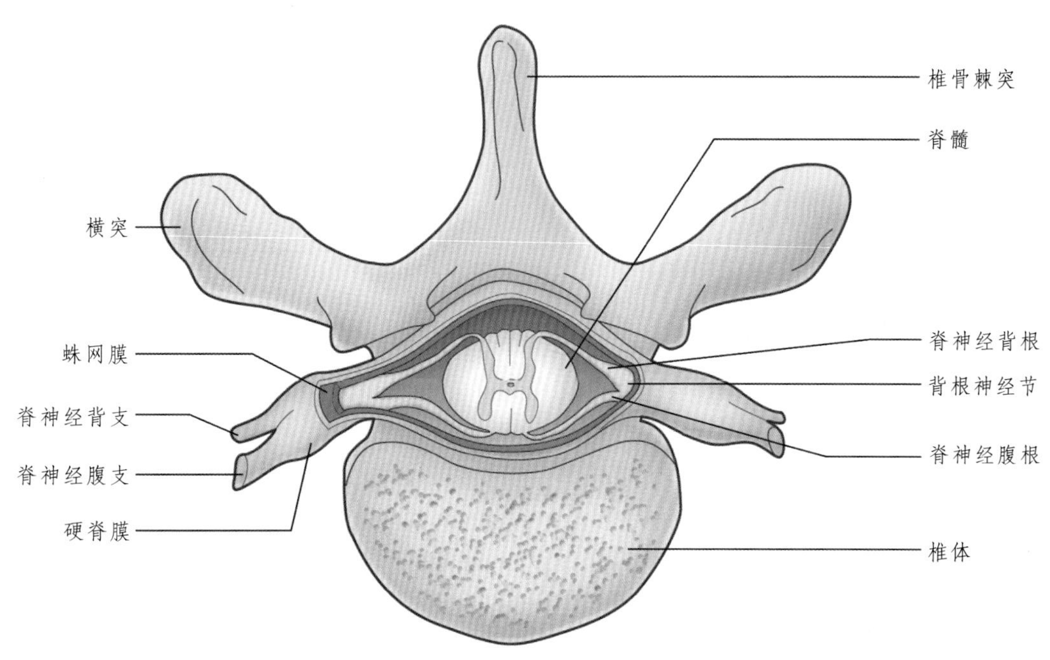

图 8.1 胸椎的水平面观。显示脊髓、脊神经和脊柱的位置关系。

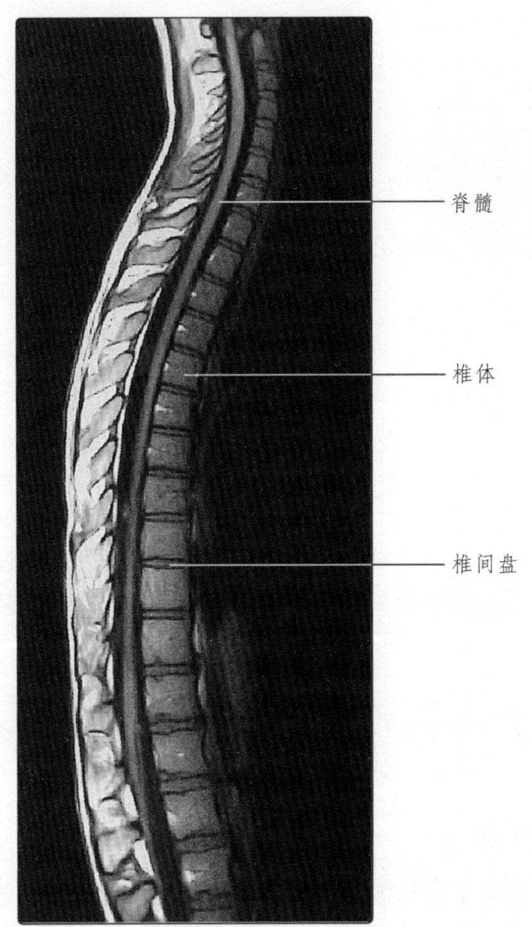

图 8.2 活体上椎管和脊髓的磁共振成像(由英国曼彻斯特市曼彻斯特大学 Wolfson 分子影像中心的 A. Jackson 教授提供)。

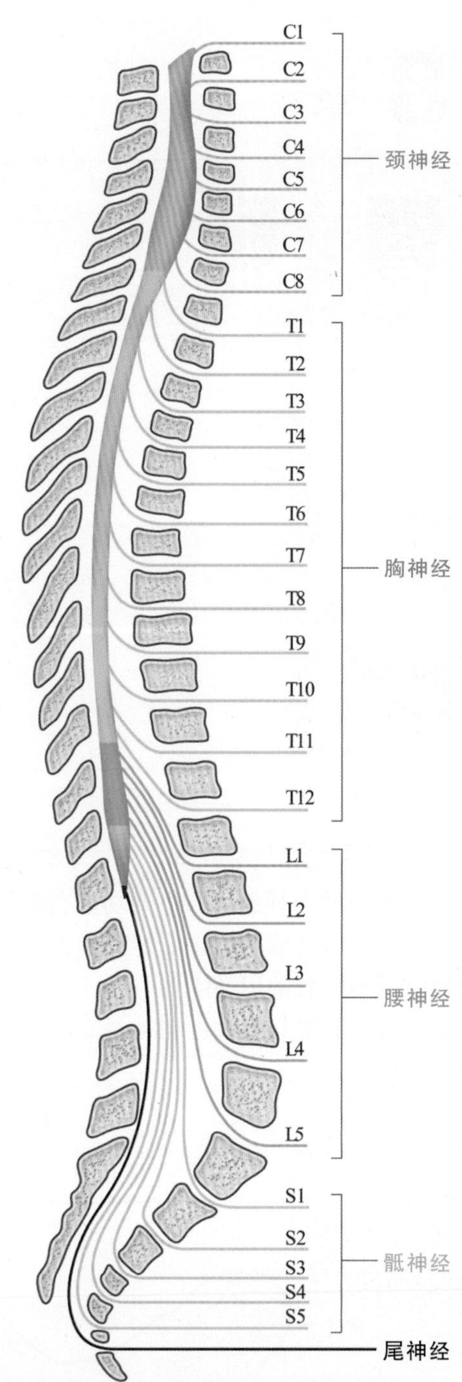

图 8.3 脊髓节段、脊神经和脊柱的关系。

节段、胸髓(T)12 个节段、腰髓(L)5 个节段、骶髓(S)5 个节段和尾髓 1 个节段组成(图 8.3)。脊髓呈圆柱状,全长粗细不等,在颈部和腰部各有一个膨大。颈膨大由第 4 颈髓节段到第 1 胸髓节段组成,发出臂丛支配上肢(见图 3.11)。腰膨大由第 1 腰髓节段到第 3 骶髓节段组成,发出腰骶丛支配下肢(见图 3.13)。脊髓从腰部到尾部陡然变细为圆锥形,即脊髓圆锥。圆锥尖部连接一根束状结缔组织,即终丝(图 8.4),止于第 1 尾椎背面。

胚胎发育第 3 个月时,脊髓占据了椎管全长。之后,脊柱的生长速度快于脊髓,因此,出生时,脊髓下端平于第 3 腰椎,成年时,脊髓下端平于第 1 腰椎和第 2 腰椎的椎间隙(图 8.3 和图 8.4)。

成人脊髓的长度与椎管的长度不一致,可以通过触摸椎骨后部的棘突来推断脊髓节段的大概位置。根据经验,颈段脊髓的位置比同序数的椎骨高 1 个节段(如第 7 颈髓平对第 6 颈椎),胸段脊髓的位置比同序数的椎骨高出 2 个节段,腰段脊髓比同序数的椎骨高 3 至 4 个节段(图 8.3)。

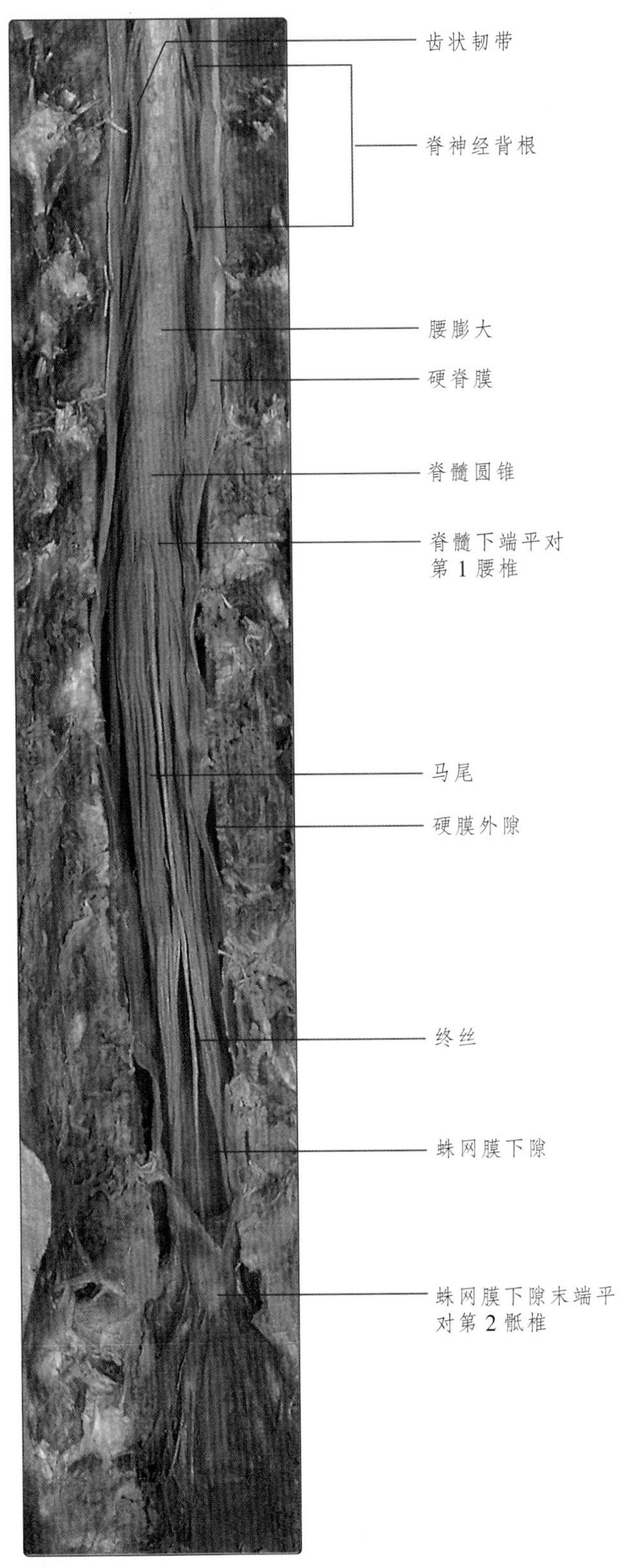

图 8.4　脊髓尾部至 T9–10 节段的背面观。硬脊膜和蛛网膜已被去除以显示脊髓和蛛网膜下隙内的马尾与神经根。

局部解剖

- 脊髓接受躯干与四肢的感觉信息，支配躯体与四肢的运动功能，同时支配躯干与四肢的内脏器官。
- 脊髓有两个膨大：颈膨大(C4–T1)支配上肢，腰膨大(L1–S3)支配下肢。
- 成年人脊髓末端平对第 1 和第 2 腰椎之间。

脊神经

脊髓有 31 对脊神经，每对都与相应脊髓节段对应。脊髓背外侧部和腹外侧部发出两束神经根或支(图 8.5)。脊髓的每个节段发出 6~8 束神经丝，分别组成脊神经的背根和腹根。脊髓每个节段对应的背根和腹根穿过相应椎间孔(图 8.6)，在椎间孔内或者附近汇聚组成 1 条脊神经。脊神经是混合性神经，包括传入和传出成分，脊神经的背根和腹根功能不同。背根包含初级传入纤维，它将外周感受器接受到的信息传递至脊髓，脊髓再将其传递至脑干。这些传入纤维所在的神经元胞体位于背根神经节(图 8.5；同样见图 1.10)，在图中，背根神经节是背根在椎间孔入口处与腹根发生汇聚处的膨大部位。脊神经的腹根含有传出纤维，其神经元胞体位于脊髓灰质，包括支配骨骼肌的运动神经元和内脏神经系统中的节前神经元。

第 1 至第 7 颈神经在相应颈椎体上方的椎间孔穿出；第 8 颈神经在第 7 颈椎椎体的下方发出，其余脊神经也都从相应椎体的下方发出(图 8.3)。

由于脊髓和椎管的长度不同，只有颈段脊髓与其相应的颈椎椎体位置持平，颈段以下的脊神经都呈逐渐向下的方式从椎间孔穿出。这一点在腰部和骶部最明显，腰神经和骶神经都低于脊髓末端，形成束状结构，即马尾。

脊神经出椎间孔后分为 1 根较细的背(后)支和 1 个较大的腹(前)支(图 8.1)。背支支配背部的肌肉和皮肤。腹支支配身体前部和四肢的肌肉和皮肤。

脊神经在外周对于皮肤的支配模式(皮区)和对肌肉群的支配模式(肌节)，见第 3 章。

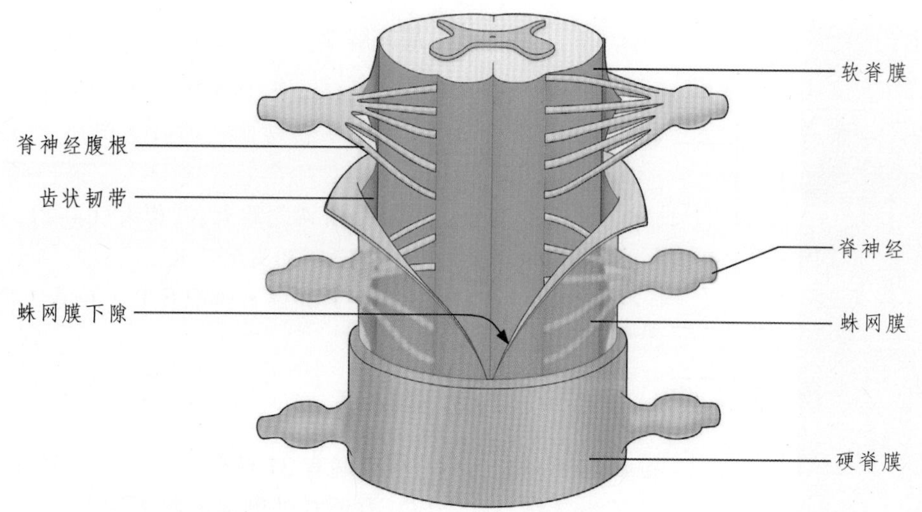

图 8.5 脊髓腹侧观，显示脊神经根和被膜的关系。

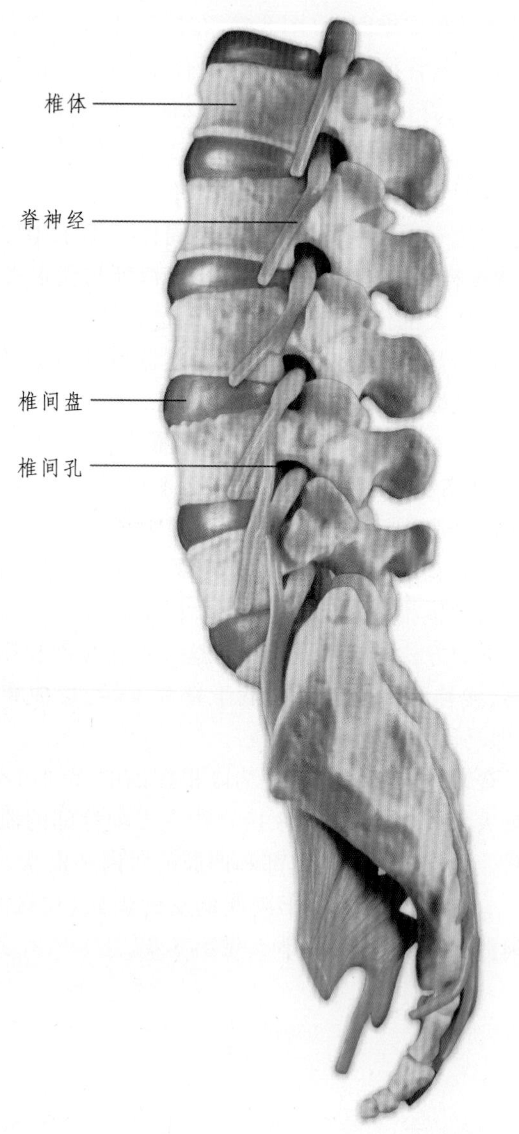

图 8.6 脊髓腰段外侧面观，显示椎间孔和经过椎间孔的脊神经。

> **脊神经损伤**
>
> 脊神经根易受发生退行性变的脊柱关节（强直性脊柱炎）和椎间盘脱出时的突出部位的压迫。颈椎的椎间盘脱出导致颈部疼痛，疼痛可向臂部和手部放射，伴随刺痛感（感觉异常），还可导致相应神经支配区域的肌肉出现肌无力和肌萎缩，相应皮区出现皮肤麻木，并伴有部分腱反射消失（图 8.7）。腰椎的椎间盘脱出与其类似，导致背痛及腿部出现放射样疼痛，称为坐骨神经痛。腰骶部大的椎间盘脱出可导致膀胱括约肌瘫痪和尿失禁，需要进行紧急神经外科手术。

脊髓的被膜

脊髓像脑一样由 3 层膜包裹：软脊膜、蛛网膜和硬脊膜（见图 1.17 和图 8.4，8.5）。

最内层的软脊膜薄而富含血管，紧贴脊髓和脊神经表面。软脊膜在脊神经背根和腹根之间延续形成扁平的齿状韧带。齿状韧带外侧是游离的，但是中间不断发出齿状突起将脊髓拴在蛛网膜上，齿状韧带尖端直达硬脊膜（图 8.4 和图 8.5）。

蛛网膜位于软脊膜和硬脊膜之间，是一层半透明膜，宽松地包裹脊髓。软脊膜和蛛网膜之间是蛛网膜下隙，其中含有脑室系统产生的脑脊液（第 6 章）。

脊髓最外层是硬脊膜，是一层质地坚硬的纤维膜，它与蛛网膜类似，也是松松垮垮地包裹着脊髓。硬脊膜与蛛网膜之间有硬脊膜下隙，硬脊膜与椎管骨性

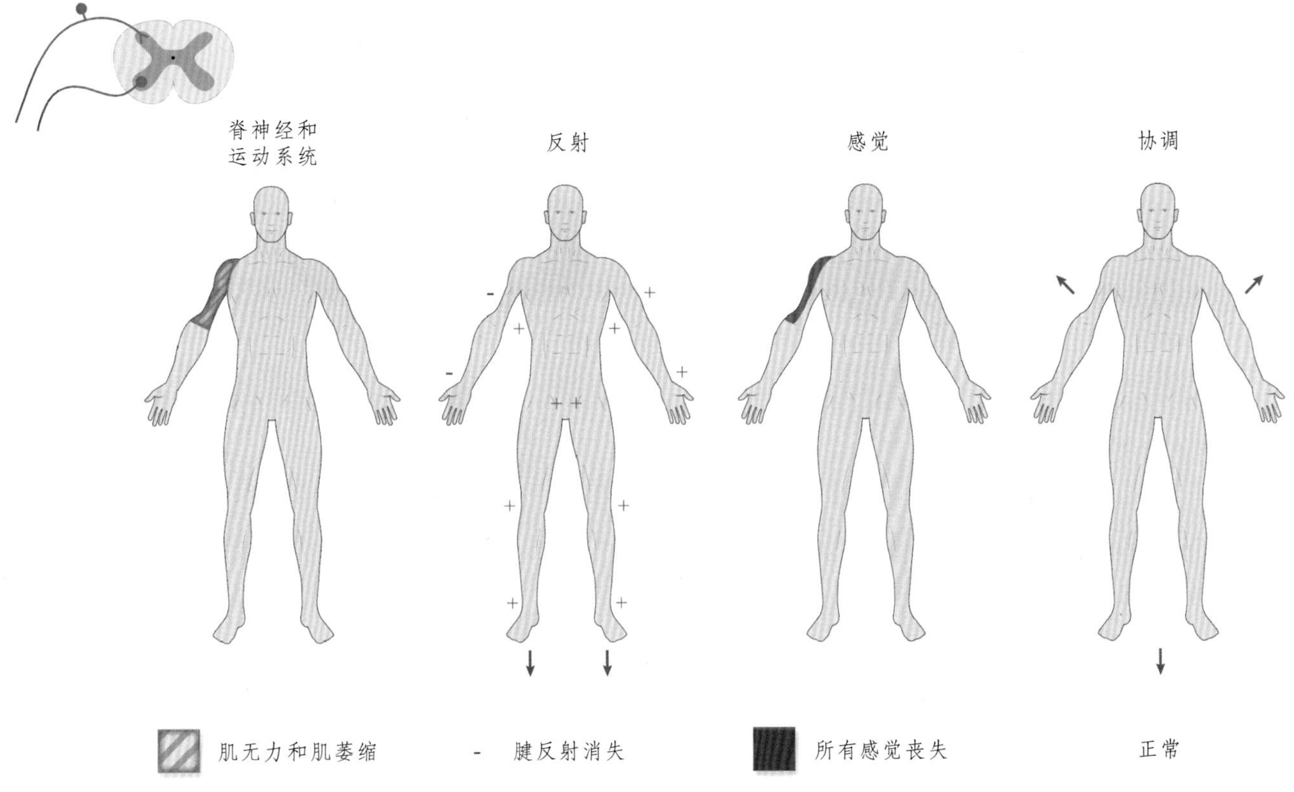

图 8.7 C5 水平脊神经根损伤。

内壁之间是硬脊膜外隙。

脊髓末端平对 L1–L2，然而包裹其的蛛网膜和硬脊膜以及两者之间的蛛网膜下隙向下至 S2 水平。脊神经根在通过椎间孔时，外面包裹由蛛网膜和硬脊膜组成的脊神经根的鞘膜，该鞘膜一直延伸到背根和腹根融合处。此后，蛛网膜和硬脊膜延续为脊神经的鞘膜。

腰椎穿刺和硬脊膜外麻醉

椎管的最低处并没有脊髓，因此，可以将空心针安全地插入到蛛网膜下隙获得脑脊髓液来进行诊断(腰椎穿刺)或者注入不透射线的物质进行椎管及其内容物造影(脊髓造影术)。同样，麻醉剂可以通过外科手段导入硬脊膜外隙进行麻醉(硬膜外阻滞)。

脊神经及其被膜

- 脊髓发出的 31 对脊神经在根部分为背根和腹根，两者分别含有传入纤维和传出纤维。
- 传入纤维的神经元胞体位于背根神经节。传出纤维的神经元胞体位于脊髓灰质。
- 脊神经从椎间孔出椎管。
- 脊神经根在脊髓末端形成马尾。
- 脊髓和脊神经根易受创伤性损伤，如椎间盘脱出、强直性脊椎炎、脊椎脱节。
- 脊髓被 3 层被膜包裹(软脊膜、蛛网膜和硬脊膜)。
- 蛛网膜下隙中含有脑脊液。
- 在 L2–L3 或 L3–L4 之间进行腰椎穿刺，可抽取脑脊液。
- 在同一水平进行腰部或骶部的脊神经硬脊膜外麻醉是可以实现的。

脊髓的内部结构

脊髓被后正中沟和前正中裂不完全地分为对称的两半(图 8.8)。脊髓中心是一个细的中央管，其在吻侧与脑室系统相延续。脊髓灰质位于中央管周围，由神经元胞体、树突及其突触组成。脊髓的外层是白质，包含上行和下行的神经纤维。部分神经纤维加入临近的或远处的脊髓节段进行功能整合，部分神经纤维联

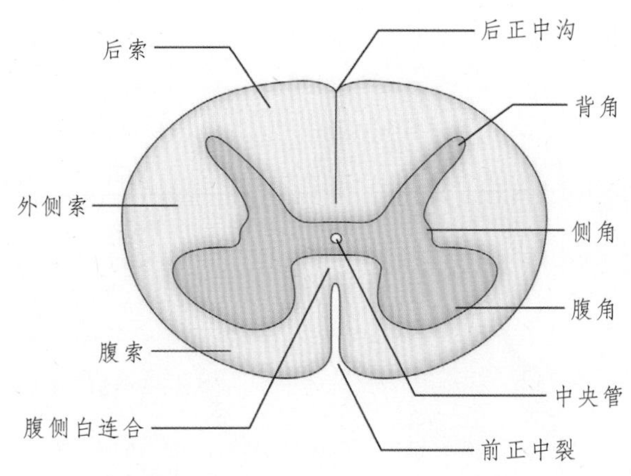

图 8.8 脊髓水平面观,显示灰质和白质的位置。

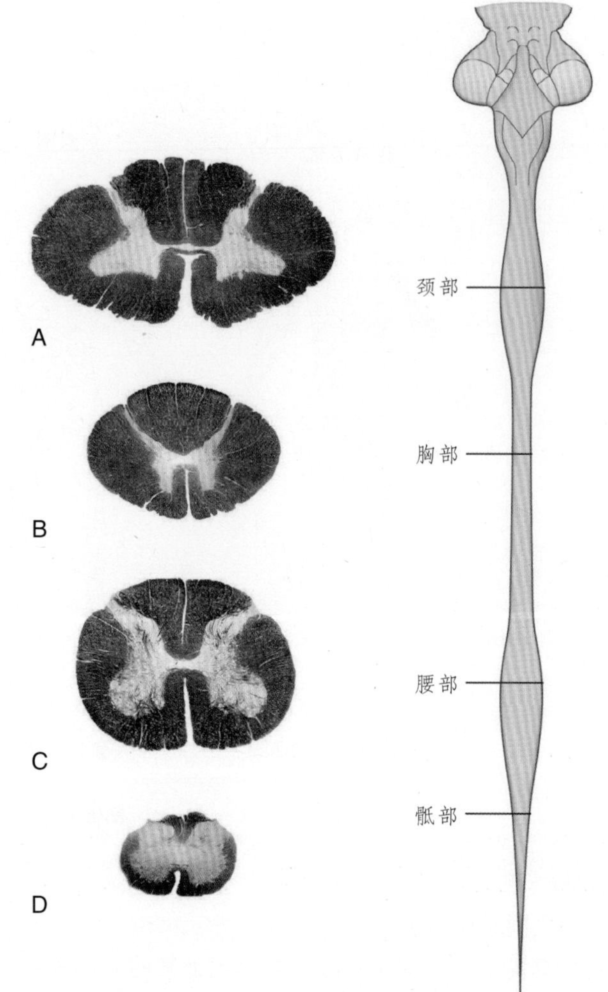

图 8.9 脊髓在颈部(A)、胸部(B)、腰部(C)和骶部(D)的横切面。组织学染色(Weigert-Pal 法)显示出白质(有髓神经纤维),其余未染色部分是灰质(神经元胞体)。

系脊髓和脑结构。有同样起点、走行和终点的神经纤维集结成束,组成长的脊髓传导路。

脊髓灰质和白质在不同平面其数量及形状不同(图 8.9)。高位脊髓白质更多。因为上行传导路在连续向上的每个阶段都有神经纤维加入,而下行传导路在连续向下的每个阶段都有神经纤维离开。

脊髓灰质

灰质的形状是一个 H 形或蝴蝶状,有 4 个突出。背(后)角和腹(前)角各自向背外侧和腹外侧延伸,抵达背根和腹根在脊髓的附着部。背角和腹角的大小和形状在不同水平有所不同(图 8.9)。大量传入纤维从背根传入终止于背角,腹角内的运动神经元胞体发出腹根支配骨骼肌。与上、下肢神经支配相关的颈髓和腰髓的背角和腹角发育最好。胸段和上腰段脊髓有一个侧角或称为中间外侧角,位于背角和腹角之间,其中含有交感节前神经元的胞体(图 8.8 和图 8.9B)。

脊髓灰质根据细胞构筑结构从背侧到腹侧依次分为 10 层,称为 Rexed 分层(图 8.10)。其中一些分层具有特殊功能的细胞群。

背角

传入纤维通过背根进入脊髓,分为上行和下行纤维束。大多数纤维束终止于邻近脊髓,但有一些纤维束行经较远的距离,并且偏离原来的方向,成为位于背角顶端的背侧束或 Lissauer 束(图 8.15)。由此,背根传入纤维可以和不同节段的脊髓灰质建立突触联系。背根纤维的终止区局限于灰质的背角。来自皮肤的传入纤维主要终止于浅层(背侧),而传递本体感觉和来自于肌肉的传入纤维主要终止于深层。

背角的顶大致指的是 Rexed 的Ⅰ–Ⅲ层,也叫胶状质层。传递伤害性信息的最细的有髓(Aδ 类)传入纤维和无髓(C 类)传入纤维发出分支到该层。这些神经纤维是兴奋性的,以谷氨酸和 P 物质为神经递质。在胶状质,传入神经纤维、中间神经元以及脑部下行传导路之间存在复杂的相关关系,控制纵贯脊髓背角的上行脊髓丘脑束和脊髓网状束传递痛觉信息(图 8.11)。该机制称为疼痛的“闸门控制学说”。例如,粗的传入纤维(Aαlphα 或 Abetα 纤维)传递触觉信息,它可以抑制伤害性信息向发出上行传导路的神经元的传递,这可以解释为什么摩擦瘢痕能够缓解疼痛的现象。其神经机制在于粗的传入纤维兴奋背角以内源性阿片肽类物质为神经递质的中间神经元。这些中间神经元位于伤害性初级传入的突触前。中间神经元通过突触前抑制

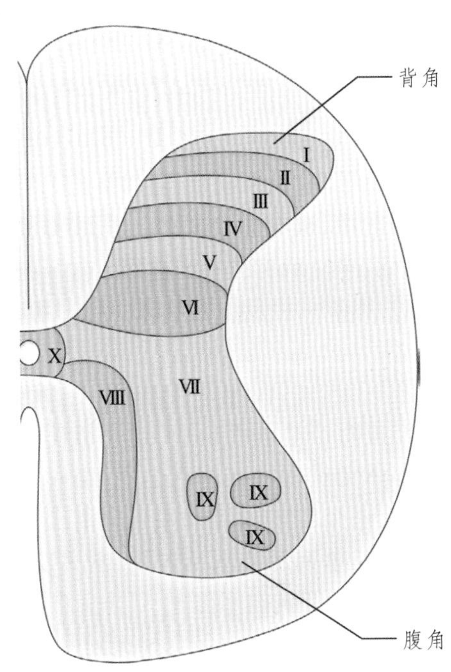

图 8.10 脊髓灰质分层(Rexed 分层)。

减少初级传入终末释放神经递质,由此降低投射神经元的兴奋性。脑的下行传导路也可在此影响伤害性信息的传递。延髓中缝大核发出 5-羟色胺能下行传导路,桥臂上部蓝斑发出去甲肾上腺素能下行传导路,两者兴奋脊髓背角脑啡肽能中间神经元,进而抑制伤害性信息的传递。内源性脑啡肽通过作用于伤害性初级传入上的阿片受体发挥镇痛作用。这是阿片类物质(如吗啡)发挥镇痛作用的机制之一。

背角深层的 VII 层包含大量的重要细胞群。C8-L3 水平有 Clark 柱(胸核、背核),是上行传导路——背侧脊髓小脑束的起源地。Clark 柱的细胞接受来自肌梭、Golgi 腱器以及压力感受器的传入纤维。在胸髓和上段腰髓,VII 层含交感节前神经元而形成侧角,在骶髓(S2-S4),VII 层含有副交感节前神经元。

腹角

在腹角,IX 层内是支配骨骼肌的运动神经元群,分为两种类型:

1. α 运动神经元,支配梭外肌纤维。
2. γ 运动神经元,支配梭内肌纤维(在肌梭内)。

腹角在颈部和胸部发育很好,形成膨大,分别有支配上、下肢的运动神经元。支配中轴肌(颈部和躯干)的神经元一般位于内侧,支配肢体肌肉的神经元靠外。C3-C5 节段的腹角有膈神经核,其中的运动神经元发出膈神经,对呼吸运动至关重要。腹角神经元还接受背根的传入纤维(如对牵张反射进行调节的肌梭传入)。更为重要的是,运动神经元接受控制运动的高位脑结构的下行支配。

脊髓灰质

- 脊髓包括由灰质(胞体)组成的中间部和由白质(神经纤维)组成的外部。
- 初级传入纤维主要终止于灰质背角。背角胶状质对伤害性信息传递非常重要。
- 侧角包含交感节前神经元。
- 腹角含有 α 和 γ 运动神经元,两者被称为下运动神经元。

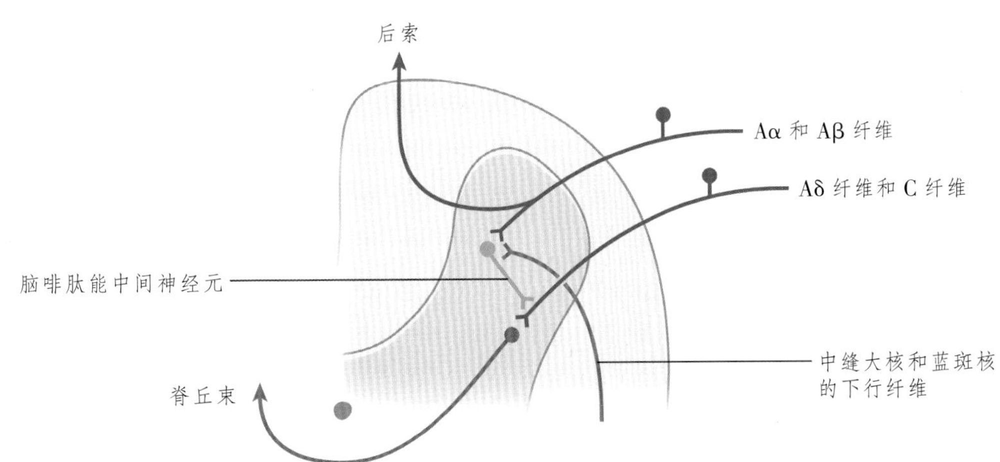

图 8.11 背角内调节伤害信息传递的神经联系简图。

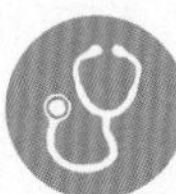

运动神经元损伤

两种疾病可特异性地影响脊髓下运动神经元。

脊髓灰质炎是急性病毒感染神经纤维而导致的躯体快速出现的瘫痪以及四肢和呼吸肌无力。这种瘫痪常不对称,并常影响腿部。该疾病可不完全恢复。

运动神经元性疾病是一种慢性退行性病,同时影响下运动神经元以及上运动神经元至脊髓的下行传导路。腹角运动神经元的退行性变会导致四肢肌无力、肌萎缩、肌张力降低和肌肉颤动(进行性肌肉萎缩)。下行传导路退行性变会导致四肢肌肉的肌无力和肌痉挛(肌萎缩侧索硬化症)。

脊髓反射

反射是由感觉刺激引起的不自主的、具有特定模式的反应。由于反射受到脊髓节段之间以及脊髓上结构的影响,因此,反射在量化指标上会有很大不同(例如时间的延迟、时程以及程度等)。

反射通路在解剖学上包括:将感受器信息传递到中枢神经系统(脊髓或脑干)的传入纤维,和由中枢神经系统传递至效应器(肌肉或腺体)的传出纤维。即使在最简单的反射中,也存在介于传入纤维和传出纤维之间的位于中枢神经系统的中间神经元。脊髓和脑干调控多种反射,其中一些反射对临床工作非常重要。

牵张反射

肌肉被牵拉时产生收缩反应,这个过程被称为牵张反射或肌本体觉反射。在解剖学上,牵张反射是最简单的反射,由一个传入神经元和一个传出神经元组成,两者之间形成单突触联系反射弧(图 8.12)。反射弧中的传入神经元将肌肉牵张感受器信息传递至中枢神经系统,运动神经元再将信息传递回肌肉。

肌肉牵张感受器的感觉末梢位于肌中央部非收缩区特化肌细胞,称为梭内肌纤维(见第 3 章)。梭内肌纤维与肌肉长轴平行,被肌梭包裹。牵拉肌肉会刺

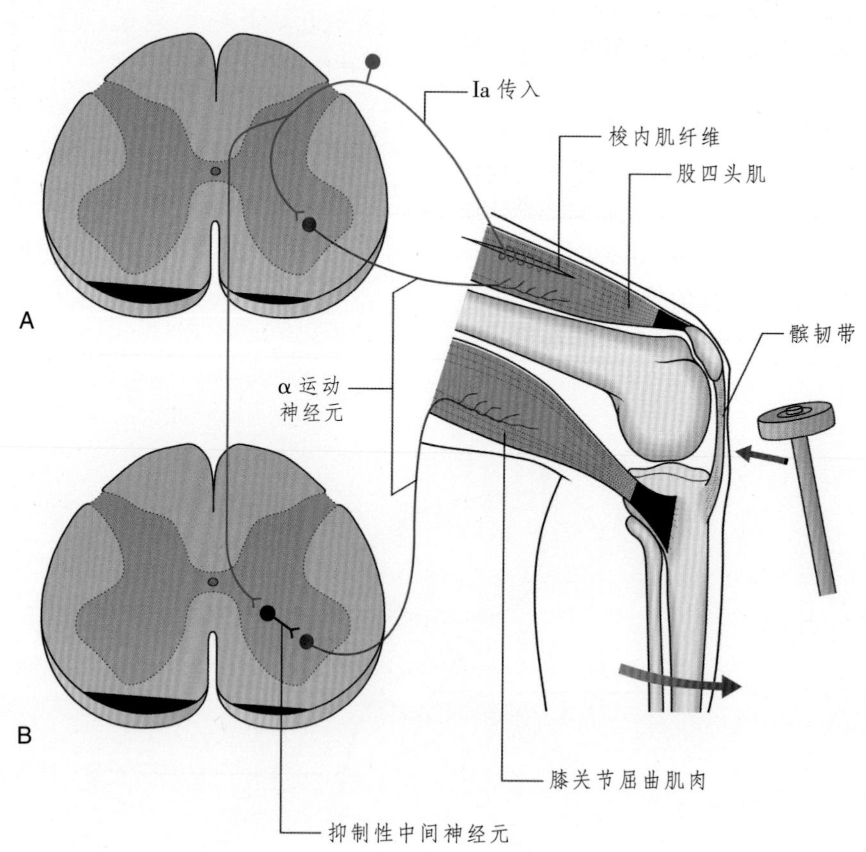

图 8.12 牵张反射和神经交互支配。(A)股四头肌牵张反射示意图,通过敲击髌韧带引起伸膝;(B)神经交互性支配。股四头肌牵张引起反射性收缩时,其拮抗肌(屈膝肌群)被脊髓内中间神经元抑制。

激感觉末梢，它们将信息传递至中枢神经系统后，与支配同一肌肉的梭外肌纤维的 α 运动神经元形成兴奋性单突触连接，引起肌肉收缩。

梭内肌纤维有核袋纤维和核链纤维两种类型，它们内部有两种类型感觉末梢：

1.初级或环螺形末梢。大部分是核袋纤维，发出 Ia 类传入神经纤维。

2.次级或花枝状末梢。大部分是核链纤维，发出Ⅱ类传入神经纤维。

初级末梢对肌肉牵拉的速率非常敏感，一旦肌肉改变长度就立即失活，因此被称为“动态末梢”。次级末梢主要感知肌肉长度本身而非长度的变化，失活慢，被称为“静态末梢”。

牵张反射对骨骼肌控制肌张力非常重要。肌张力是指一块肌肉收缩的程度，或者在任意时间内发生兴奋的运动单元所占的比例。肌张力反映在触诊肌肉时肌肉表现出的顺应性，以及受到外界施加的牵张与运动时肌肉表现出的抵抗性。

因此，肌张力高的肌肉摸起来感觉坚实、坚硬，能抵抗被动牵张，而肌张力低的肌肉感觉柔软、松弛，对被动牵张仅有少量抵抗力。牵张反射使肌肉保持在恒定的长度，并能抵抗被动的牵张，由此维持身体的姿势。颈部、躯干和下肢部位的伸肌（抗重力肌群）在牵张反射作用下始终保持肌张力，保持直立姿势，当以上部位发生弯曲时，抗重力肌群被拉伸。

腱反射

腱反射（深部腱反射）是单突触牵张反射，临床检查可利用肌腱锤叩打肌肉的肌腱来引发。由此对动态牵张感受器产生快速简短的刺激。每个腱反射都由特定脊髓节段控制：

反射	脊髓节段
肱二头肌反射	C5/C6
桡骨反射（旋后肌反射）	C5/C6
肱三头肌反射	C6/C7
肱四头肌反射（膝反射）	L3/L4
跟腱反射（踝反射）	S1/S2

脊髓腹角（和脑神经运动核）内除了支配梭内肌的 α 运动神经元，还包含另一类传出神经元，即 γ 运动神经元，它支配梭内肌中功能相反的两种收缩成分（图 8.13）。γ 运动神经元的功能是控制牵张感受器的敏感性。当 γ 运动神经元兴奋时，其所支配的梭内肌纤维发生收缩，由此将张力施加在感觉末梢，降低了牵张感受器感受牵张的阈值，最终增加了牵张反射敏感度。这被称为 γ 反射环（图 8.13）。

γ 运动神经元有两类，“动态”γ 运动神经元支配核袋纤维，“静态”γ 运动神经元支配核链纤维。

与 α 运动神经元一样，γ 运动神经元也接受脑的下行调控，而且两种运动神经元可被分别调控。病理情况下出现的下行传导路的异常活动会引起牵张反射的敏感性改变。由此导致腱反射异常和肌张力异常。例如，在中风时，上运动神经元受损导致动态 γ 运动神经元过度活化，引起腱反射过度敏化（反射亢进）和肌张力在牵张的起始阶段增加（肌肉强直）。当基底神经节发生障碍时，如帕金森综合征（第 14 章），静态 γ 运动神经元发生过度活化，导致肌张力在被动运动全程均增高（肌肉僵硬），而腱反射保持正常。

骨骼肌肌腱中含有被称为 Golgi 腱器的机械感受器。其中发出 Ib 类传入神经纤维进入脊髓灰质，并通过中间神经元抑制支配肌肉运动的 α 运动神经元。该作用被认为具有保护功能。处于痉挛状态的肌肉在被迅速牵拉时，肌肉首先收缩，然后出现猛地松弛（折刀样反应），这被认为是 Golgi 腱器及其神经通路的作用。

当诱导牵张反射时（如叩击髌韧带可以诱导膝反射），肌梭内的初级传入纤维在激活完成肌肉牵张功能的 α 运动神经元的同时，也激活了中间神经元，进而抑制支配拮抗肌群的 α 运动神经元（如膝屈肌群，图 8.12）。这就是主动肌群和拮抗肌群之间的神经交互支配原则。

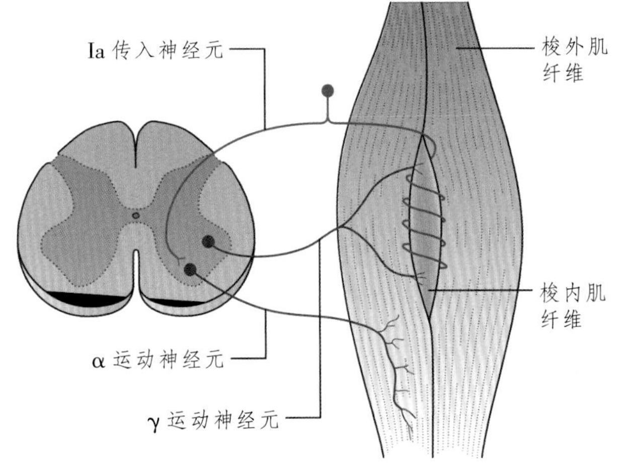

图 8.13　γ 反射环。

屈肌反射

四肢受到伤害性刺激时会产生回缩从而躲避刺激。该过程受到多突触反射的调节,在传入和传出神经之间存在一个或多个中间神经元。初级传入纤维激活脊髓灰质内的中间神经元,然后中间神经元转而激活支配四肢屈肌的 α 运动神经元(图 8.14)。多关节的肢体屈曲需要多个脊髓节段之间的协同作用,以及初级传入神经与中间神经元之间的协同作用。

各种皮肤刺激都有诱导屈肌反射的潜能,但通常被脑的下行传导路所抑制,当疼痛刺激时除外。某些病理状态时,下行抑制缺失,导致非伤害性皮肤刺激也能引起肢体的回缩。跖伸反射(Babinski 反射)的特征是,刺激足底,拇指伸展(跖屈反射),其余脚趾向外张开。这一生理性屈肌反射出现于婴儿期,因为,此时皮质脊髓束尚未被髓鞘包绕。当皮质脊髓束髓鞘化后,此反射被下行传导路抑制而消失(此时刺激足底,导致足的屈肌反射,伴随脚趾卷曲)。当下行传导路受损时(如内囊处中风),足底伸肌反射再现。Babinski 反应阳性是皮质脊髓束受损的标志。

承重肢体的屈肌反射被激活时(如站在一枚钉子上),会导致对侧肢体出现伸肌反射,以承担身体重量,这就是交叉性伸肌反射(图 8.14)。脊髓背角神经元发出轴突侧支跨越脊髓中线,激活支配对侧肢体伸肌的 α 运动神经元。

脊髓反射

- 脊髓承担了大量重要的反射功能。
- 单突触牵张反射调节肌肉收缩以应对肌梭的牵张。
- 牵张反射的敏感性受支配肌梭纤维的 γ 运动神经元调节。
- 牵张反射维持肌紧张力和身体姿势,临床上检查牵张反射以反映深层腱反射功能。
- 多突触屈肌反射调节肢体在受到伤害性刺激时发生回缩。

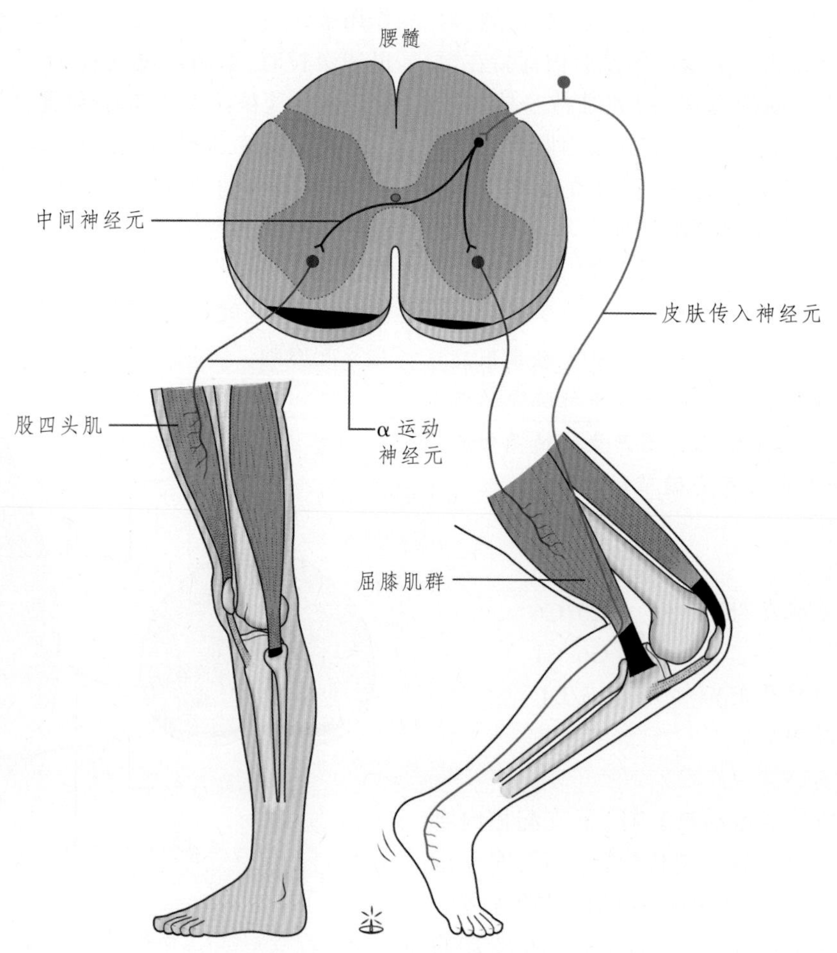

图 8.14 屈肌反射和交叉性伸肌反射。

脊髓白质

脊髓灰质外被白质完全环绕，白质中含有上、下行的神经纤维。每侧白质被背角和腹角分为背侧柱(索)、外侧柱(索)和腹侧柱(索)(图 8.8)。具有共同起源、终点以及功能的神经纤维组成束或索(拉丁语中指小的束)。一些纤维和或近或远的脊髓节段形成连接,形成节段间联系,部分纤维较长,连接于脊髓和脑之间。节间或固有纤维是紧邻灰质处的窄带,称为固有束(图 8.15)。连接于脊髓和脑之间的神经纤维组成了脊髓的上行和下行传导路(图 8.15 至图 8.23)。

脊髓上行传导路

上行传导路向脑传递痛觉、温度觉、触觉以及肌肉和关节内感受器冲动。一些信息最终到达意识水平(大脑皮质),而另一些终止于意识下中枢(如小脑)。

将信息传递到意识水平的传导路具有一定共性。

在外周感受器和大脑皮质之间存在三级神经元。

■ 第一个神经元(第一级神经元或初级传入神经元)通过脊神经背根进入脊髓,其胞体位于背根神经节。神经元的中枢突可形成广泛连接,调节脊髓反射和节段间协同作用。纤维位于脊髓同侧,终止于第二级神经元。第二级神经元依其传递信息性质位于脊髓灰质或脑干延髓。

■ 第二个神经元(第二级神经元)的胞体位于脊髓或延髓,轴突跨越(交叉)中线至中枢神经系统的对侧,并上行至丘脑,终止于第三级神经元。

■ 第三个神经元(第三级神经元)的胞体在丘脑,发出轴突至同侧大脑半球顶叶的躯体感觉皮质。

脊髓内 2 条重要的白质束,即背侧(后)索和脊髓丘脑束,均具有以上三级结构。

后索

后索位于后正中沟和背角之间。后索内有不完全分隔的 2 条白质束,薄束靠内而楔束靠外。这些白质束传递本体觉(运动和关节位置觉)和分辨(精细)触觉相关的神经冲动。

后索包含初级传入神经元的轴突,这些轴突经背根神经节进入脊髓 (图 8.16)。薄束是来自下肢的纤维,在进入骶髓、腰髓和胸髓下段时,逐渐加入形成。楔束是来自上肢的纤维,在进入胸髓上段和颈髓时,逐渐加入形成。后索包含初级传入纤维,传递同侧肢体感觉信息,纤维上行直达延髓,终止于第二级神经元,第二级神经元胞体位于薄束核和楔束核。

第二级神经元发出轴突在延髓交叉称为内弓状纤维,然后上升进入脑干称为内侧丘系,与位于丘脑

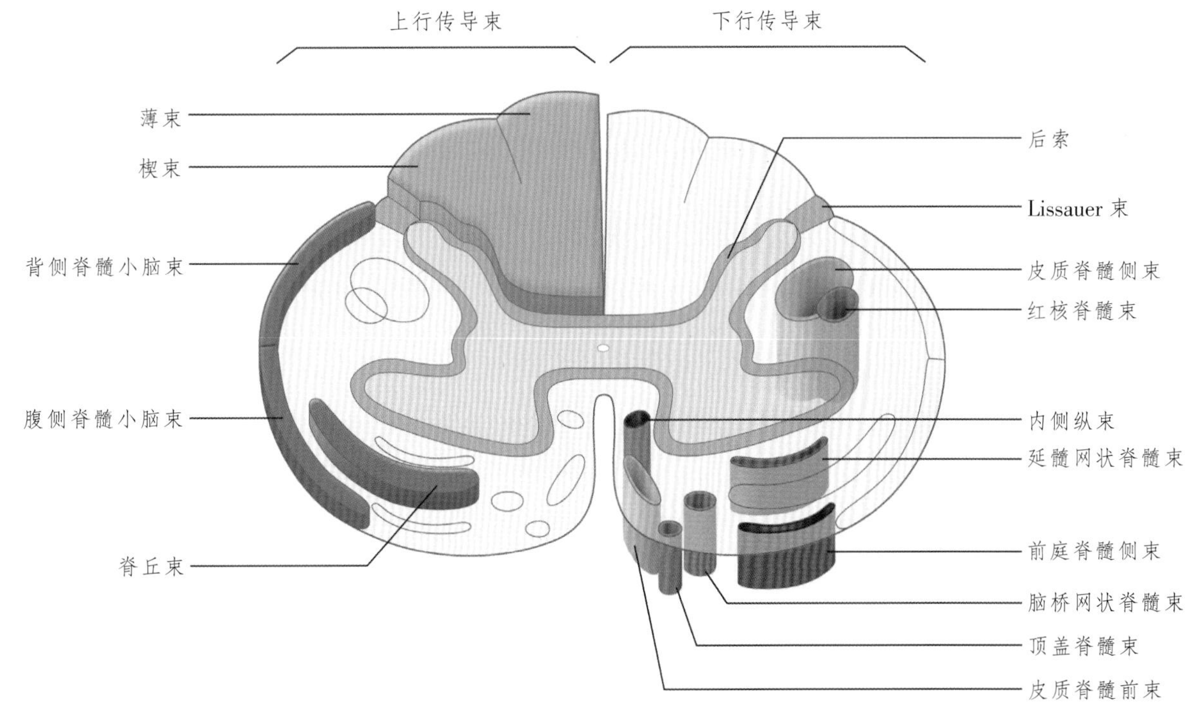

图 8.15 脊髓上行和下行的传导束。上行和下行束都是双侧显示。在此图中,左侧主要显示上行传导路,右侧主要显示下行传导路。图中标记了 Lissauer 束和固有束(包含上行和下行传导路)的位置。

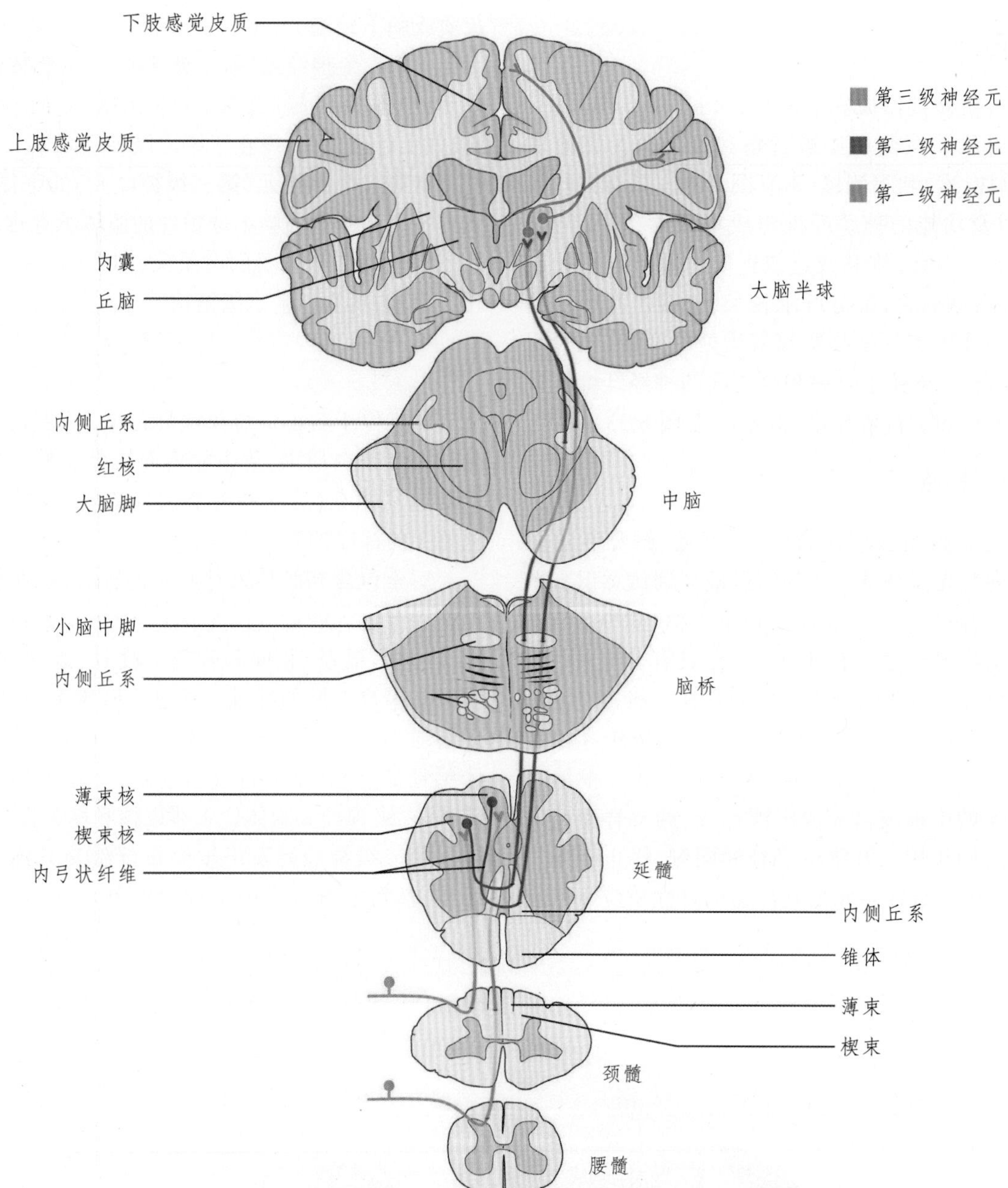

图 8.16 后索。显示有意识的本体觉和精细触觉中枢传导通路。

腹后外侧核的第三级丘脑皮质神经元形成突触。第三级神经元再向位于顶叶中央后回的躯体感觉皮质发出投射。

后索损伤

中枢神经系统梅毒感染的晚期是脊髓痨。主要影响腰骶段脊神经根和脊髓后索。出现本体觉缺失,导致跨阈步态和步态不稳(感觉性共济失调),当闭眼时,以上症状加重(Romberg 症)。

脊髓亚急性联合退行性变是维生素 B_{12} (氰钴维生素)缺乏导致的全身性疾病,也能导致恶性贫血。后索退行性变产生感觉性共济失调。如同时出现脊髓外侧索退行性变(联合),则导致肢体肌无力和肌痉挛。该病罕见,但非常重要,常规补充维生素 B_{12} 便可完全治愈。

多发性硬化症是一种免疫性疾病,特异性累及颈髓楔束,导致头和手指的本体觉丧失,引起手和手指的灵敏度严重受损,无法通过触摸辨别物体的形状及材质(实体感觉缺失)。

脊髓丘脑束

脊髓丘脑束位于脊髓灰质前角的外侧和腹侧。脊髓丘脑束传递痛觉、温度觉、无分辨性触觉(粗触觉)和压力觉信息。一些专家认为,外侧和腹侧脊髓丘脑束分别传递痛、温觉和压力觉,但是,这些纤维很可能混杂在一起。

丘脑脊髓束包含第二级神经元,胞体位于对侧脊髓背角,接受初级传入纤维(图 8.17)。脊髓丘脑束离开胞体后,经位于脊髓中央管腹侧的腹白连合交叉至对侧,加入对侧丘脑脊髓束。胞体发出的传递痛觉和温度觉的轴突,在同一节段立即交叉至对侧,而传递触觉和压力觉的轴突上行数个节段后,交叉至对侧。

脊髓丘脑束在脑干走行靠近内侧丘系,被称为脊丘系。多数纤维终止于丘脑腹后外侧核,终止于向躯体感觉皮质投射的第三级神经元。

脊髓丘脑束有时被称为“新脊髓丘脑系统”。因为它具有高度的躯体投射分布特点,感觉刺激的来源可

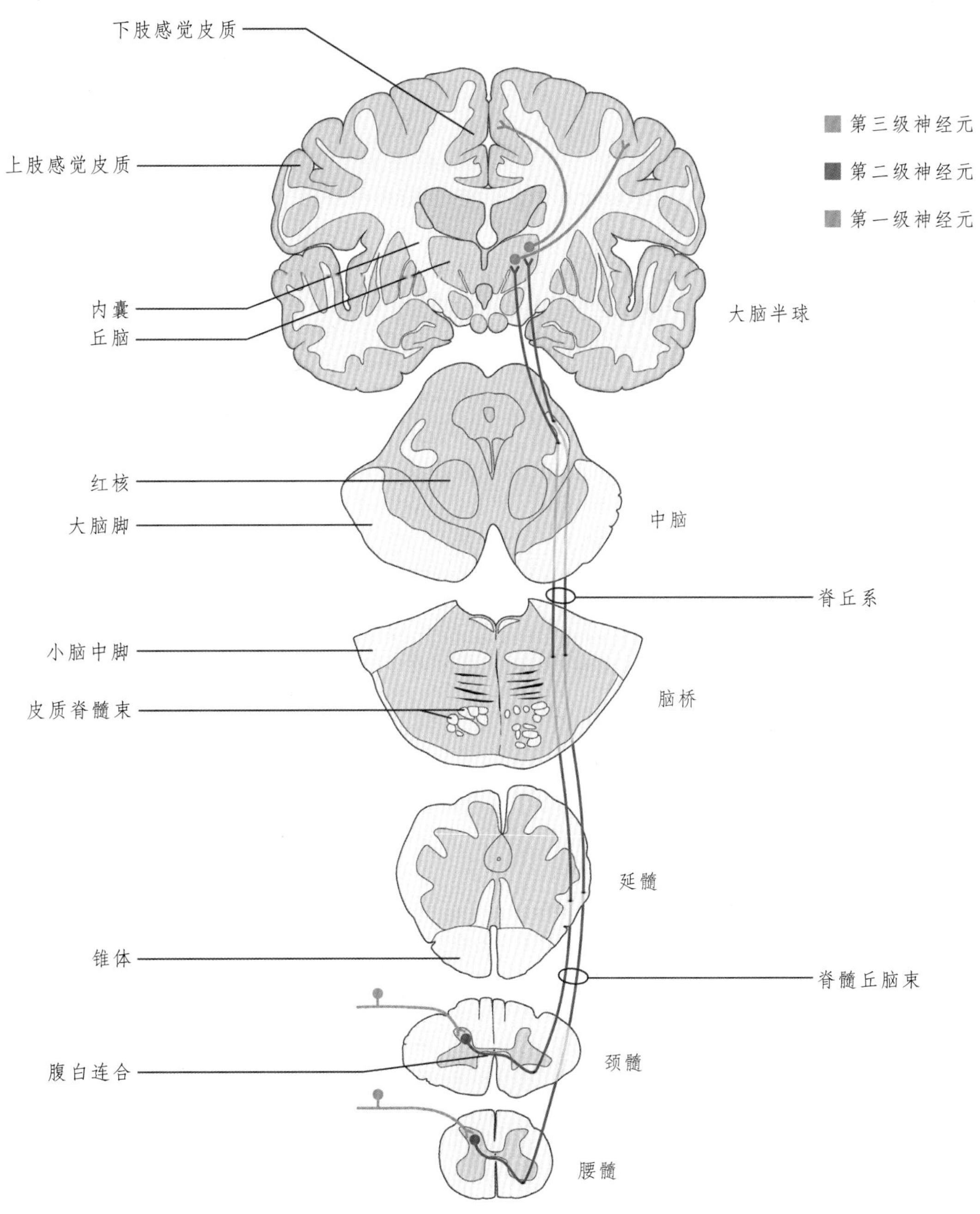

图 8.17 脊髓丘脑束。显示痛、温觉,触觉和压力觉的中枢传导通路。

以被精确的定位,传递锐痛、刺痛(有时称为“快”痛)。

脊髓丘脑束损伤

脊髓空洞症时,中央管扩大形成空洞,压迫周围神经纤维,可选择性累及脊髓丘脑束。传递痛、温觉的第二级神经元发出轴突经中央管腹侧的白连合交叉至对侧,在此过程中易受到损伤,导致上肢痛觉和温度觉丧失。由于患者轻触觉和本体觉未受影响,故这种现象被称为分离性感觉缺失。患者手部创伤和灼伤时,没有痛感,上肢关节紊乱却无不适感(Charcot 关节)。

多种原因导致的难治性疼痛时,可采用脊髓丘脑束选择性损毁术(脊髓纤维束切断术或束路切断术)。

脊髓网状丘脑系统在发生上古老,通过该通路,伤害性信息上传到更高位中枢。部分位于脊髓背角的第二级神经元在脊髓腹外侧区上行,然后终止于脑干网状结构,特别是延髓处的网状结构。网状丘脑束上行抵达丘脑板内核,进而激活大脑皮质。脊髓网状丘脑系统没有严格的躯体定位,被认为是钝痛、酸痛(有时被称为“慢”痛)的意识水平传导通路。

脊髓丘脑束和脊髓网状纤维的激活,可产生不愉快的感觉或者痛觉,并接受脑的下行调控。

由于躯体上行传导路以及躯体感觉皮质均有精确的定位关系,因此,当疼痛刺激来自躯体结构特别是来自体表时,肌体能够进行准确定位。但是源于内脏结构的疼痛常常定位不清。此外,源于内脏的伤害性刺激有时引发身体其他部位出现痛觉,被称为“牵涉痛”(图 8.18)。经典例子就是心脏疾病可引发左侧胸部、肩部和臂部的痛觉。牵涉痛机制还不清楚,可能是由于来自躯体和内脏的传入纤维汇聚在同一脊髓背角神经元上所致。

上行传导路中的脊髓小脑束传递信息是无意识水平的。

脊髓小脑束

来自肌梭、Golgi 腱器等机械性感受器和触觉感受器的信息,通过上行的脊髓小脑束传递至小脑,以控制姿势和共济运动。4 条通路参与其中,2 条通路传递下肢感觉,另外 2 条通路传递上肢感觉。脊髓小脑系统仅含有两级神经元,脊髓小脑束含有第二级神经元,胞体多位于脊髓背角,初级传入纤维终止于此。脊髓小脑束纤维部分在同侧上行,有些交叉至对侧上行(图 8.19)。脊髓小脑背侧束和腹侧束分别位于脊髓的背外侧和腹外侧(图 8.15),中继来自下肢的信息。脊髓小脑背侧束起于 T1–L2 节段 VII 层细胞群,即 Clarke 柱。轴突在同侧上行进入小脑下脚。脊髓小脑腹侧束纤维起于腰骶髓水平,纤维交叉至对侧脊髓,上行经过小脑上脚进入小脑。一些轴突在小脑白质内再发生交叉。

传递上肢信息的背侧脊髓小脑束是楔小脑束纤维。主要起源于颈膨大的初级本体觉传入纤维在同侧楔束(后索之一)内上行,终止于楔束主核外侧的延髓内,这群神经元称为外侧(副)楔核。神经元再发出轴突经小脑下脚进入小脑。传递上肢信息的腹侧脊髓小

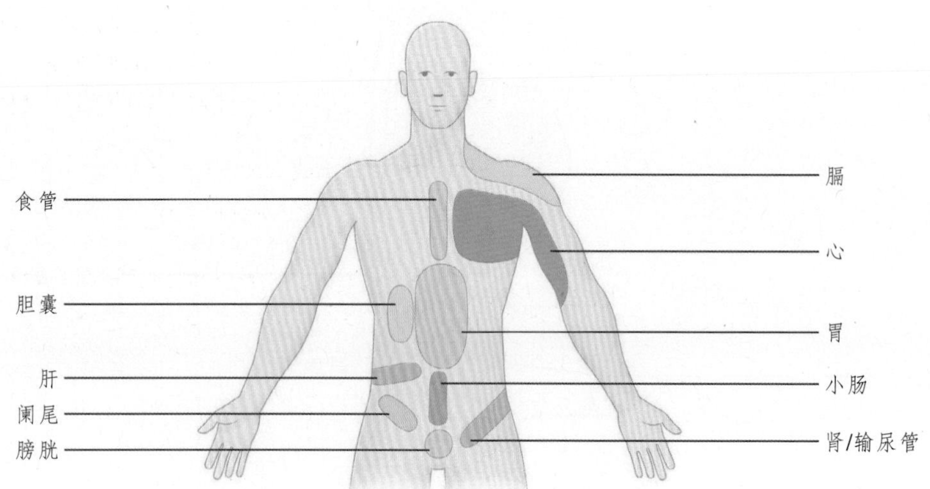

图 8.18 内脏器官疾病时的牵涉痛区。

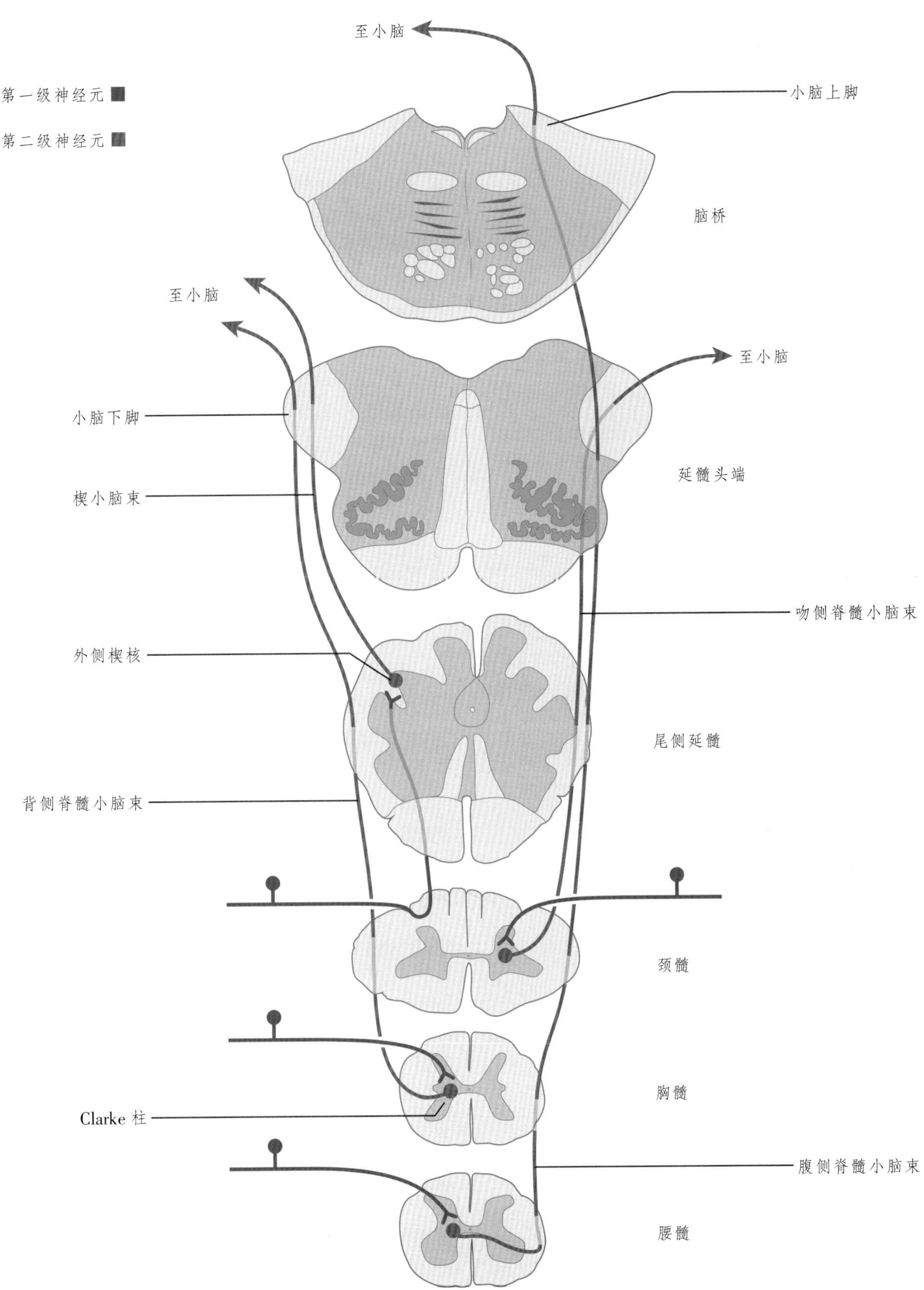

图 8.19 脊髓小脑束。左侧显示背侧脊髓小脑束和楔小脑束。右侧显示腹侧脊髓小脑束和吻侧脊髓小脑束。

脑束是吻侧脊髓小脑束。神经元胞体位于颈膨大,发出轴突在同侧外侧索上行,大部分经过小脑下脚进入小脑。

脊髓小脑束终止于小脑皮质,形成苔藓纤维,主要位于小脑蚓部和蚓旁区。

脊髓白质:主要的上行传导路

- 上行传导路传递意识水平和意识下水平的信息。传递意识水平的信息通路遵循从外周感受器到皮质的三级神经元模式。
- 后索(薄束和楔束)传递本体觉和精细触觉。第一级神经元将信息传递到同侧延髓的薄束核和楔束核。第二级神经元的轴突交叉至对侧,抵达丘脑。第三级神经元投射至躯体感觉皮质。后索的损伤(脊髓痨、维生素 B_{12} 缺乏)导致共济失调和精细触觉消失。
- 脊髓丘脑束传递痛觉、温度觉、触觉和压力觉。该束含有第二级神经元,胞体位于脊髓,发出轴突交叉至对侧,然后抵达丘脑,第三级神经元投射至躯体感觉皮质。脊髓丘脑束受损(脊髓空洞症)导致对侧半身的痛觉、温度觉、触觉和压力觉消失缺失。
- 脊髓小脑束含有第二级神经元,传递参与运动控制的肌肉、关节和触觉信息。脊髓小脑束受损导致共济失调(如 Friedreich 共济失调)。

Friedreich 共济失调

Friedreich 共济失调是遗传性退行性疾病,选择性引起脊髓小脑束受损,导致明显的臂部运动失调(意向性震颤)和蹒跚步态(共济失调)。儿童期发病,20 岁后,患者依赖轮椅。

脊髓下行传导路

脊髓下行传导路(图 8.15)起于大脑皮质和脑干,与运动、肌张力、脊髓反射和脊髓自主功能有关,并调控向高级中枢的传递。

皮质脊髓束

皮质脊髓束(图 8.20)与随意的、独立不连续的、技巧性运动有关,特别与肢体远端运动有关。这些运动有时被称为“分离”运动。皮质脊髓束的神经元胞体位于大脑皮质。胞体广泛分布于运动和感觉皮质,包括额叶的中央前回或称为第 1 级运动皮质,此处大的 Betz 细胞发出直径最大的皮质脊髓轴突。皮质脊髓轴突穿过放射冠和内囊等皮质下纤维系统,离开大脑半球,进入位于中脑的大脑脚。

皮质脊髓束经过脑桥腹侧部,抵达延髓,在延髓腹侧面形成 2 条隆起的索状结构,称为锥体。故皮质脊髓束也称为锥体束。在尾侧延髓,锥体束纤维几乎全部交叉。大于 75%~90%的纤维交叉进入对侧皮质脊髓外侧束,该束位于脊髓白质的外侧部,在背侧脊髓小脑束的深面;有 10%~25%的纤维不交叉,在前正中裂两侧下行,形成皮质脊髓前束,该束纤维在下行过程中逐节交叉到对侧。因此,皮质脊髓束主要终止于对侧脊髓,支配对侧肢体运动。

遗传性痉挛性截瘫

遗传性痉挛性截瘫是一种遗传性退行性疾病(常染色体显性遗传),以双下肢进行性肌无力和剪刀步态为特征。病变发生在外侧索,常侵犯到皮质脊髓侧束,主要累及脊髓胸段,可引起下肢痉挛性瘫痪,表现为腱反射亢进和足底伸肌反应增强,一般不影响感觉和膀胱排尿功能。

皮质脊髓束中约 55%的纤维终止于颈髓,20%终止于胸髓,25%终止于腰髓。其中部分纤维直接终止于脊髓前角细胞,与前角运动神经元之间形成单突触联系。

红核脊髓束

红核脊髓束起自中脑被盖区的红核(图 8.21),纤维向腹内侧走行,穿经被盖腹侧交叉,形成红核脊髓束,在皮质脊髓侧束前外下行(部分纤维和皮质脊髓侧束混合),主要兴奋支配屈肌运动的神经元。

红核脊髓束接受来自大脑皮质和小脑的纤维传入,因此大脑和小脑通过红核脊髓束(锥体外系一重要组成部分)影响脊髓运动功能。

顶盖脊髓束

起自中脑上丘(图 8.22),纤维向腹内侧绕经导水管周围灰质,穿经被盖背侧交叉,在脊髓前正中裂两侧下行,终止于脊髓颈段。上丘接受来自视觉的传入纤维,因此,该束也参与视觉反射。

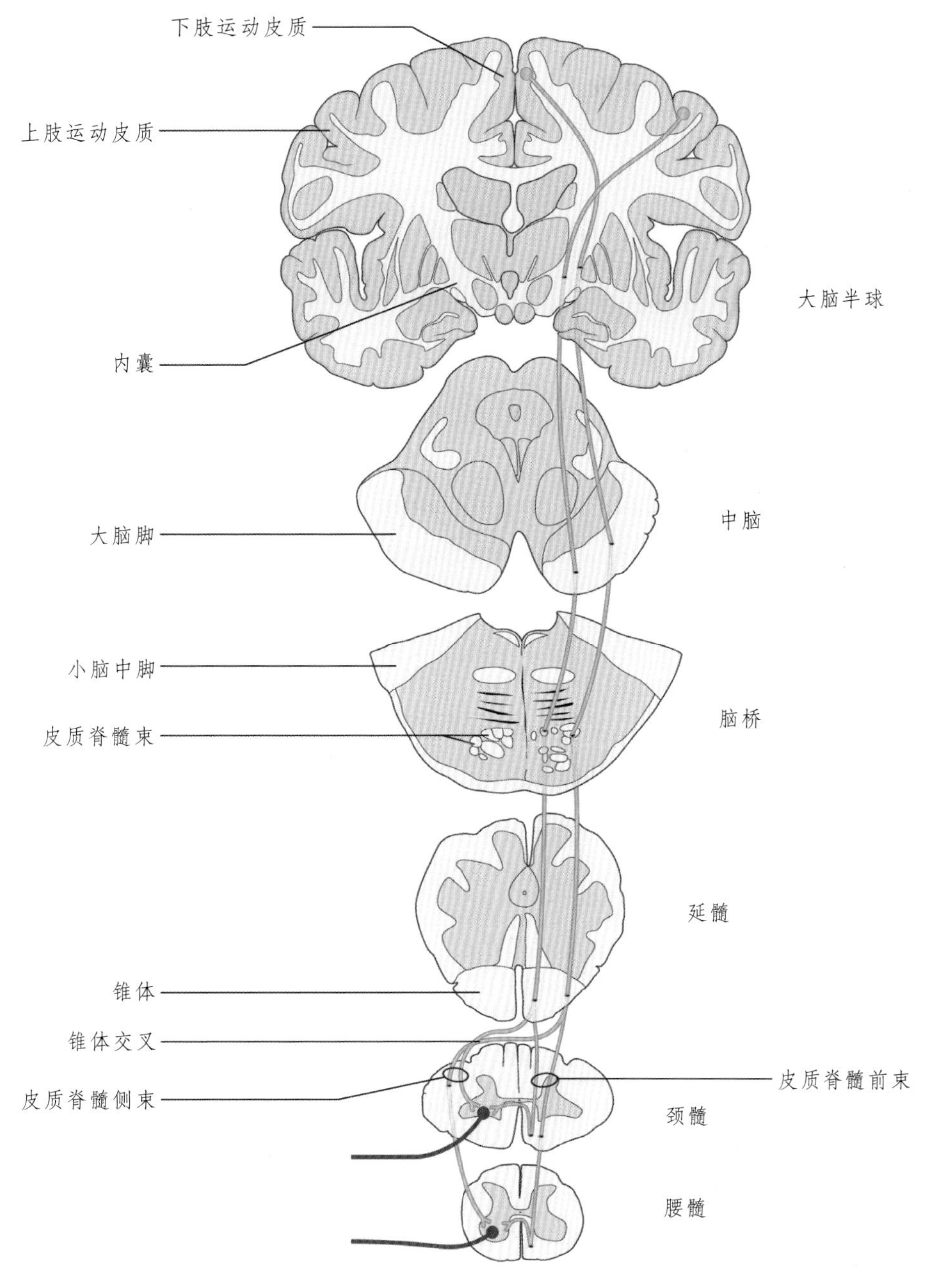

图 8.20 皮质脊髓束。

前庭脊髓束

起自第 4 脑室底、脑桥和延髓平面的前庭神经核(图 8.23),接受前庭感受器和小脑的信息传入。

前庭外侧核(Deiter 核)发出纤维形成前庭脊髓外侧束,在同侧前索外侧部下行,此束对支配伸肌运动的神经元有兴奋作用,主要兴奋伸肌,对抗重力作用,维持身体平衡和保持姿势。

前庭内侧核发出纤维加入到同侧前正中裂相邻的内侧纵束,也称前庭脊髓内侧束。

网状脊髓束

起自延髓和脑桥网状结构,来自脑桥网状结构的纤维沿同侧脊髓下行,形成网状脊髓内侧束(或脑桥网状脊髓束)。发自延髓网状结构的纤维沿双侧脊髓下行,形成网状脊髓外侧束(或延髓网状脊髓束)。以上两束纤维均走行于前索内。

网状脊髓束通过作用于前角 α、γ 运动神经元调节随意运动、反射活动和肌张力。网状脊髓束还调节心血管系统升压和减压反应,调节呼吸节律。

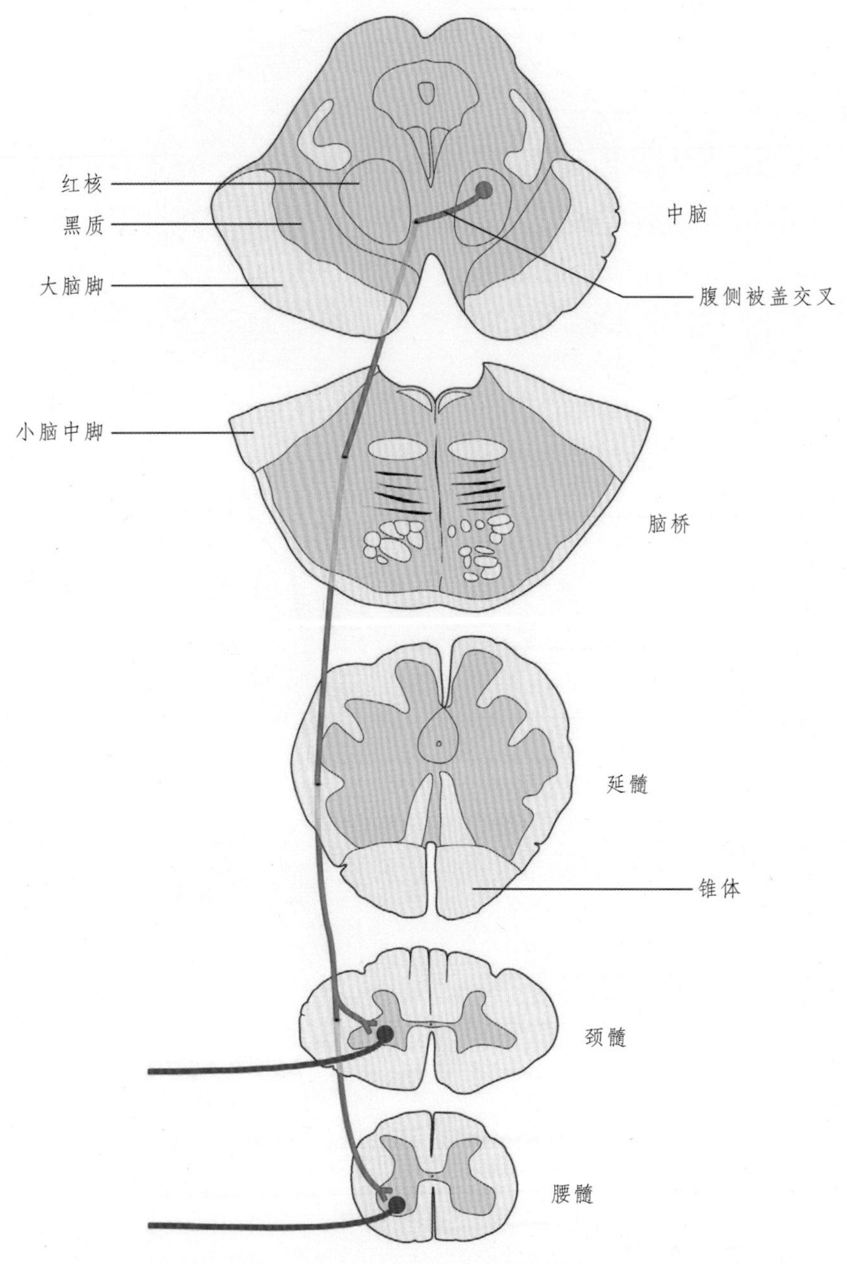

图 8.21　红核脊髓束。

脊髓白质:主要的下行纤维束

- 皮质脊髓束:调控不连续的技巧性活动,尤其是肢体远端的精细活动。起自大脑运动和感觉皮质,发出纤维经内囊、大脑脚、脑桥基底部到延髓锥体,在锥体处,大部分(75%~90%)纤维交叉到对侧,形成皮质脊髓侧束,小部分纤维沿同侧下行,形成皮质脊髓前束。
- 红核脊髓束:起自中脑红核,纤维经被盖腹侧交叉形成红核脊髓束。主要调节屈肌张力。
- 顶盖脊髓束:起自对侧上丘,纤维经被盖背侧交叉后形成顶盖脊髓束。参与视觉反射。
- 前庭脊髓束:起自前庭神经核,同侧前庭神经外侧核发出纤维组成前庭脊髓外侧束,主要兴奋伸肌,维持平衡和姿势。
- 网状脊髓束:起自脑桥和延髓。参与调节反射活动、肌张力和其他一系列重要的生理功能。

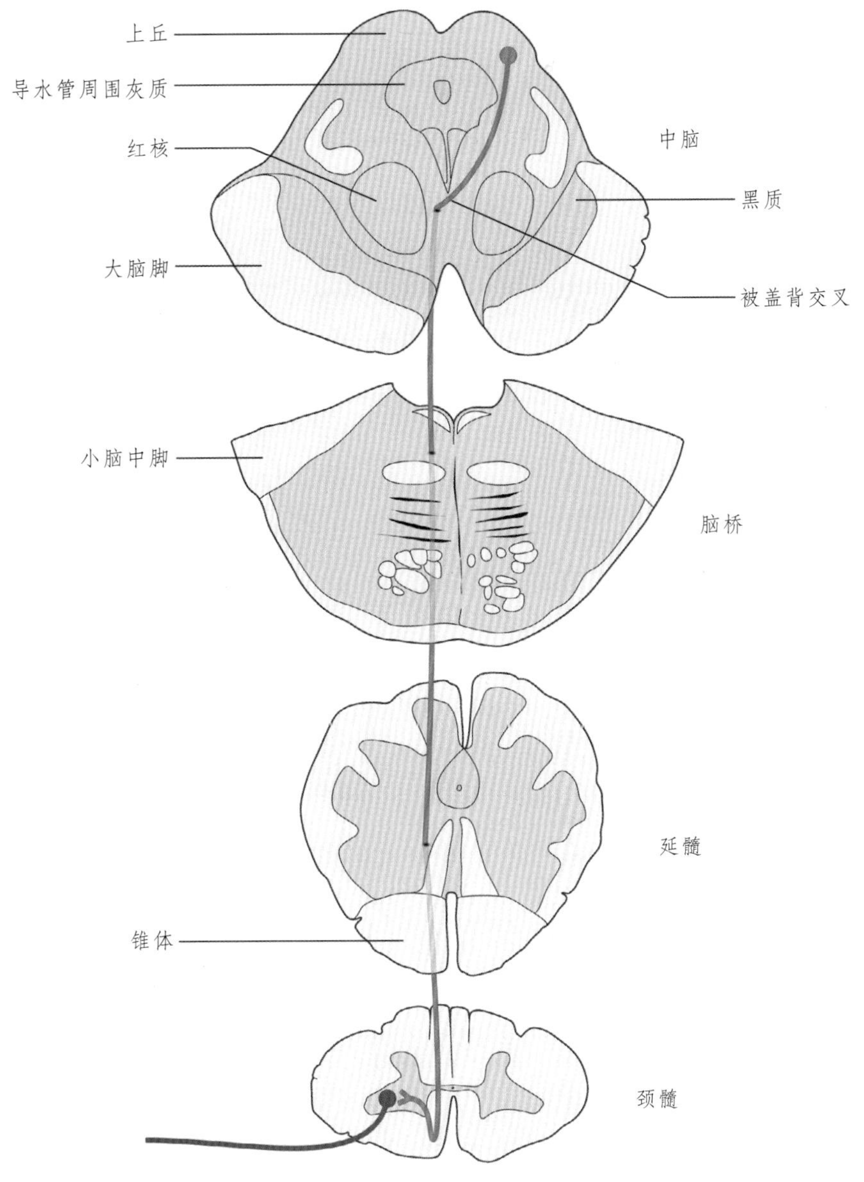

图 8.22　顶盖脊髓束。

脊髓损伤

脊髓前动脉栓塞和脊柱骨折创伤可引起脊髓急性损伤。脊髓慢性压迫和新生神经根的形成多由脊柱、被膜、神经根感染或肿瘤引起，也可由在椎间盘脱垂引起。

脊髓亚急性和慢性损伤常和多发性硬化引起的免疫紊乱有关。

脊髓和脊神经根局部损伤可产生以下 2 种临床表现：

1.节段性功能障碍。

2.影响下行运动和上行感觉传导通路。

脊髓不同部位损伤可产生不同的临床症状（图 8.24）。

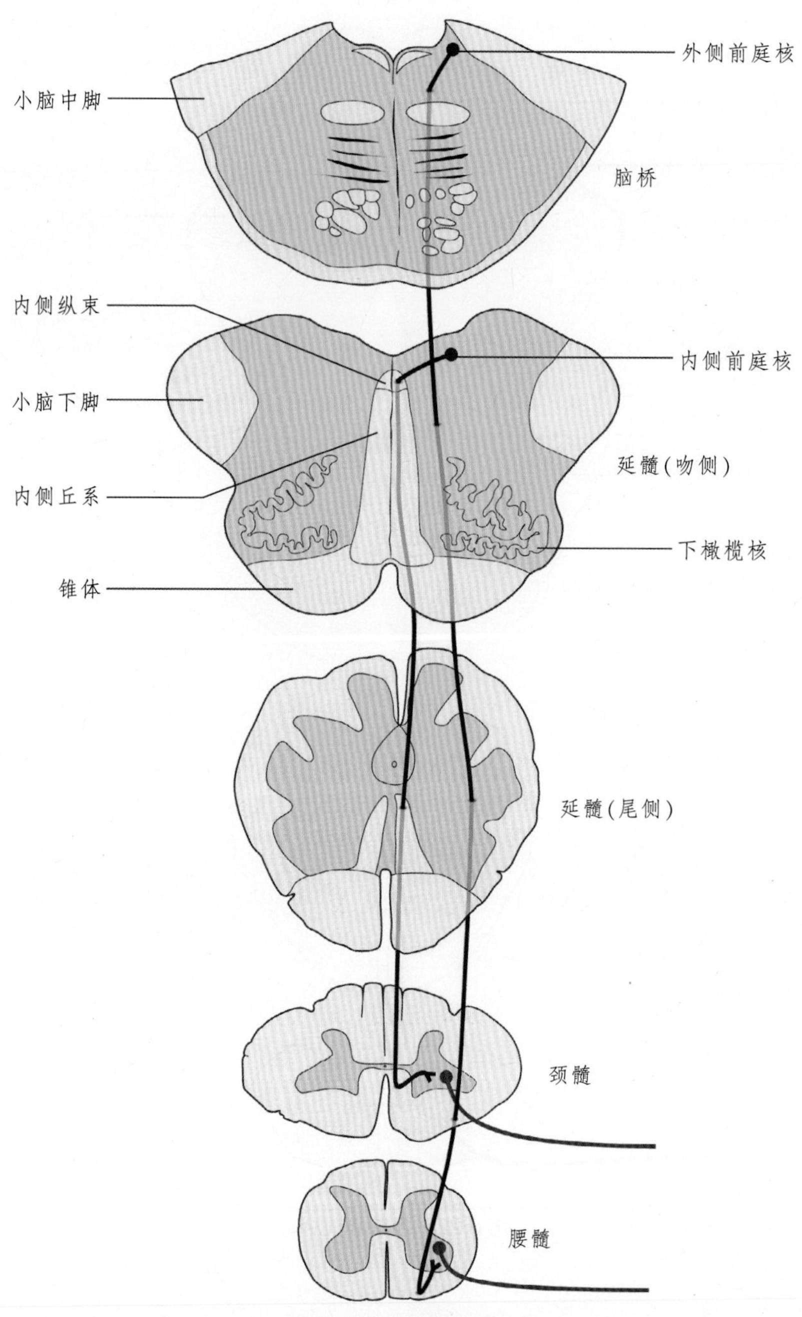

图 8.23 前庭脊髓束。

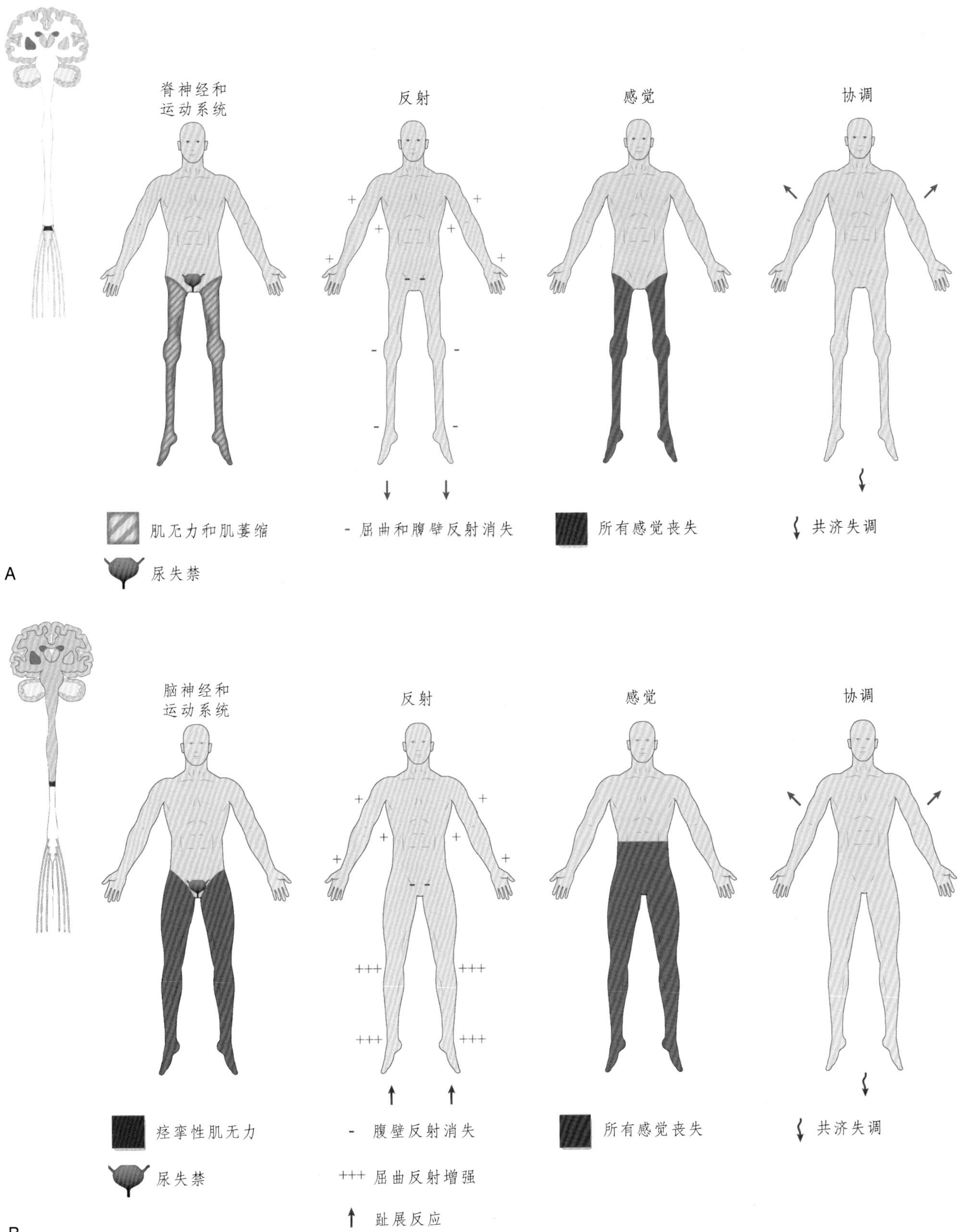

图 8.24 (A)腰骶段脊髓损伤。腰骶段脊髓损伤可引起下肢肌无力、肌萎缩及肌震颤、反射减退(下位运动神经元损伤)、小便失禁、损伤水平以下感觉缺失和感觉性共济运动失调。(B)胸段脊髓损伤。胸段脊髓损伤导致痉挛性瘫痪,反射亢进和足部伸肌反应(上位运动神经元的损伤),小便失禁,损伤水平以下感觉缺失和感觉性共济运动失调。(待续)

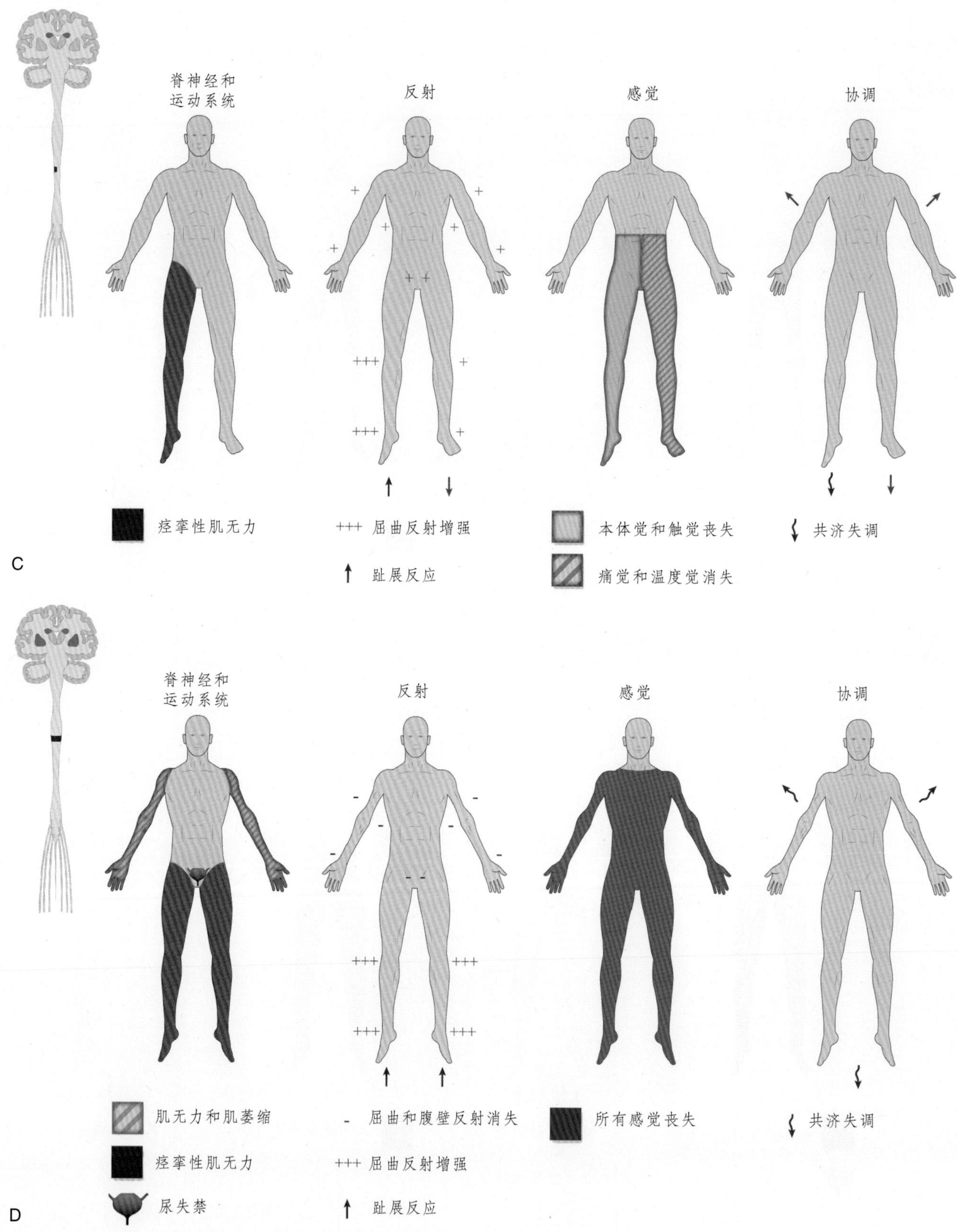

图 8.24(续) (C)胸部脊髓半横断损伤导致的布朗-色夸综合征。它的特征是同侧本体觉和上位运动神经元信号丧失(偏瘫/单瘫)和对侧痛觉和温度觉丧失。(D)下颈段脊髓损伤。一处颈髓损伤导致肌肉无力,废用以及自发性收缩和上肢反射消失(下位运动神经元损伤)。此外,在下肢出现痉挛性瘫痪,反射亢进和足部伸肌反应(上位运动神经元损伤),损伤水平以下出现尿失禁、感觉丧失以及感觉性共济失调。(待续)

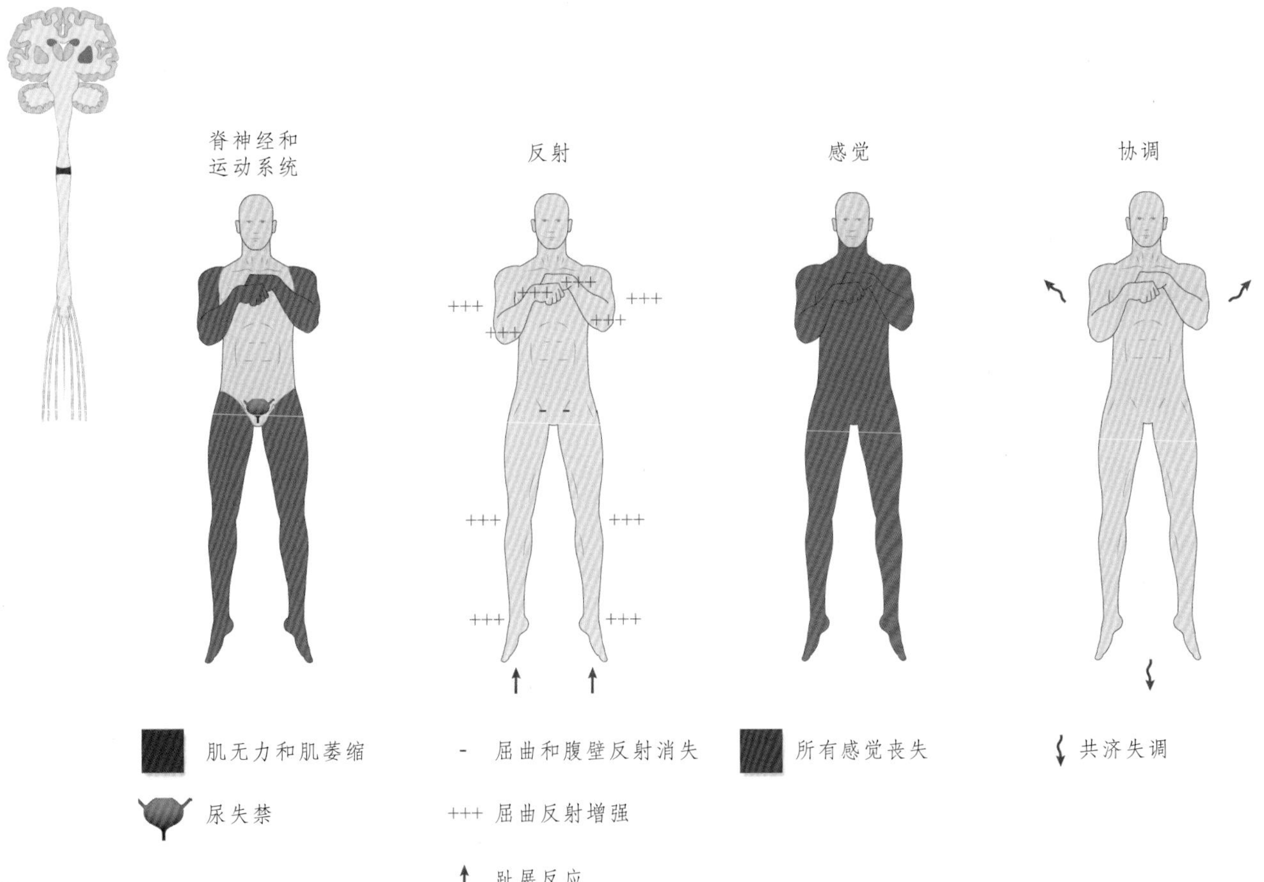

图 8.24(续) (E)上颈段脊髓损伤。一处颈髓的高位损伤导致四肢肌反射亢进性痉挛性瘫痪,足部伸肌反应(上位运动神经元损伤),损伤水平以下出现尿失禁、感觉丧失以及感觉性共济失调。

第 9 章

脑 干

脑干由延髓、脑桥和中脑组成。考虑到脑干是神经纤维的起始和终结处，古语中使用 bulb 一词来作为脑干的解剖学词汇（如 corticobulbar 是指起源于大脑皮质而终止于脑干的轴突）。而在临床上也使用 bulbar palsy 和 pseudobulbar palsy 这样的术语来代指延髓麻痹或者假性延髓麻痹，这些术语描述了和延髓功能障碍相关的综合征。

脑干位于枕骨基部（斜坡）与小脑相邻并大部分被其覆盖。在尾端，延髓经由枕骨大孔与脊髓相延续。在吻侧，脑干与前脑的间脑相延续。

脑干中含有上、下行的神经束路。其中一些起源于脊髓或脑半球并贯通脑干全长；另一些起源或者终止于脑干核团。脑干核团确实接受或发出 10 对颅神经中的一部分（Ⅲ～Ⅻ）连接于脑干的表面，这些核团被称为脑神经核。此外，脑干中包含一个综合的复杂的神经元结构被称为网状结构，在网状结构内有大量的单独可识别核团存在。网状结构有几个重要的功能，包括在意识水平的操控、疼痛的感知、心血管系统和呼吸系统的调节。它同样和脑神经核、小脑、脑干和脊髓运动通路存在广泛的联系，由此来影响运动、姿势和肌张力。脑干中含有单胺能神经元（多巴胺、去甲肾上腺素、5-羟色胺）的起源胞体，单胺能神经元已经在中枢神经系统中广泛地分布，并对于感觉、运动、自主和认知功能而言，非常重要。

脑干的外形

脑干的背侧面

如果切掉附属于小脑的 3 对神经纤维束，或称为脚（图 9.1 和图 9.2），去除被覆的小脑，便可看到脑干的背侧面。在延髓的背侧面，中脑背在正中沟处与脊髓相延续。在延髓的尾侧，脊髓后索（薄束和楔束，包括初级感觉神经元）在脊髓向吻侧延续到位于薄束核和楔束核的终止处，在这个位置有 2 个特征性的小突起，即薄束结节和楔束结节。

延髓尾部的三分之二含有从脊髓吻侧延续而来的中央管，因此，有时被称为延髓“封闭的”一部分。经过吻侧时，中央管逐渐向背侧偏移，直到吻侧延髓时开口于第 4 脑室。这一部分有时被称为“开放的”延髓。第 4 脑室底在吻侧延髓和脑桥的背侧构成了一个浅的菱形凹陷。在脑干的背侧，延髓和脑桥之间的界线并不清晰，但大概第 4 脑室底尾侧三分之一组成了吻侧延髓的背面，而脑室底吻侧的三分之二由脑桥的背侧组成。第 4 脑室在脑桥延髓连接水平变宽，在这个水平有外侧隐窝延续于脑干侧缘。此处的一个小孔（路施卡孔）为第 4 脑室内的脑脊液进入到大脑周围的蛛网膜下隙提供了通路。第 4 脑室吻部的侧壁由小脑上脚和小脑下脚组成，连接了脑干和小脑。在吻侧的脑桥处，第 4 脑室壁开始会聚并于脑桥延髓连接水平与一个细管道相连接，即中脑水管，中脑水管通过

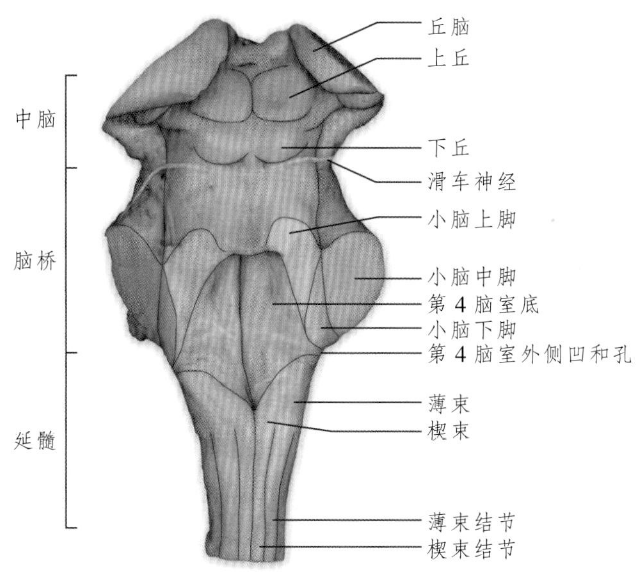

图 9.1 脑干的背侧观。

中脑全长。

中脑背侧以 4 个成对的隆凸为特征，它们是上丘和下丘，分别属于视觉系统和听觉系统。滑车神经(IV 脑神经)在下丘尾侧浅出。

脑干的腹侧面

在延髓的腹侧面，突出的纵向圆柱，即锥体，走行于腹侧正中裂两侧(图 9.3，9.4)锥体由埋于其下的锥体束或皮质脊髓束而得名。皮质脊髓束由起源于对侧大脑皮质的下行纤维组成。在尾侧延髓，70%~90%的纤维在锥体交叉处行至对侧，部分覆盖着腹侧正中裂下行组成了脊髓的皮质脊髓侧束。在锥体外侧面有一个突出的结节，即橄榄，其中包含着下橄榄核。下橄榄核和小脑有连接并参与运动控制。

延髓和脑桥之间的界线在脑干腹侧面非常明显。脑桥腹部是起源于腹侧脑桥内胞体(脑桥核)的横向纤维(桥横纤维或脑桥小脑纤维)，桥横纤维穿过对侧小脑中脚进入小脑半球。脑桥核接受来自大脑皮质(包括运动皮质)的皮质脑桥纤维并组成大、小脑皮质之间的重要连接，参与运动的协调功能。大量的桥横纤维遮盖了其深面的皮质脊髓束。

中脑腹侧面由 2 个大的圆柱状下行纤维组成，即大脑脚或大脑脚底。在中线处，2 个大脑脚被脚间窝分开。大脑脚底向吻侧延续于大脑半球的内囊(图 1.27)，由大脑半球经内囊到达脑干和脊髓的皮质延髓束和皮质脊髓束组成。它们的主要功能是对运动进行调控。

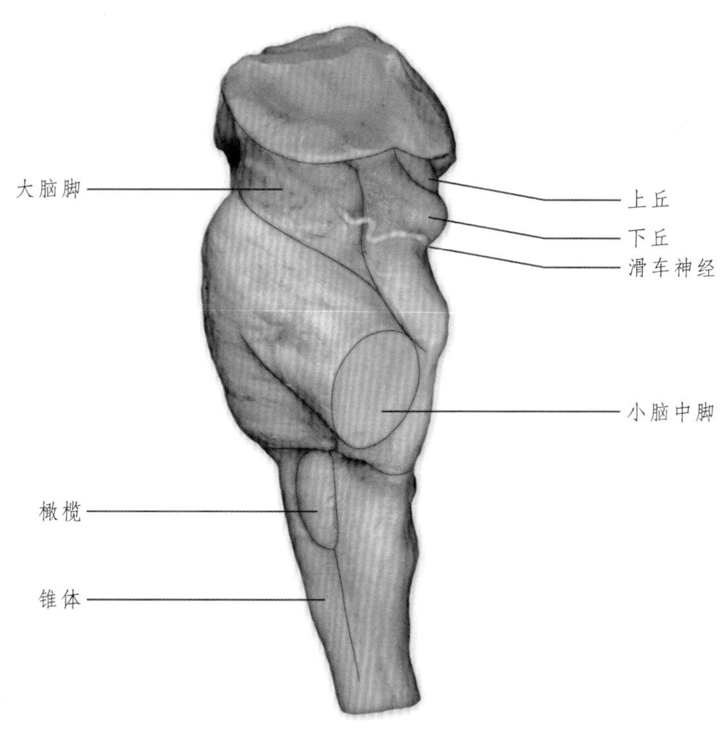

图 9.2 脑干侧面观。

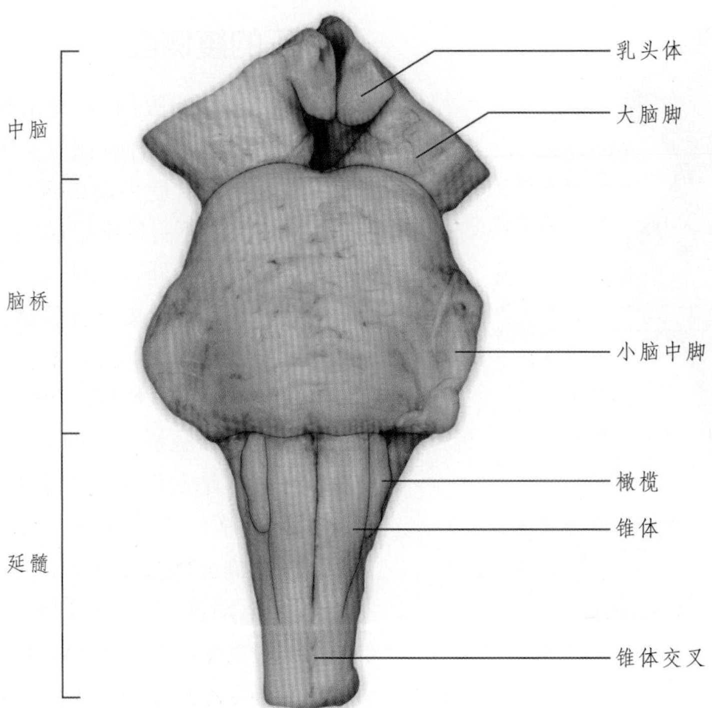

图 9.3 脑干腹侧观。

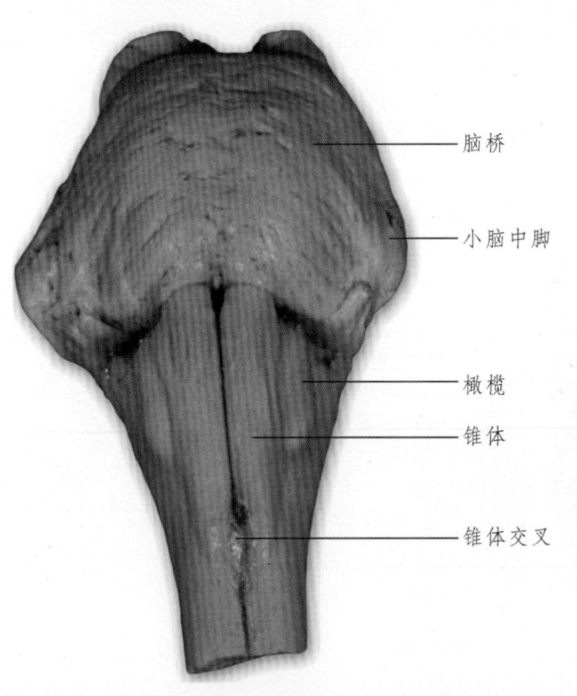

图 9.4 脑干腹侧观展示了锥体交叉。

脑干的外形

- 脑干由延髓、脑桥和中脑组成。
- 在脑干背侧面可观察到后索、第 4 脑室底、上丘和下丘。
- 吻侧延髓和脑桥的背面形成第 4 脑室底,脑脊液通过第 4 脑室的外侧孔和中间孔流向蛛网膜下隙。中脑导水管贯穿中脑,位于上、下丘深面。
- 在脑干腹侧面可观察到锥体束、桥横纤维和小脑脚。
- 下、中、上小脑脚分别将小脑连接到延髓、脑桥和中脑。

脑干的内部结构

延髓尾部

脊髓到延髓延续过程中,灰质和白质发生较大变化(图 9.5)。腹角大幅度变细。背角被三叉神经感觉主核(三叉神经脊束核)尾侧亚核所取代。三叉神经感觉主核类似于脊髓背角,接受来自头部的一般感觉初级

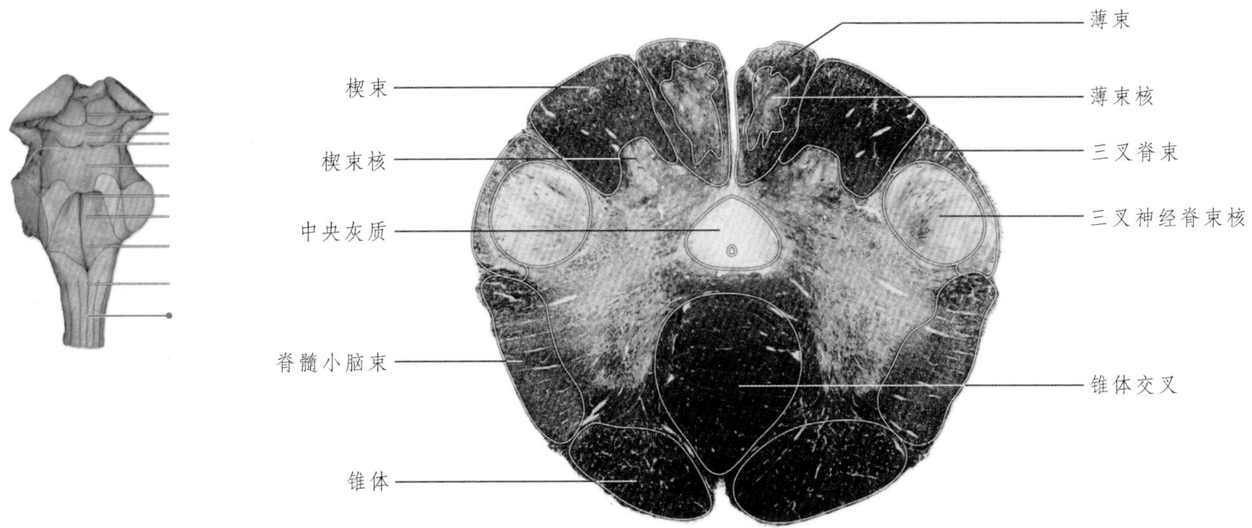

图 9.5 延髓尾段锥体交叉水平的横切面。图 9.5 至图 9.13 使用的都是 Weight-Pal 法染色。富含神经纤维的区域被染成深色，而富含胞体的区域则相对较淡。

传入纤维，此纤维随三叉神经进入脑干。三叉神经感觉主核是一个大的核团，贯穿脑干全长，并延续到脊髓的上部节段。三叉神经尾侧亚核和疼痛以及温度的调节有关。三叉神经连附于脑桥，因此，终止于三叉神经尾侧亚核的神经终末在脑桥水平通过三叉神经脊束下行。三叉脊束位于三叉神经尾侧亚核的浅面。

在延髓腹侧，大多数锥体束交叉至对侧，向下走行于背侧，组成皮质脊髓侧束。

延髓中部

在延髓中部腹侧，锥体交叉形成凸起。在延髓中部背侧表面，后索的上行纤维终止于薄束核和楔束核。薄束核和楔束核分别位于薄束和楔束的深面(图 9.6)。

后索由初级感觉神经元组成，这些神经元的胞体位于脊神经的背根神经节，后索纤维是交叉后的上升纤维，终止于薄束核和楔束核。薄束核和楔束核是第二级神经元的胞体。初级神经元轴突经过脊髓腹侧和形成内弓状纤维于中线处交叉。之后，纤维上行形成内侧丘系。内侧丘系经由吻端延髓、脑桥和中脑，终止于丘脑腹后核内的第三级神经元。

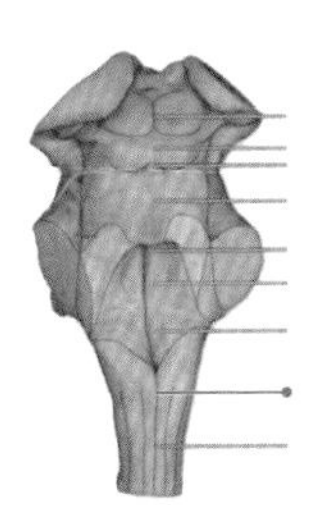

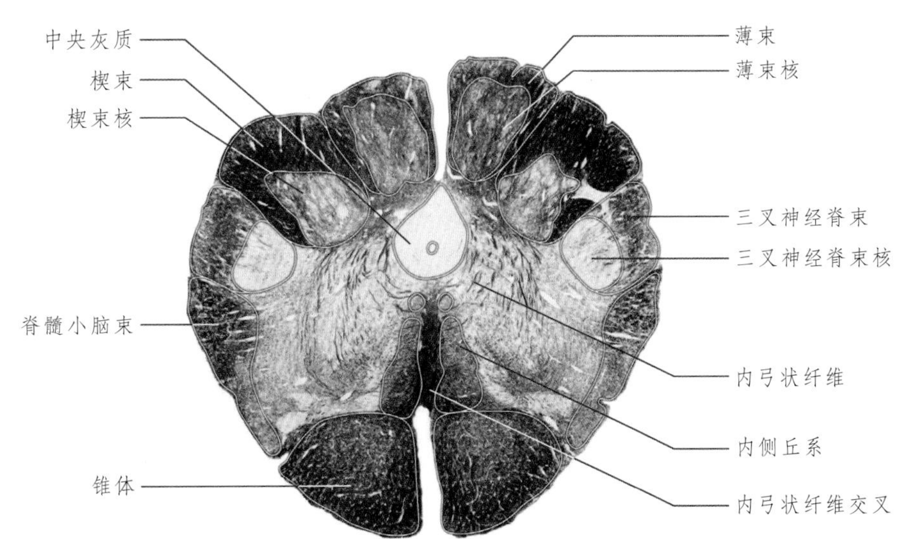

图 9.6 延髓中部丘系交叉水平的横切面。

延髓吻端

延髓吻端出现大量新的结构,与脑室系统及小脑相关。在延髓的腹侧,锥体束下行纤维仍然十分明显。锥体束的脊内侧走行有上行的内侧丘系,双侧内侧丘系分布于中线的两侧(图 9.7)。延髓吻端中线处分布有脑干网状结构,其中最具代表性的是中缝大核,是5-羟色胺能神经元的主要聚集区。锥体束的背外侧和内侧丘系的外侧存在下橄榄核,位于隆起的橄榄结构深面。下橄榄核像开口向内的两个袋状结构,传入和传出纤维从开口中通过。下橄榄核运动的有关控制,接受来自大脑半球运动、感觉皮质以及中脑红核的传入纤维。它的主要传出纤维经由小脑下脚到达小脑。在小脑内,起源于下橄榄核的轴突形成攀缘纤维,终止于齿状核和小脑皮质的蒲肯野细胞形成兴奋性突触联系。

下橄榄核的背侧和内侧丘系外部存在着从三叉丘脑束或三叉丘系,以及脊髓丘脑束或脊髓丘系。上行到丘脑腹后核的二级感觉纤维。

延髓吻端的背侧组成第 4 脑室底的一部分。在脑室底的深部存在着大量的脑神经核,其中一些核团可经染色被清晰辨认,而另一些则不能。紧挨着第 4 脑室底的下方,中线外侧有舌下神经核,发出舌下神经来支配舌肌运动。在舌下神经核的外侧是迷走神经背运动核,发出副交感神经纤维加入迷走神经。第 4 脑室底的尾侧部称为最后区。在此处,对从血液进入脑的化学物质起选择性通透作用的血-脑脊液屏障发生缺失。该区域是引起呕吐的物质(催吐物)的作用部位。在第 4 脑室底的外侧存在前庭神经核,接受来自于前庭神经的初级传入纤维。舌下神经核腹内侧部靠近中线处分布有内侧纵束。它含有上行和下行纤维,延续至脑桥和中脑。在脑干内部,内侧纵束将前庭神经核和支配眼外肌的神经核(展神经核、滑车神经核以及动眼神经核)相连,控制头部和眼球的协调运动。

延髓吻端的背外侧小脑下脚称为绳状体。含有延髓和小脑之间的神经纤维。其中主要的是橄榄小脑纤维和脊髓小脑背侧束。橄榄小脑纤维连接前庭神经核和小脑。脊髓小脑背侧束传递来自下肢的本体觉信息。在小脑下脚的背侧和外侧分布有背侧和腹侧蜗神经核,它们接受蜗神经的传入。在小脑下脚的内侧和前庭神经核的腹侧分布有孤束核,其周围围绕着小的密集纤维束,即孤束。孤束核接受面神经、舌咽神经和迷走神经的内脏传入传递至脑干。在第 4 脑室底深部、孤束核腹侧和下橄榄核的背侧,存在疑核。它发出运动纤维进入舌咽神经、迷走神经和副神经的颅根部分,支配咽部和喉部的肌肉。

脑桥

脑桥分腹侧的基底部和背侧的被盖。腹侧部的特征是众多的横向脑桥小脑纤维束,它们起源于分散的细胞群,即脑桥核,并经由巨大的小脑中脚(桥臂)进入小脑的对侧(图 9.8 至图 9.10)。皮质脊髓纤维(其延续于延髓锥体)小的、分散的纤维束,纵向走行于桥横纤维束之间。

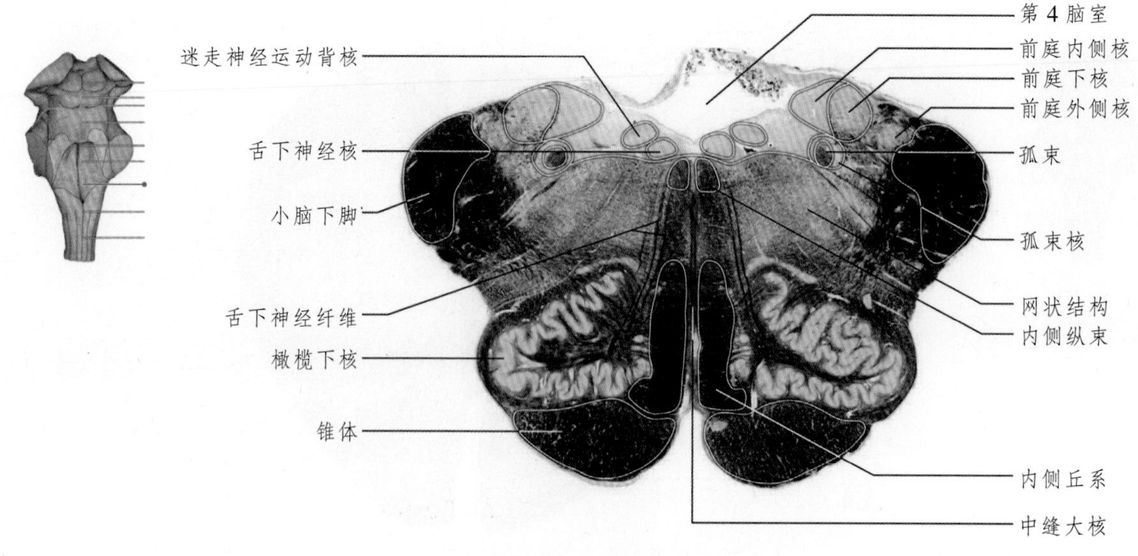

图 9.7 延髓吻侧的下橄榄核中部平面。

内侧丘系的上行纤维被锥体处分开并移位至背侧，与脊髓丘系以及三叉丘脑束（三叉丘系）汇合，中间穿插有桥横纤维。内侧丘系旋转 90°，呈水平位，将脑桥划分为背、腹两部分。在脑桥的尾段和中段（图 9.9），靠近上行的丘系纤维，以及脑桥小脑纤维背侧，有另外一束斜行的纤维，这就是斜方体。它包含了从蜗神经核发出穿过脑干的听觉纤维。它们上行至脑干成为外侧丘系（图 9.10），终止于下丘。

在第 4 脑室底的下面，在脑桥被盖内存在大量的脑神经核。其中包括展神经核（支配外直肌）、面神经运动核（支配面部表情肌）和三叉神经运动核（支配咀嚼肌），这些核团都发出运动神经轴突到达各自的颅神经。同样早已进入延髓的三叉神经感觉核在脑桥处最大程度延伸，毗邻三叉神经的起源处。

在脑桥的吻端，小脑上脚组成了第 4 脑室的侧壁，跨越其间的薄层的上髓帆组成了第 4 脑室顶。小脑上脚包含了一些小脑传入纤维，如脊髓小脑腹侧束，传递来自下肢的本体觉。但是，小脑上脚主要包含小脑上行传出纤维，它们终止于中脑红核和丘脑腹外侧核，与运动共济有关。小脑上脚在进入中脑时，在中线处会合。在脑桥的最吻端，接近脑桥中脑联结处（一个被称为峡部的区域），第 4 脑室急剧变细，成为中脑导水管（图 9.10）。包围中脑导水管（如同脊髓灰质包围脊髓的中央管）的灰质含有着色神经元，即蓝斑。蓝斑是去甲肾上腺素能神经元存在的主要部位。

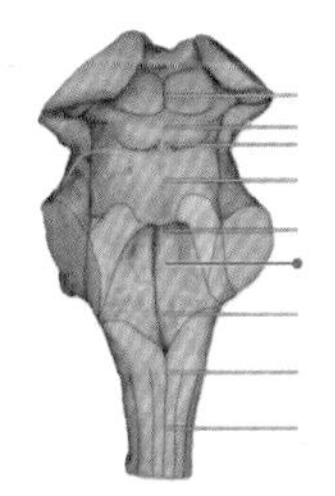

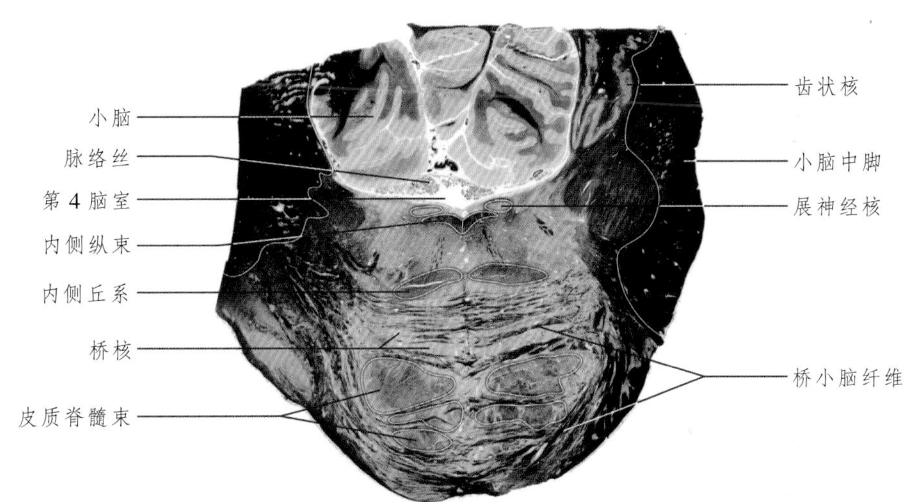

图 9.8 尾段脑桥横切面。

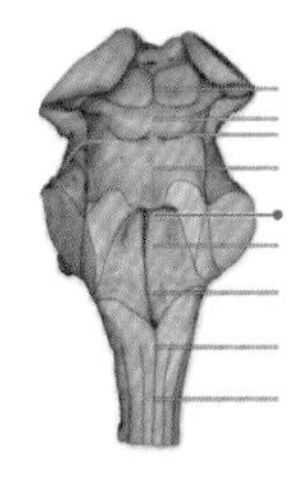

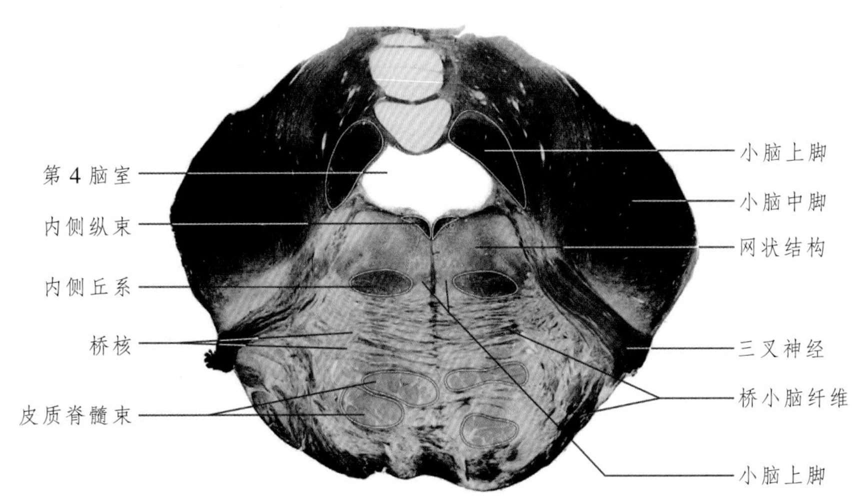

图 9.9 脑桥中部三叉神经横切面。

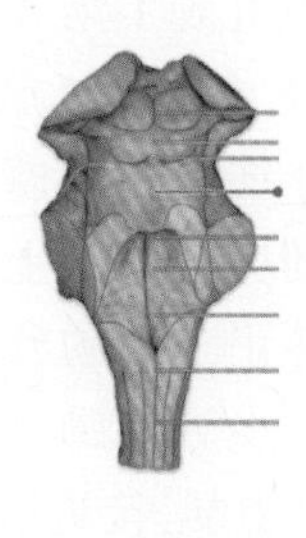

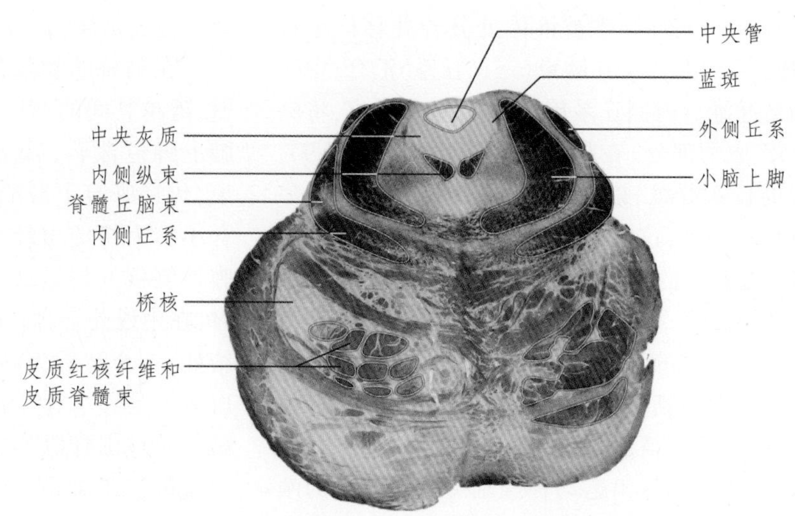

图 9.10 吻段脑桥横切面。

中脑

中脑(图 9.11 至图 9.13)被中脑导水管分为背侧和腹。背侧被称为顶盖，主要包含上、下丘(四叠体)。中脑的腹侧被称为被盖。被盖腹侧由大脑脚的大量纤维构成。大脑脚这个术语有时被用作脚底的同义词，但是严格来讲，大脑脚指的是腹侧中脑，不包括顶盖。

在中脑尾侧部，下丘内是由部分上行的听觉(听觉的)投射纤维组成。上行的听觉纤维进入外侧丘系，并终止于下丘。下丘发出纤维终止于丘脑的内侧膝状体核，然后横向颞叶的听觉皮质传递。

中脑头端的上丘是视觉系统的一部分。它主要的传入来自于枕叶视觉皮质和额叶动眼区皮质的皮质顶盖纤维。这些传入和眼睛运动有关。当观察移动的物体时(眼平稳随意运动)，或者当凝视的方向改变时(眼迅速扫动)，这些输入就会控制眼球运动与视觉的协调性。此外，视觉皮质发出皮质顶盖束也参与了这一类视觉调节反射(第 10 章)。

少部分视束中的视觉纤维终止于上丘吻侧。顶盖前区和邻近控制眼部平滑肌运动的中脑节前副交感神经元(动眼神经副核)相联系，是瞳孔对光反射通路的一部分(第 10 章)。

在上丘腹侧，中脑导水管贯穿中脑全长。中脑导水管周围是一个梨形的灰质区域，即导水管周围灰质(或中央灰质)。在导水管周围灰质的腹部，于下丘和上丘的水平分别存在着滑车神经核和动眼神经核，它

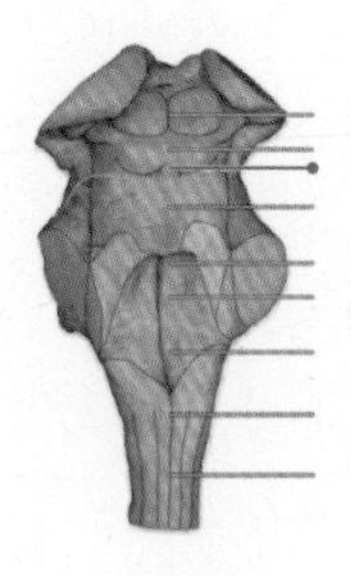

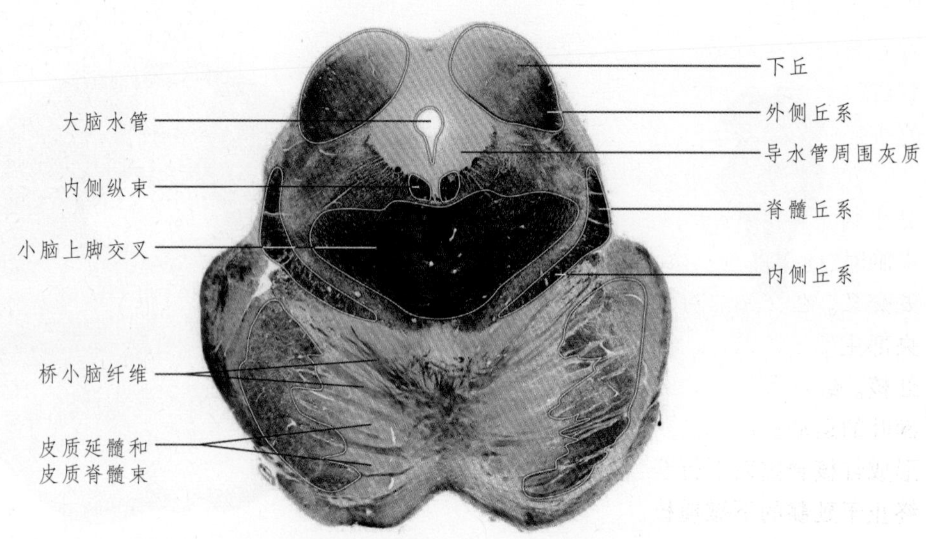

图 9.11 脑干的脑桥中脑连接处的横切面。

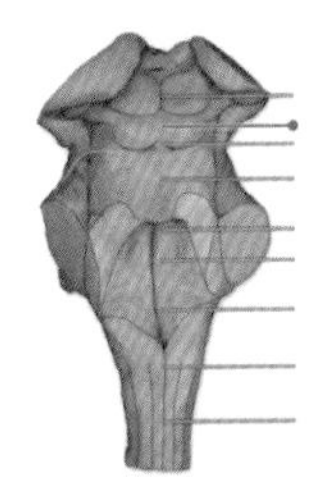

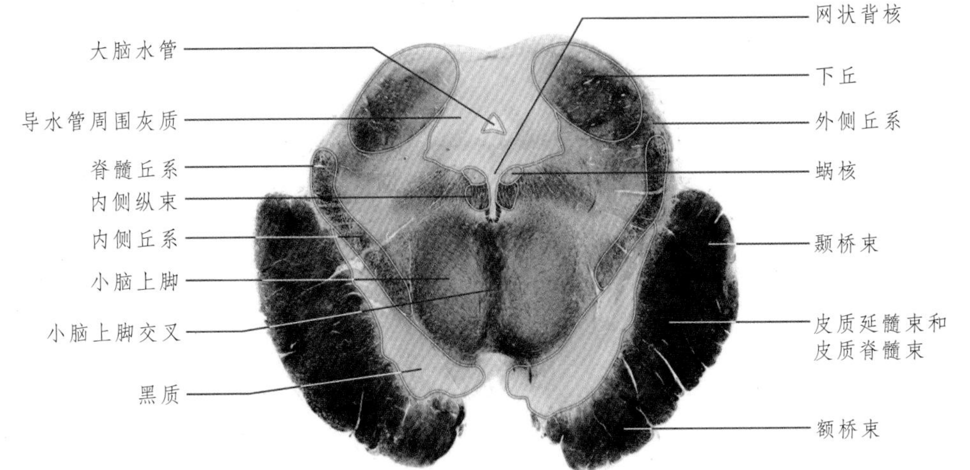

图 9.12 尾段中脑下丘水平横切面。

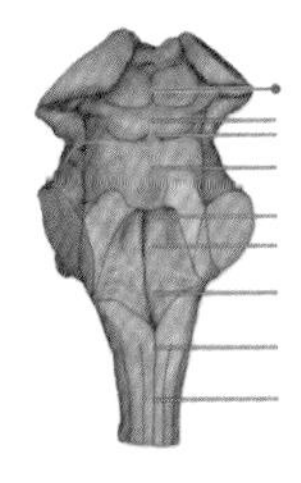

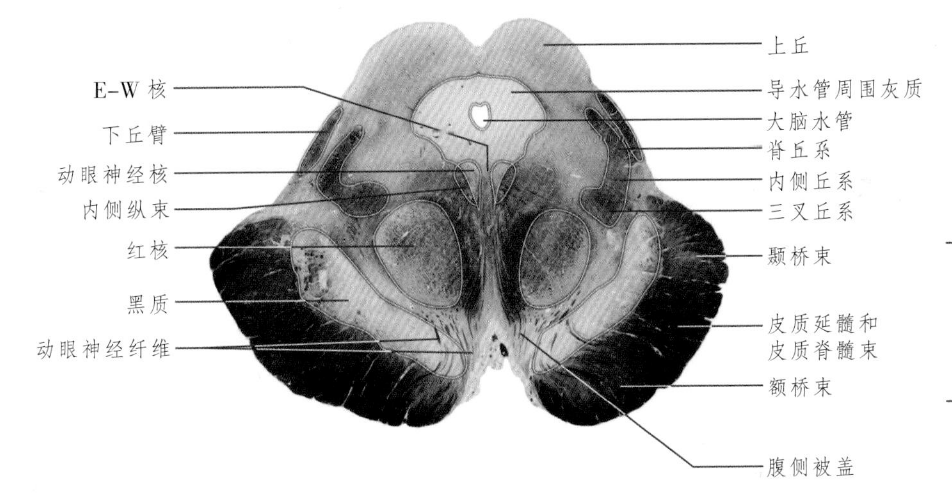

图 9.13 吻段中脑上丘平面横切面。

们支配控制眼球运动的眼球外肌。靠近动眼神经核处存在着动眼神经副核。接近这些核团周围走行有内弓状纤维，它将这些核团与脑桥的展神经核和延髓的前庭神经核相连接，对凝视的控制起重要作用。

在下丘的水平(图 9.11 和图 9.12)，中脑被盖主要是小脑上脚(结合臂)。小脑上脚起源于小脑，在进入中脑时，向腹内侧汇聚。在下丘下方，小脑上脚于中线处交叉。在交叉的吻侧，上丘水平(图 9.13)，被盖的中央部主要是红核，小脑上脚的一些纤维主要就终止于红核。红核参与运动的控制。红核的传入主要来源于额叶的运动皮质。红核的传出纤维穿过被盖腹侧交叉形成红核脊髓束下行至脊髓。红核还发出被盖中央束终止于延髓的下橄榄核。

中脑被盖的最腹侧部分是黑质。它由两个部分组成：致密部和网状部。致密部由以多巴胺为神经递质的着色神经元和黑色素神经元组成。这些神经元发出轴突至前脑基底神经节的尾状核和壳(纹状体)一起组成黑质纹状体通路(第 14 章)。这一联系对控制随意运动、姿势和肌张力很重要。黑质致密部的退化和帕金森病有关。多巴胺能神经元从致密部的腹内侧延伸到背内侧腹侧被盖区(VTA；图 9.13)。腹侧被盖区内的多巴胺能神经元发出中脑边缘多巴胺能通路，纤维上行终止于许多前脑结构，如伏隔核、杏仁核、透明隔、扣带回、视皮质和前额叶皮质(图 9.14)。黑质的无色素部称为网状部。其功能与内侧苍白球类似。苍白球也是基底神经节的一部分，两者有非常相似的纤维联系。

黑质腹侧是大脑脚底。其中包含了所有经由内囊离开大脑半球的皮质下行传出纤维。大脑脚中的 50%

是皮质延髓束和皮质脊髓束。皮质延髓束主要终止于脑干的脑神经运动核。皮质脊髓束(锥体束)穿脑桥进入延髓锥体。

大脑脚除包括皮质延髓束和皮质脊髓束外,还包含皮质脑桥束。皮质脑桥束起源于大脑皮质广泛区域,终止于脑桥腹部的脑桥核。脑桥核发出纤维经小脑中脚进入小脑,参与运动调节。

网状结构

脑干网状结构占据脑干全长,为细胞和纤维交织的弥散性结构,在进化上属于脑的古老结构,具有一系列重要的生理功能,还含有维持生命活动的基本中枢。脑干网状结构与中枢其他部位有广泛的输入和输出联系,提示网状结构的复杂性及多样性。网状结构内神经元轴突可分为长的上升支和下降支,这种长距离的轴突分布模式使脑干在神经纵轴上与其他结构之间发生丰富的纤维联系。网状结构内有一些核团已有较为明确的结构,而有些核团在解剖学上尚存在争议。例如,呼吸中枢和心血管中枢,这两个中枢涉及的核团散在地分布于延髓外侧部和脑桥尾侧部的网状结构中,控制呼吸运动和心血管活动。

下行的网状脊髓束起自延髓和脑桥的网状结构,调节肌张力和维持姿势。延髓网状结构内有一群大胞体细胞,为"网状核大细胞部",发出下行纤维组成外侧网状脊髓束。

脑干内部分网状结构发出上行纤维束组成脑干上行激活系统。其网状结构神经元以胆碱能神经元为主,这些神经元接受多个来源的感觉传入,经丘脑中间核(主要是板内核)中继,投射到大脑皮质并激活皮质神经元,维持觉醒状态。

脑干中线上分布的一系列核团称为脑干中缝核簇(图 9.7 和图 9.12),是血清素能神经元聚集区。该种神经元以血清素(五羟色胺,5-HT)作为神经递质,发出轴突分布到中枢神经系统的广泛区域,包括丘脑、下丘脑、纹状体、杏仁核、海马和大脑皮质的大部分区域(图 10.15)。其功能尚不清楚,但是分布到前脑的上行纤维和认知、情绪以及睡眠的神经机制有关。5-HT能神经元还投射到小脑。延髓中缝大核下行投射到脊髓,参与脊髓背角疼痛信息的调控(图 8.11)。部分下行纤维束含有脑啡肽。

蓝斑是位于脑桥被盖吻侧的色素细胞群(图 9.10),是脑内去甲肾上腺素能神经元的聚集区。该类神经元发出纤维投射到小脑及前脑的广泛区域,包括间脑、边缘结构和大脑皮质(图 9.16)。蓝斑和中缝核簇一样,可参与睡眠的神经调节,分布到前脑的去甲肾上腺素能神经元还和情绪、认知等精神活动有关。肾上腺素能纤维还投射到脑干和脊髓。

脑干内部结构

- 第Ⅲ~Ⅻ对脑神经连于脑干,这些神经纤维或起自脑神经核,或终止于脑神经核。
- 脑干网状结构具有维持觉醒、调节心血管系统和呼吸系统活动等功能。
- 上行感觉传导路经过脑干到达丘脑。本体觉传导路的第一级传入纤维走行于后索,在后索核团处中继。第二级神经纤维交叉后形成内侧丘系。脊髓丘脑束形成脊髓丘系。从三叉神经感觉核来源

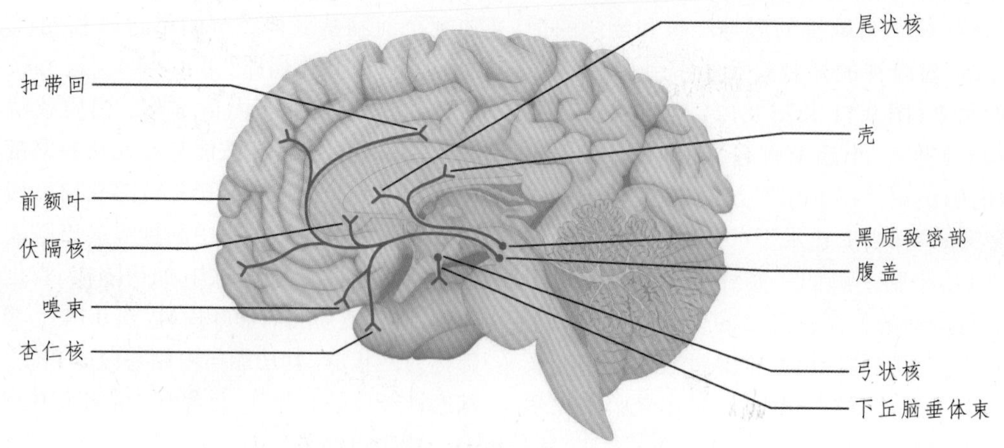

图 9.14 多巴胺能神经元和及其主要的投射分布。

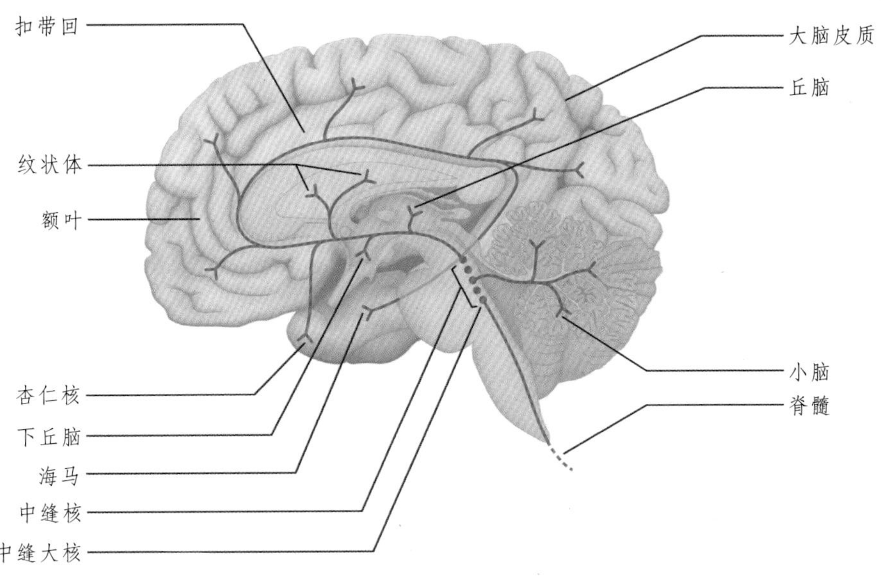

图 9.15 5-HT 能神经元及其主要投射分布区。

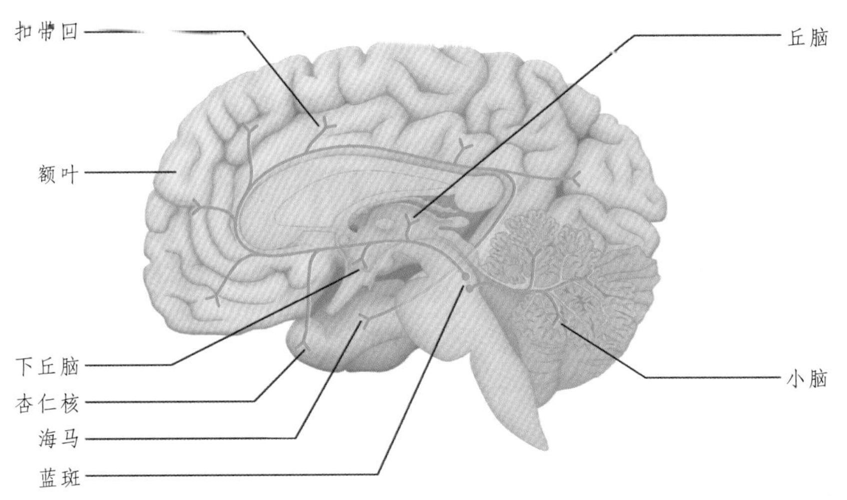

图 9.16 去甲肾上腺素能神经元及其主要投射分布。

的第二级神经纤维形成三叉丘脑束(三叉丘系)。

- 下行纤维系统终止于脑干,穿经它,起于它。
- 皮质延髓束终止于中脑、脑桥和延髓。皮质脊髓束经大脑脚底、脑桥基底部到达延髓，在延髓75%~90% 的纤维交叉到对侧，形成皮质脊髓侧束。
- 网状结构、红核、前庭神经核发出下行纤维束到达脊髓。

脑干损伤

单侧脑干损伤多由中风、肿瘤和多发性硬化等疾病引起，常导致单侧脑神经功能异常,出现对侧痉挛性偏瘫、腱反射亢进、足底伸肌反应增强(上运动神经元损伤)、对侧偏身感觉缺失和同侧共济失调(图 9.17)等症状。双侧脑干损伤破坏呼吸、心跳等生命中枢,可引起患者昏迷,甚至死亡。

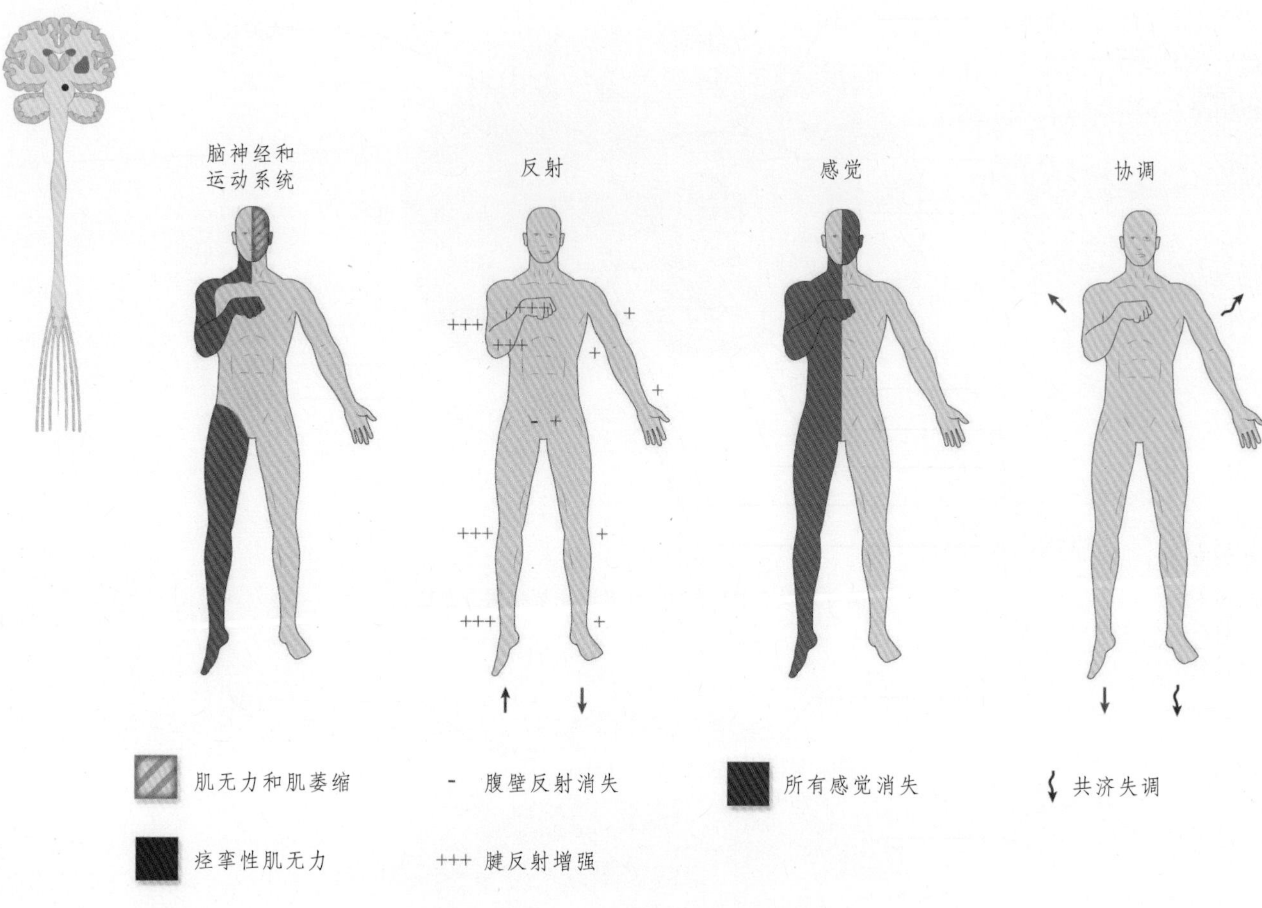
脑神经和
运动系统
反射
感觉
协调
+++
+
-
肌无力和肌萎缩
痉挛性肌无力
- 腹壁反射消失
+++ 腱反射增强
趾展反应
所有感觉消失
共济失调

图 9.17 脑干损伤。

第 10 章

脑神经和脑神经核

脑神经属于周围神经系统，它将脑和周围器官(主要是头颈部器官)联系起来,共 12 对。根据其附着于脑的吻尾顺序用罗马数字表示(Ⅰ~Ⅻ),每一对脑神经都有各自的名称(见图 10.1 和表 10.1)。

Ⅰ:嗅神经	Ⅶ:面神经
Ⅱ:视神经	Ⅷ:前庭蜗神经
Ⅲ:动眼神经	Ⅸ:舌咽神经
Ⅳ:滑车神经	Ⅹ:迷走神经
Ⅴ:三叉神经	Ⅺ:副神经
Ⅵ:展神经	Ⅻ:舌下神经

前 2 对脑神经连于前脑,其他的脑神经均连于脑干。嗅觉系统在结构和功能上与前脑边缘系统联系密切,包括嗅神经等相关内容将在第 16 章中进行介绍。视觉系统及视神经将在第 15 章进行介绍。第Ⅲ~Ⅻ对脑神经与脑干内脑神经核团相关联,这些脑神经核团可以接受脑神经感觉性质的纤维传入,也是脑神经运动神经元胞体所在处,即其运动性核团发出轴突离开脑干,参与形成脑神经。脑神经核团的位置见示意图(图 10.2)。亦可参考有关脑干图(图 9.5 至图 9.13)。

脑神经核

感觉性核团

传递头部一般躯体感觉信息(触觉、压觉、痛觉、温度觉)的三叉神经在脑桥平面入脑干,终止于三叉神经感觉主核。该核团较大,由功能相联系的 3 个核组成,见于整个脑干全长,其尾端延伸到脊髓颈段。传递特殊躯体感觉信息,如运动/位置觉,同听觉的纤维组成前庭蜗神经，止于脑干的前庭神经核和蜗神经核。前庭神经核和蜗神经核位于延髓第 4 脑室底外侧部,该区亦称为前庭区。传递内脏感觉信息的纤维(包括味觉)终止于延髓的孤束核。

运动性核团

根据胚胎发生来源的不同,脑干内的运动性核团可分为 3 种性质,每一种性质的核团在脑干内排列成纵行不连续的细胞柱。

躯体传出核细胞柱(一般躯体)运动柱

此柱临近正中线,由 4 个核组成,分别为动眼神经核、滑车神经核、展神经核和舌下神经核。动眼神经核位于中脑上丘平面、中脑水管周围灰质腹侧(图 9.13)。该核发出纤维参与组成动眼神经,支配上睑提肌和除上斜肌及外直肌以外的眼球外肌。滑车神经核位于中脑下丘平面、中脑水管周围灰质腹侧(图9.12)。该核

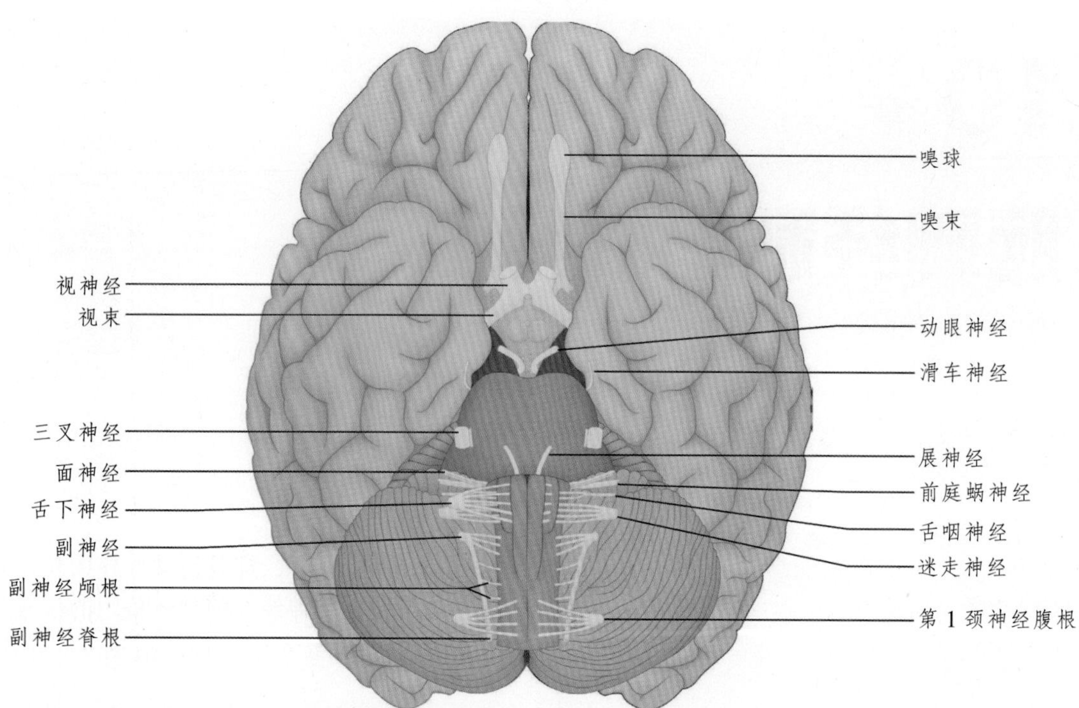

图 10.1 脑腹面观,显示脑神经与脑相连的部位。除滑车神经于脑干背侧面出脑未显示外,其余脑神经的附着点均予以显示。

发出纤维组成滑车神经,支配上斜肌。展神经核位于尾侧脑桥第4脑室底(图9.8),该核发出纤维构成展神经,支配外直肌。舌下神经核位于延髓(图9.7),发出的纤维组成舌下神经,支配舌内肌和舌外肌。

副交感核细胞柱(特殊内脏运动柱)

该柱发出的纤维分布到由鳃弓衍化而来的骨骼肌。三叉神经运动核位于中部脑桥被盖区,该核发出纤维随三叉神经分布到咀嚼肌、鼓膜张肌、腭帆张肌、下颌舌骨肌和二腹肌前腹,支配以上诸肌的运动。面神经运动核位于尾侧脑桥被盖,发出纤维轴突参与组成面神经,支配表情肌、镫骨肌。疑核位于延髓,吻尾狭长,发出纤维加入舌咽神经、迷走神经、副神经的颅根,支配咽肌、喉肌的运动。

副交感核细胞功能柱(一般内脏运动柱)

副交感性质细胞功能柱由副交感节前神经元构成,它们发出轴突参与组成Ⅲ、Ⅶ、Ⅸ和Ⅹ对脑神经。最吻侧细胞群形成E-W核,该核位于腹侧中脑水管周围灰质,与动眼神经核相邻(图9.13)。E-W核发出轴突经动眼神经至位于眶内的睫状神经节换神经元后,由该神经节发出节后纤维,支配瞳孔括约肌和睫状肌。

脑桥被盖区有两组核团:上泌涎核和下泌涎核。上泌涎核发出节前纤维加入面神经,经面神经分支至翼腭神经节换神经元,由后者发出节后纤维分布到泪腺和鼻腔、口腔黏液腺,支配腺体分泌。下泌涎核发出副交感性质节前纤维加入舌咽神经,经舌咽神经分支至耳神经节,由此节发出节后纤维支配腮腺分泌。

脑干内最大的副交感核团位于延髓,组成迷走神经背运动核(图9.7),其吻侧端位于第4脑室底、舌下神经核外侧。该核发出纤维广泛分布于胸、腹腔器官。

脑神经

Ⅲ:动眼神经

动眼神经含有支配眼球外肌运动的一般躯体运动纤维和小部分副交感性质节前纤维,后者经眶内睫状神经节换神经元后,支配眼球内平滑肌活动。

一般躯体运动纤维起于中脑上丘平面导水管周围灰质腹侧的动眼神经核(图10.3),副交感性质纤维起于动眼神经副核(称E-W核)(图10.3和图9.13)。两种纤维合并成动眼神经后,向腹侧经中脑被盖,穿经红核,在大脑脚内侧的脚间窝出脑(图10.4)。动眼

表 10.1　脑神经的纤维成分、联系和功能简表
根据胚胎发生来源的不同，不同的纤维成分用不同的颜色进行标记(参考图 1.11 和图 10.2)

脑神经顺序及名称		纤维成分	分布	中枢联系	功能
Ⅰ	嗅神经	感觉性质	鼻腔嗅黏膜	嗅球	嗅觉
Ⅱ	视神经	感觉性质	眼球视网膜	内侧膝状体顶盖前区核	视觉和瞳孔对光反射
Ⅲ	动眼神经	运动性质	上、下、内直肌，下斜肌，上睑提肌	动眼神经核	运动眼球，上提眼睑
		副交感性质	瞳孔括约肌，睫状肌经睫状神经节中继	E-W 核	缩小瞳孔，调节晶状体曲度
Ⅳ	滑车神经	运动性质	上斜肌	滑车神经核	运动眼球
Ⅴ	三叉神经	感觉性质	头面部皮肤、角膜、鼻腔和口腔黏膜、硬脑膜	三叉神经感觉核	一般躯体感觉
		运动性质	咀嚼肌、鼓膜张肌	三叉神经运动核	张口、闭口，紧张鼓膜
Ⅵ	展神经	运动性质	外直肌	展神经核	运动眼球
Ⅶ	面神经	感觉性质	舌前 2/3 黏膜	孤束核	味觉
		运动性质	面肌、镫骨肌	面神经核	运动面肌，紧张鼓膜
		副交感性质	唾液腺和泪腺，经下颌下神经节和翼腭神经节中继	上泌涎核	唾液腺和泪腺分泌
Ⅷ	前庭蜗神经	感觉性质	前庭器和蜗管	前庭神经核；蜗神经核	前庭觉（头部位置觉和运动觉）、听觉
Ⅸ	舌咽神经	感觉性质	咽部、舌后 1/3、咽鼓管、中耳	三叉神经感觉核	一般内脏感觉
			舌后 1/3、颈动脉小球、颈动脉窦	孤束核	内脏感觉，化学感受器，牵张感受器
		运动性质	茎突咽肌	疑核	吞咽
		副交感性质	腮腺，经耳神经节中继	下泌涎核	唾液腺分泌
Ⅹ	迷走神经	感觉性质	咽、喉、气管、食管、外耳	三叉神经感觉核	一般内脏感觉
			胸腔和腹腔脏器，主动脉体，主动脉弓	孤束核	内脏感觉，化学感受器，牵张感受器
		运动性质	软腭、咽、喉、上消化道	疑核	发音，吞咽
		副交感性质	胸腔和腹腔脏器	迷走神经背核	分布于心肌和心血管系统、呼吸道、消化道的平滑肌及腺体
Ⅺ	副神经	运动性质	胸锁乳突肌和斜方肌	脊髓	头部和肩部运动
Ⅻ	舌下神经	运动性质	舌内肌和舌外肌	舌下神经核	管理舌的运动

神经走行于大脑后动脉和小脑上动脉之间（图 7.2），然后，向前走行于海绵窦的外侧壁(图 7.11)，经眶上裂入眶，支配除上斜肌和外直肌以外的眼球外肌。因此，动眼神经可以支配眼球向上、向下或向内转动(图 10.5)。动眼神经还发出分支支配上睑提肌。副交感节前神经元 E-W 核发出纤维，随动眼神经入眶，在眼球后的睫状神经节换神经元，睫状神经节的神经元发出睫状短神经，分布到瞳孔括约肌和睫状肌。

瞳孔对光反射

进入眼球的光线量由瞳孔大小调节。光照一侧视网膜，引起虹膜上的瞳孔括约肌收缩，瞳孔缩小，从而减少进入眼底的光线量，这种反应称为瞳孔直接对光反射(图 10.6)。光照一侧瞳孔(如临床检查时)，引起双侧瞳孔缩小的反应，未照射侧眼的反应称为瞳孔间接对光反射。瞳孔对光反射的输入纤维由视束分出，

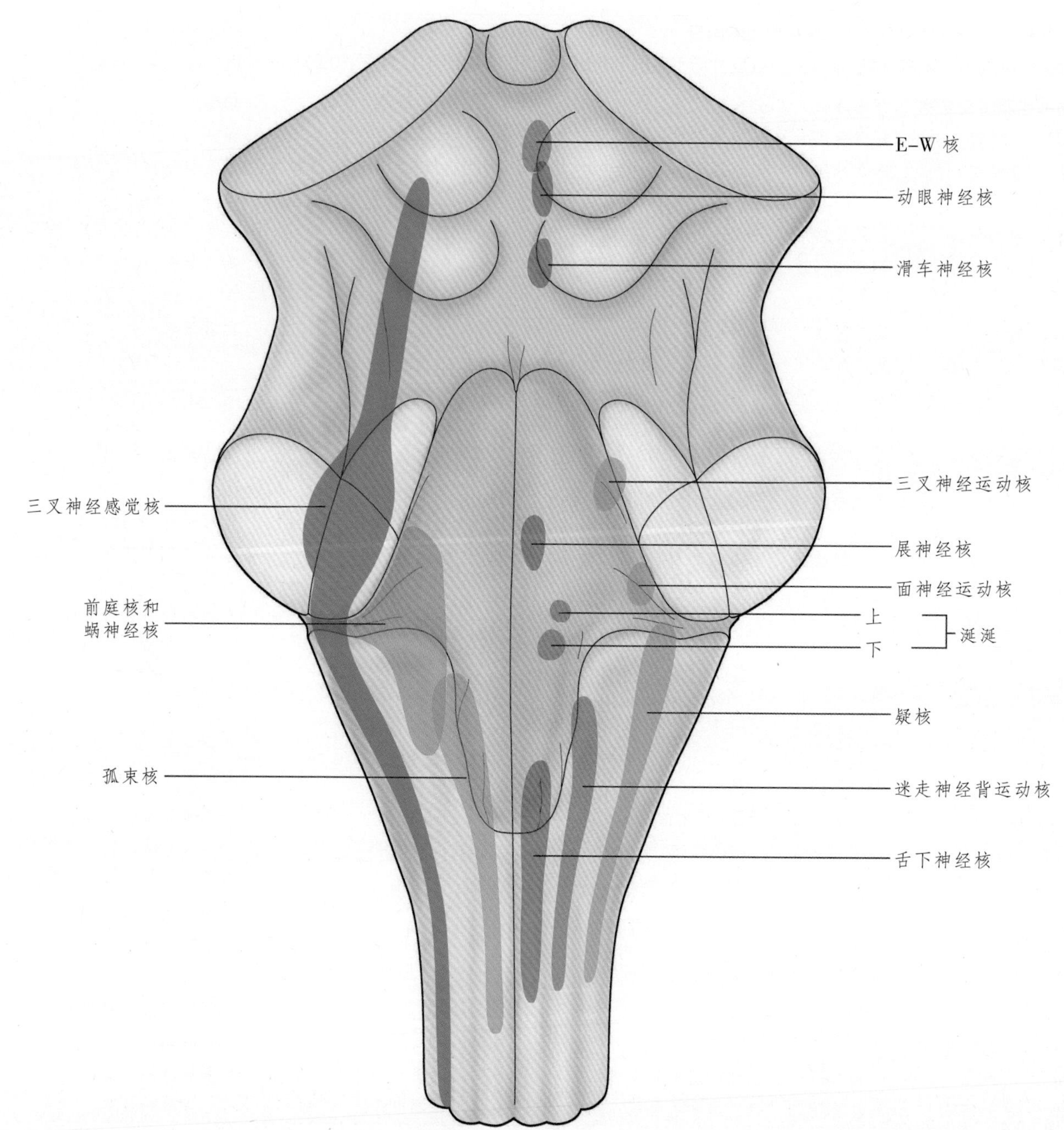

图 10.2　脑干背侧面观。显示感觉性脑神经核(左侧)和运动性脑神经核(右侧)的位置。右侧示意图中,胚胎发生来源相同的核团用同一种颜色表示(见图 1.11)。

该部分纤维直接到达上丘吻侧的顶盖前区,后者发出纤维到达双侧的动眼神经副核,由动眼神经副核发出纤维参与组成动眼神经。视束的大部分纤维止于外侧膝状体,该部分内容参考第 15 章。

反射调节

受检者注视某一物体,当将物体向眼球靠近时,睫状肌收缩,晶状体曲度增大,以使图像清晰的成像在视网膜上,这种现象称为调节反射。该过程亦伴随瞳孔缩小。大脑皮质发出皮质延髓束至双侧动眼神经副核,参与该反射过程。

Ⅳ:滑车神经

滑车神经是最细的脑神经,属于一般躯体运动性质。中脑下丘平面、导水管周围灰质腹侧部的发出纤维(图 10.7)走向背侧,绕过中脑水管周围灰质,在中

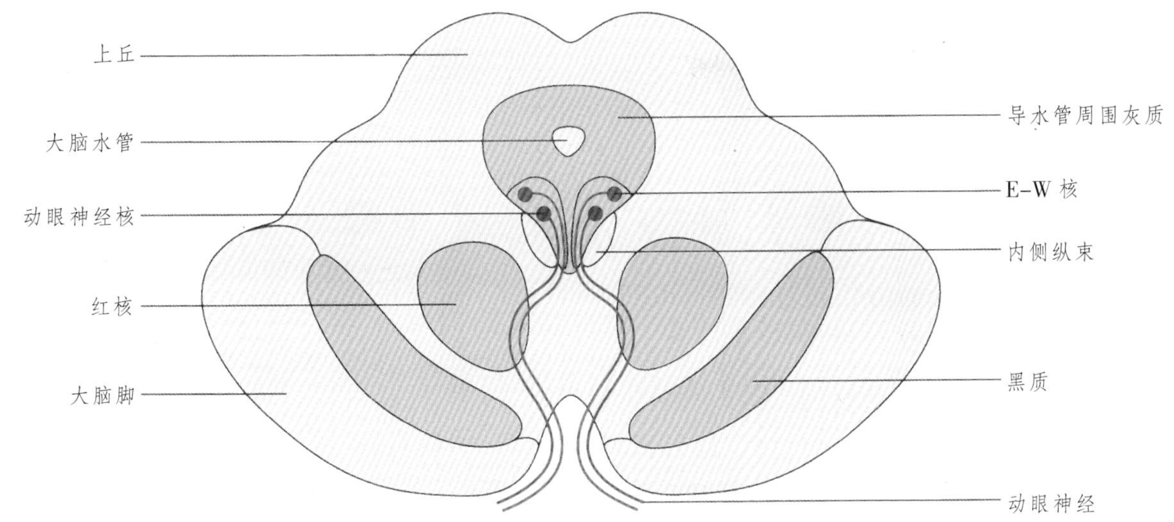

图 10.3　中脑水平切面(经上丘)。显示动眼神经的起始及其在脑干内的走行。

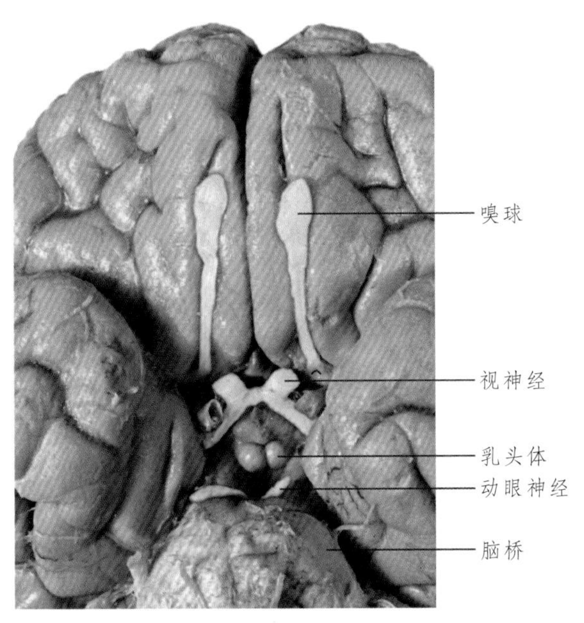

图 10.4　脑腹侧面观,显示第Ⅰ、Ⅱ、Ⅲ对脑神经出脑部位。

线交叉后,自下丘尾侧的脑干背侧出脑(图 10.8),绕过大脑脚至脑的腹侧(图 10.9)。滑车神经和动眼神经相似,也走行于大脑后动脉和小脑上动脉之间,然后向前穿经海绵窦外侧壁,经眶上裂入眶(图 7.11)。

滑车神经只支配一块眼肌,即上斜肌。上斜肌功能复杂,根据眼球位置的不同,上斜肌可以下转、内收和内旋眼球。当眼球内收时,上斜肌可以下转眼球。

Ⅵ:展神经

展神经属一般躯体运动神经,起于脑桥尾侧端第4脑室底深面的展神经核(图 10.10),纤维向腹侧自脑桥和延髓锥体之间出脑(图 10.11),向前穿入海绵窦,经眶上裂入眶,支配外直肌(外展眼球)。

Ⅴ:三叉神经

三叉神经含有感觉和运动两种纤维成分,主要管理头部的感觉,并支配咀嚼肌的运动。三叉神经以两个根(粗大的感觉根和细小的运动根)连于脑干的脑桥腹外侧,该处向外延伸为小脑中脚(图 10.1 和图 10.9,以及图 10.11)。

三叉神经感觉纤维为一般躯体感觉性质,其外周突以眼神经、上颌神经和下颌神经 3 个分支分布于头面部器官(图 10.15)。

三叉神经管理头面部、角膜、鼻腔、口腔黏膜、牙齿、牙龈及鼻旁窦的触觉、压觉、痛觉和温度觉。三叉神经还分布到颅腔内的硬脑膜和颅内动脉。除此以外,三叉神经还传导咀嚼肌和颞下颌关节的本体感觉。除了本体感觉以外,三叉神经感觉神经元的胞体都位于三叉神经节(也称半月节),该节位于眼神经、上颌神经和下颌神经的会聚处,其中枢突终止于三叉神经感觉核(图 10.16)。

三叉神经感觉核贯穿于整个脑干,其下端延伸到脊髓颈段。它含有 3 个亚核:三叉神经感觉主核,该核位于近三叉神经入脑处的脑桥被盖区。向吻侧延伸到中脑的三叉神经中脑核;该核和脊髓胶状质相延续。胶状质与三叉神经脊束核同源。

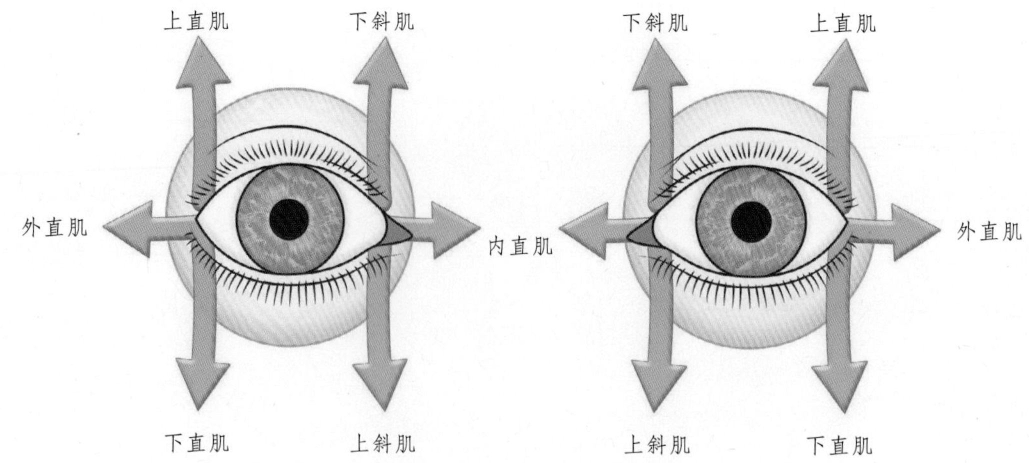

图 10.5 支配眼球的眼外肌。

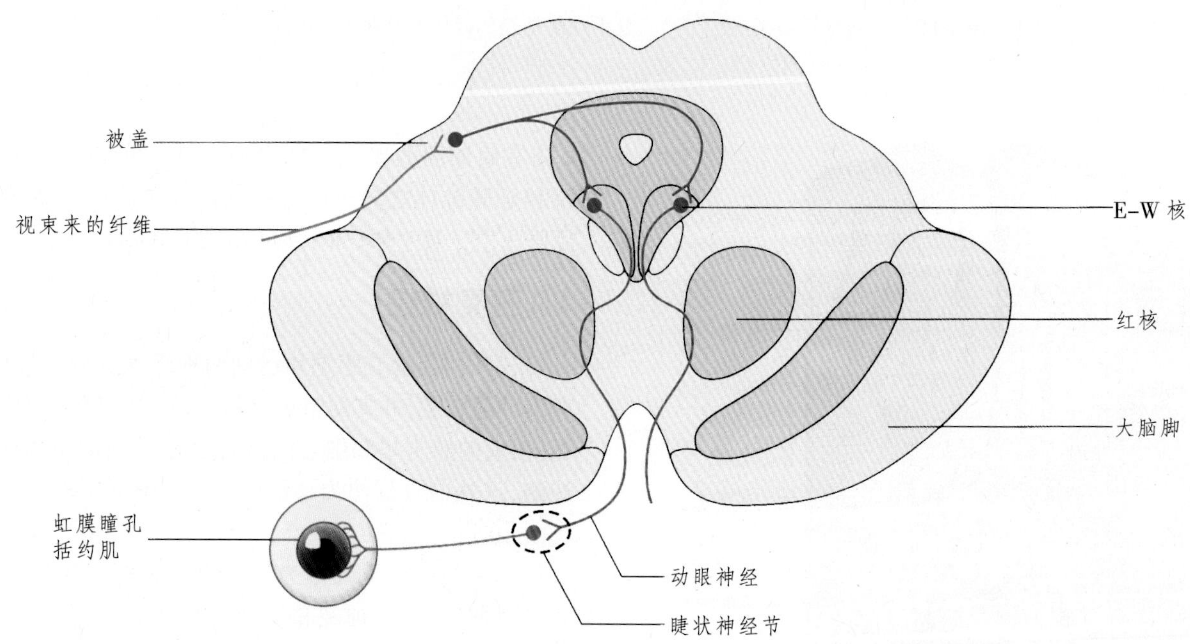

图 10.6 经中脑吻侧水平切面示意图。该图显示瞳孔对光反射通路。

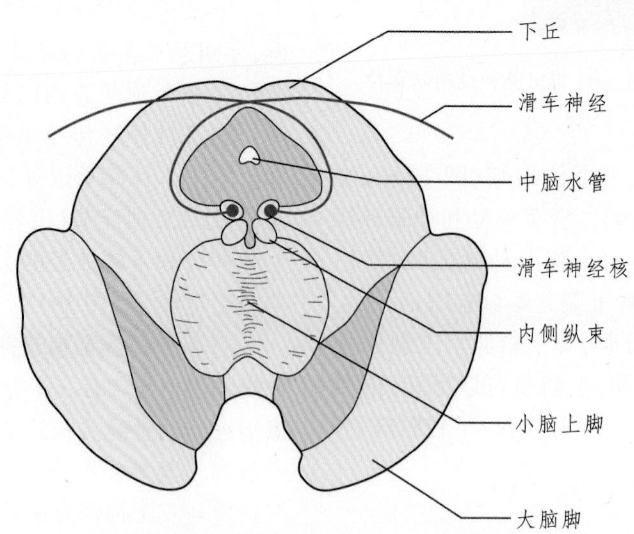

图 10.7 中脑水平切面(经下丘)。显示滑车神经核的位置及滑车神经在脑干内的走行。

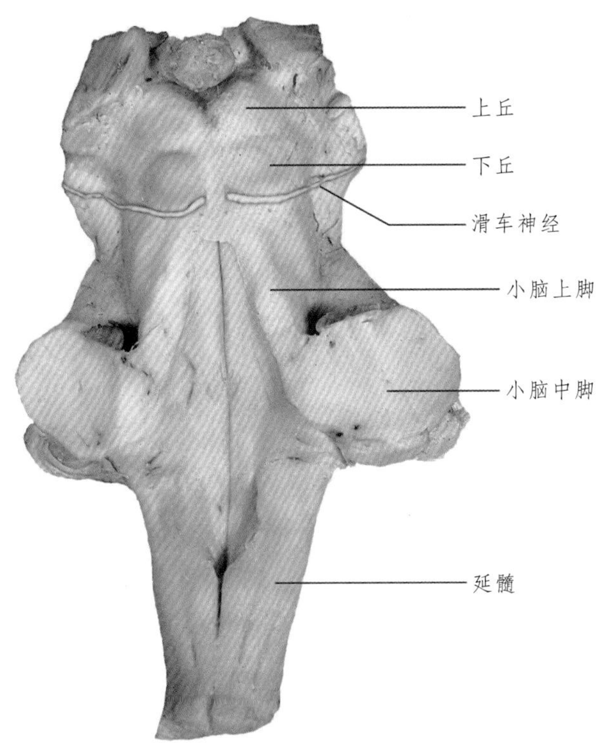

图 10.8　脑干背侧面观（切除小脑），显示滑车神经的出脑部位。

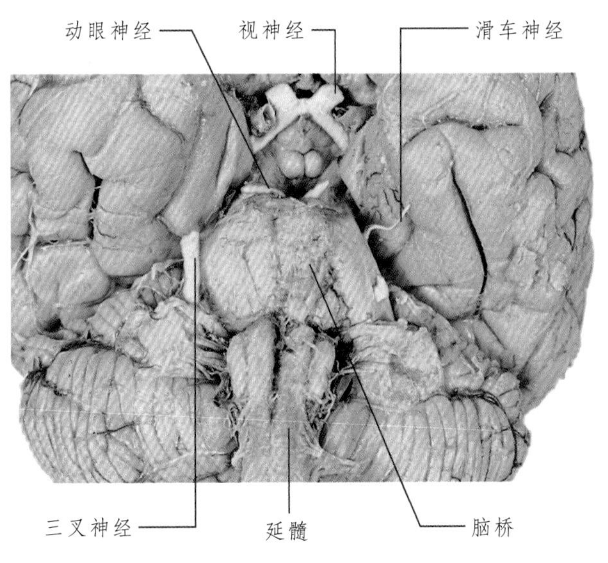

图 10.9　脑腹侧面观，显示第Ⅲ、Ⅳ、Ⅴ对脑神经。

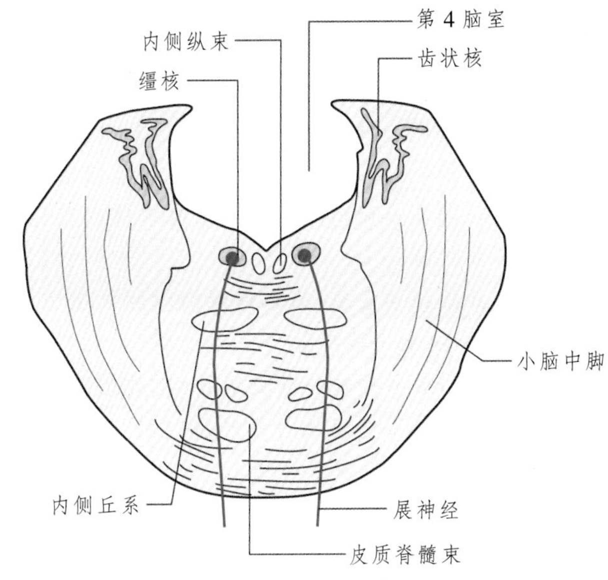

图 10.10　经脑桥尾侧端水平切面。显示展神经核及展神经在脑干内的走行。

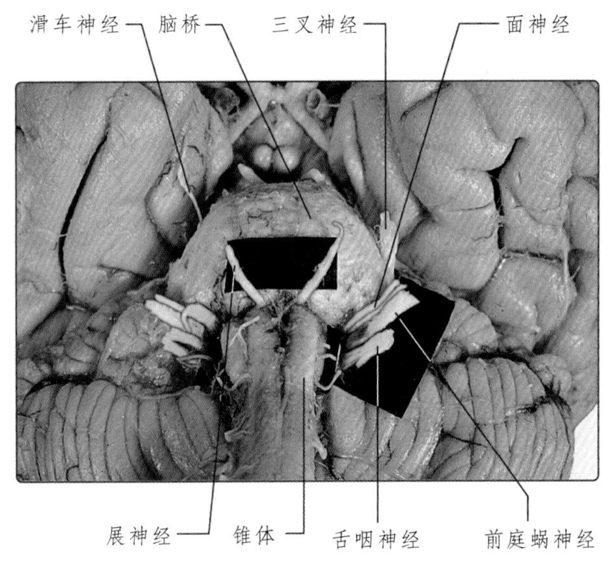

图 10.11　脑腹侧面观，显示第Ⅵ~Ⅸ对脑神经出脑部位。

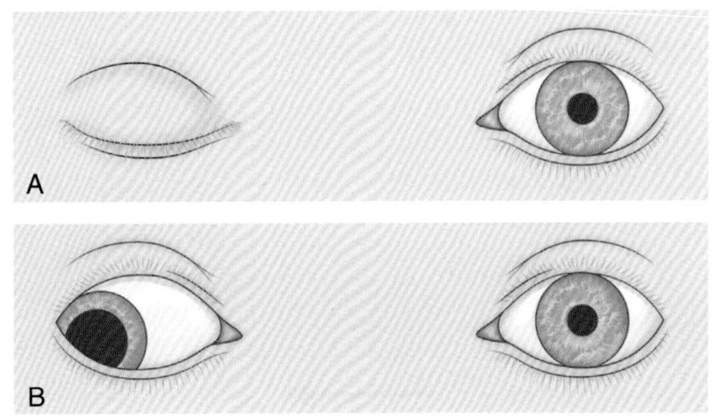

图 10.12　右动眼神经麻痹。(A)右眼，上睑下垂；(B)上提眼睑后，可见眼球外斜，瞳孔扩大。

第Ⅲ、Ⅳ、Ⅵ对脑神经损伤

动眼神经麻痹可由脑干内动眼神经核损伤或者动脉瘤、肿瘤等压迫动眼神经引起。主要症状有眼睑下垂(上睑下垂)，瞳孔散大，瞳孔对光线和调节反射均无反应，眼球不能向上方、内侧和下方转动。

滑车神经损伤表现：当眼球看向内侧或下方的时候产生复视(如下楼时)。

脑桥平面展神经核损伤或动脉瘤、肿瘤等压迫展神经外周部均可引起展神经麻痹（图10.13)，其主要症状是眼球不能向外转动。

单侧第Ⅲ、Ⅳ、Ⅵ对脑神经同时发生麻痹往往是由其外周部在行经过程中受到损伤而引起。3对脑神经彼此距离较近的时候，如海绵窦内、入眼眶处(眶上裂综合征)，或者在眶内，更易受到动脉瘤和肿瘤的挤压，从而产生以下症状：

- 上睑下垂。
- 瞳孔放大，对光反射和调节反射消失。
- 所有眼球外肌麻痹(眼肌瘫痪)，复视。

多发性硬化导致脑干内侧纵束脱髓鞘而影响眼球运动，需区别于共轭性眼球偏斜。

水平凝视时，眼球外展活动正常，眼球会聚时，内收不受影响，这种疾病为核间性眼肌麻痹(图10.14)。

根据传入感觉的不同，三叉神经的传入纤维终止于不同的感觉核。传递触觉、压觉的纤维终止于感觉主核；传递痛觉和温度觉的纤维终止于脊束核，在该核表面可见三叉神经脊束(图9.5和图9.6)。在颈髓上段，三叉神经脊束与脊髓Lissauer束相延续，该束是功能类似的脊神经传入纤维终止于脊髓背角之前走行于脊髓内后角与后根之间形成的结构。分布到咀嚼肌和颞下颌关节等部位的本体感觉纤维，其胞体并不在三叉神经节，而在三叉神经中脑核。三叉神经中脑核是仅有的一处位于中枢神经系统内的初级传入神经元胞体聚焦区。三叉神经感觉核发出第二级纤维交叉到对侧后，形成三叉丘脑束(三叉丘系)，终止于对侧

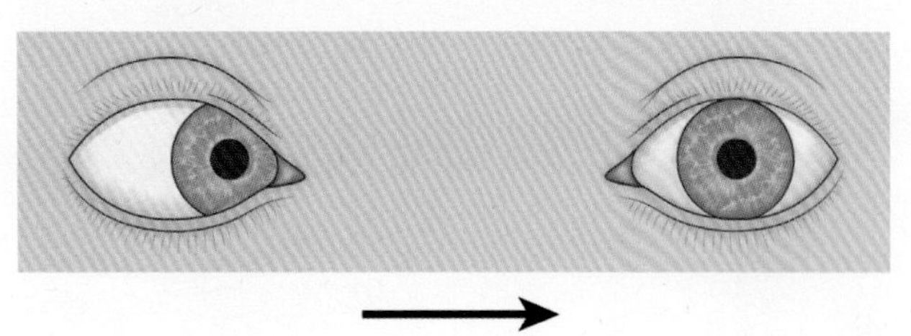

图10.13 左展神经麻痹。当双眼同时看向右侧（箭头所指方向)时，左侧眼球不能外展。

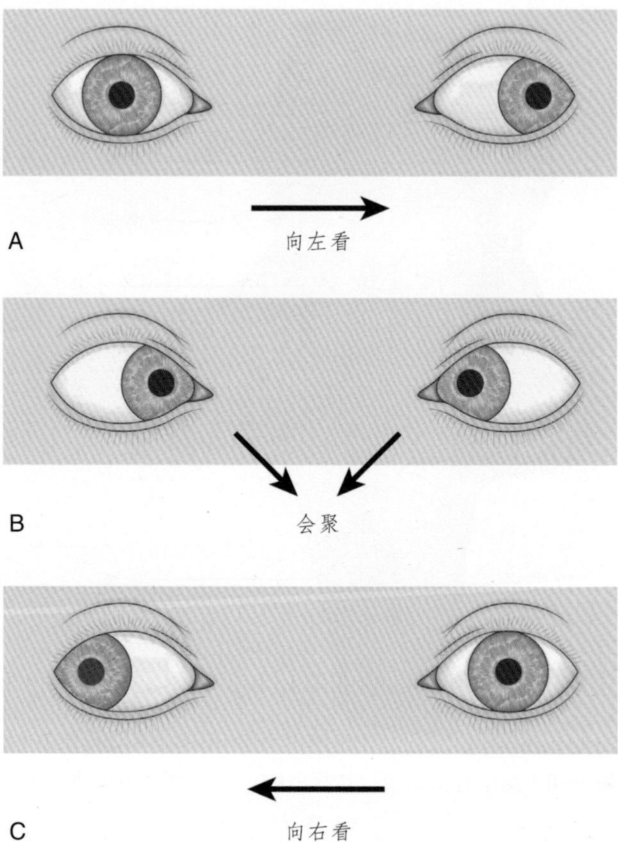

图10.14 核间性眼肌麻痹。

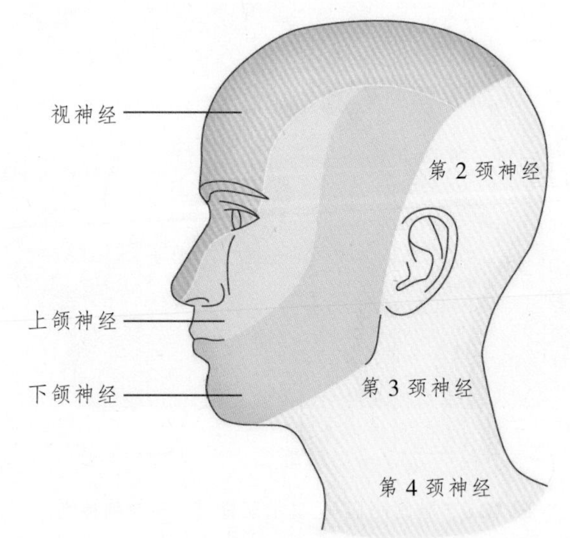

图10.15 三叉神经感觉纤维在面浅层的分布(三个区域)。

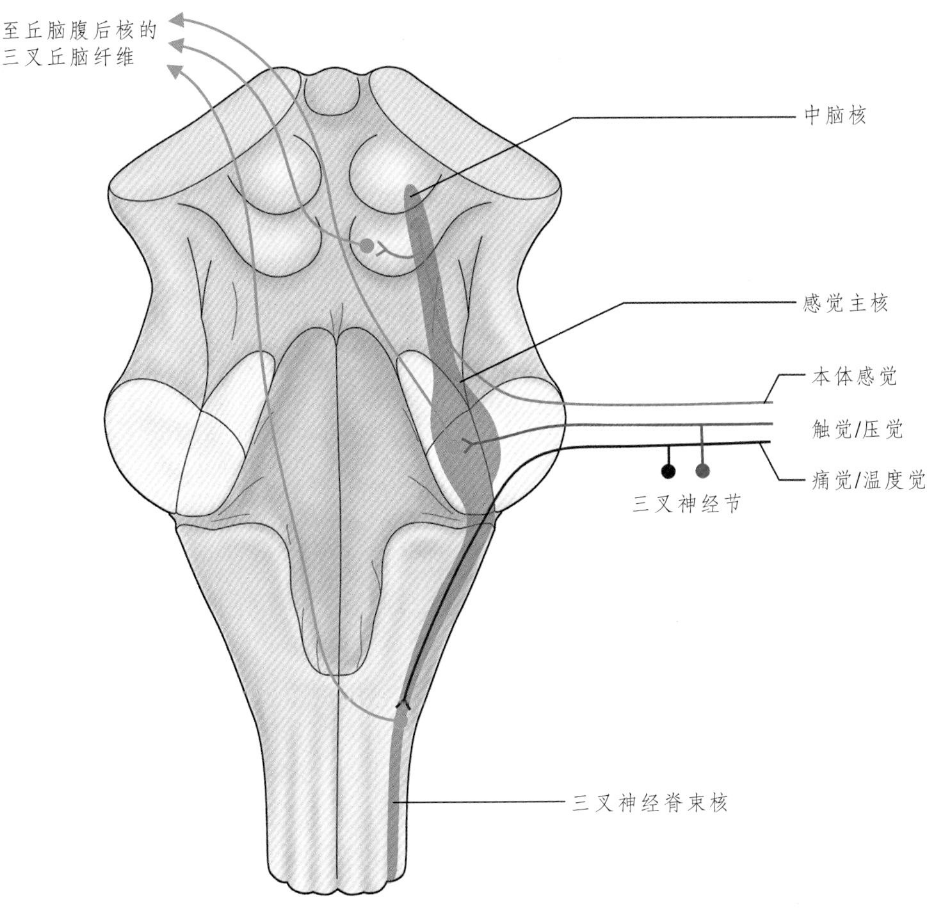

图 10.16　脑干内三叉神经感觉核的位置及其主要的纤维联系。

背丘脑腹后内侧核，由该核发出纤维投射到顶叶的头面部躯体感觉区。除了上述意识性感觉通路以外，三叉神经核还发出纤维至小脑，并和脑干内的运动神经元建立反射联系。在刺激三叉神经分布的皮区时，可通过面神经核中继，介导表情肌收缩和闭合睑裂（角膜反射）（图 10.17）。喷嚏反射和咳嗽反射的传入神经分别是三叉神经（分布到鼻黏膜）和迷走神经（分布到喉和气管黏膜），该部分纤维终止于脑干三叉神经感觉核，三叉神经感觉核通过呼吸中枢间接与支配双侧膈肌、肋间肌和腹壁肌的运动性神经元发生纤维联系，三叉神经感觉核直接与分布到咽喉肌的疑核相联系（图 10.18）。以上结构相互协调，共同完成快速的喷嚏或咳嗽等排出气体的动作。

在下颌反射中，向下叩击下颌骨，刺激颞肌和咬肌上的本体感受器，经三叉神经传入，与三叉神经运动核 α 运动神经元的单突触联系，其发出纤维支配颞肌和咬肌，完成下颌反射（图 10.19）。

三叉神经损伤

带状疱疹病毒感染三叉神经感觉根（带状疱疹），引起三叉神经眼神经分支、上颌神经分支或下颌神经分支支配的一个或多个皮区局部疼痛和疱疹。

延髓空洞症是延髓尾侧端形成空腔，与第 4 脑室相通，该疾病最先压迫交叉后的三叉丘脑束，导致颜面部选择性疼痛和温度觉缺失。

三叉神经运动根发自位于脑桥被盖三叉神经感觉主核内侧的三叉神经运动核（图 10.2），纤维形成三叉神经运动根离开脑干，随下颌神经支配骨骼肌运动。其支配的骨骼中最重要的是咀嚼肌（包括管理闭口运动的咬肌、颞肌以及张口运动的翼内肌和翼外肌）。此外，还支配鼓膜张肌、腭帆张肌、下颌舌骨肌及二腹肌前腹。

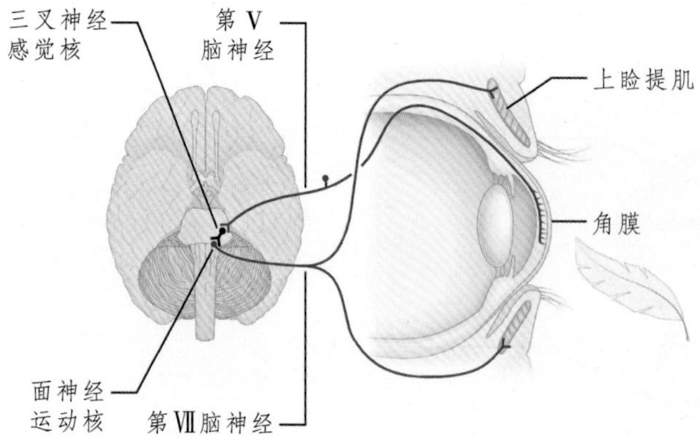

图 10.17　角膜反射。

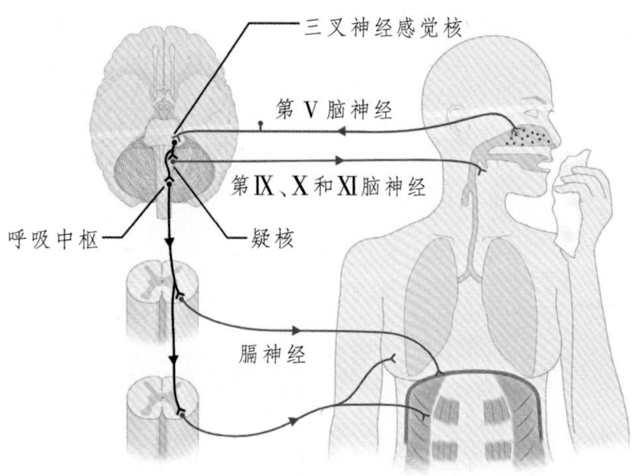

图 10.18　喷嚏和咳嗽反射(仅显示喷嚏反射的感觉传入纤维)。

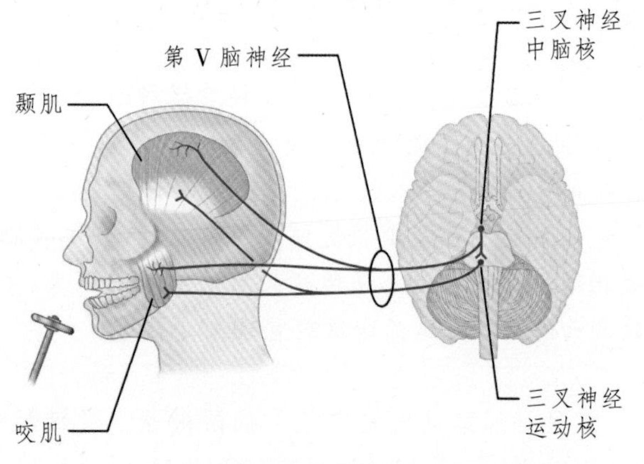

图 10.19　下颌反射。

Ⅶ:面神经

面神经含有感觉、运动和副交感 3 种纤维成分(图 10.20),其从尾段脑桥腹外侧区的延髓脑桥沟附近发出(图 10.11),该区称为小脑脑桥三角。面神经有 2 个根,含感觉和副交感性质纤维的外侧根(有时称为中间神经)及含运动性纤维的内侧根。

面神经感觉纤维分布到舌前 2/3 味觉感受器、口腔底和软腭等处,也分布到外耳的皮肤,感觉神经元胞体位于颞骨岩部面神经管内的膝神经节,传导味觉信息神经元的中枢突终止于延髓孤束核的头端,后者发出纤维投射到背侧丘脑腹后内侧核,腹后内侧核发出纤维投射到顶叶躯体感觉区。传递外耳皮肤感觉的纤维终止于三叉神经感觉核。面神经运动纤维起自于尾段脑桥被盖的面神经核(图 10.21),其发出的轴突先行向背内侧,在第 4 脑室底绕过展神经核后行向腹外侧。该部分纤维分布到面肌、颈阔肌、茎突舌骨肌、二腹肌后腹和镫骨肌。

面神经运动核接受来自大脑皮层和脑干其他部位来源的传入纤维,后者参与完成某些反射,如角膜反射。角膜反射是指当光线刺激视网膜或触觉刺激角膜时,眼睑迅速闭合以保护眼球的反应。在上述 2 个反射中,面神经核分别接受来自上丘和三叉神经感觉核的纤维。此外,面神经核接受上橄榄核发出的部分听觉纤维,支配镫骨肌运动,参与听觉反射。

面神经运动核接受起自大脑皮质运动区的皮质延髓束,发出纤维支配双侧上半面部的表情肌(额肌、眼轮匝肌)。下半面部表情肌的神经支配来源于对侧面神经。因此,单侧上运动神经元损伤仅引起对侧下半面部表情肌瘫痪。

副交感节前纤维起自脑桥的上泌涎核,纤维离开脑干进入面神经感觉根(中间神经),随感觉根到副交感神经节(下颌下神经节和翼腭神经节),与节后神经元形成突触。经下颌下神经节换元后的节后纤维分布到下颌下腺和舌下腺,翼腭神经节发出的节后纤维分布到泪腺和鼻腔、口腔膜。

贝尔麻痹

贝尔麻痹是面神经颅内段发生的急性单侧炎症损伤。疼痛常围绕外耳,出现单侧面肌瘫痪,表现为患侧不能闭眼、角膜反射消失、听觉过敏及舌前 2/3 味觉消失。若炎症由带状疱疹病毒引起,在外耳道和口咽黏膜亦可见明显的水疱疹(Ramsay-Hunt 综合征)。

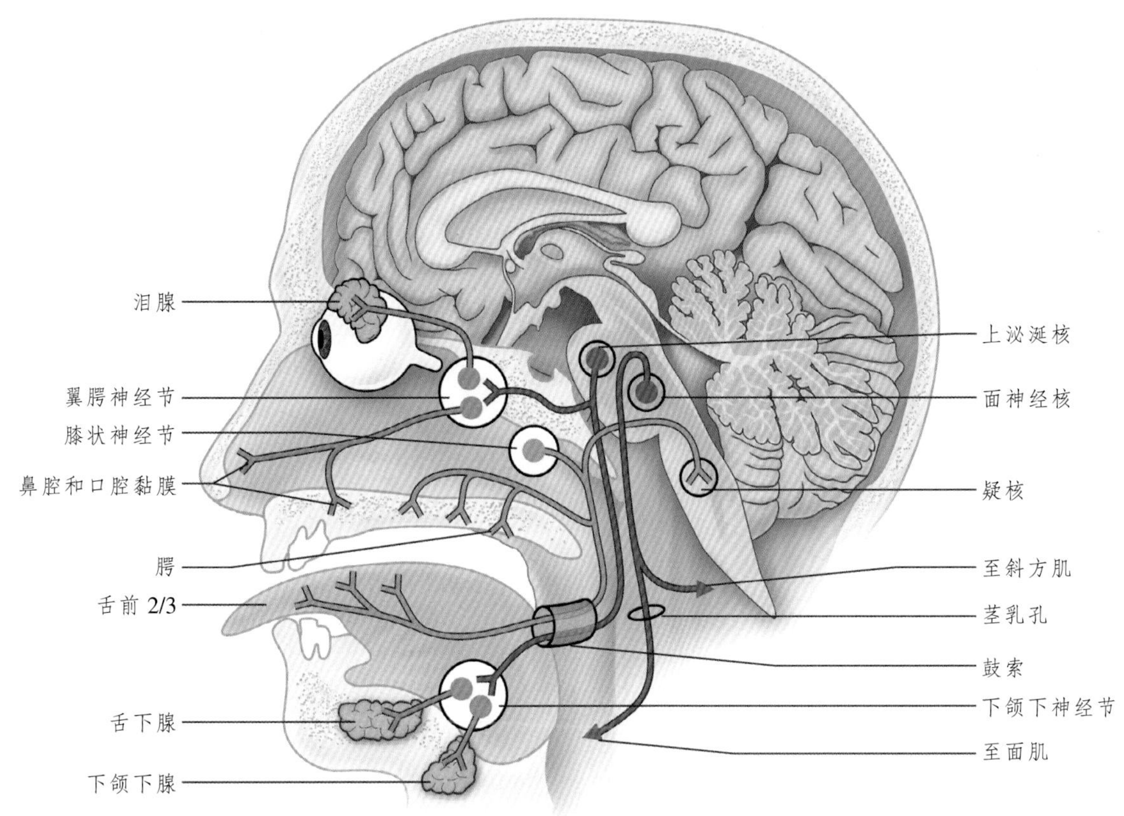

图 10.20　面神经的纤维成分及其分支分布(红色:运动性;蓝色:感觉性;紫色/橙色:副交感性)。

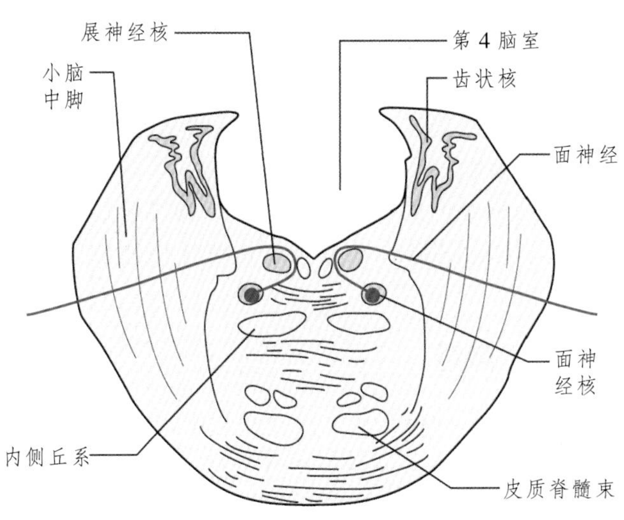

图 10.21　经脑桥水平切面。显示面神经核及面神经在脑干内的走行。

Ⅷ:前庭蜗神经

前庭蜗神经传递内耳感觉信息,为感觉性脑神经,含有两种感觉成分:传递头部位置觉和运动觉信息的前庭神经,传递内耳听觉冲动的蜗神经。以上两种神经的周围突分别分布在内耳前庭感受器和听觉感受器的毛细胞,中枢突组成前庭神经和蜗神经,两者经内耳道(其内还含有面神经)入颅腔,在延髓脑桥沟外侧部入脑干(图 10.11),该部位也称小脑脑桥三角。

前庭神经

前庭神经的神经元胞体位于内耳道的前庭神经节,其周围突分布于膜迷路前庭部的毛细胞,中枢突多终止于延髓头端的前庭神经核,该核包含以下 4 个核团:前庭上核、前庭下核、前庭内侧核和前庭外侧核,它们集中分布于第 4 脑室底的深面。

前庭神经核与许多功能脑区建立突触联系,参与姿势调控,维持机体平衡,协调头部及眼球运动,以及刺激前庭产生的意识性感觉。

前庭外侧核(Deiters 核)发出的纤维通过同侧的前庭脊髓外侧束下降。前庭核也可发出部分纤维参与形成内侧纵束。内侧纵束可以一直从脑干延伸到脊髓,其中下行的部分又称为前庭脊髓内侧束。前庭脊髓束可以影响控制身体姿势和平衡的脊髓运动神经元的活动。内侧纵束的上行部分可以与控制头眼协调运动的外周神经核、滑车神经核和动眼神经核发生联系。前庭核的部分传出纤维可以通过小脑上脚进入与控制平衡觉有关的绒球小结叶。其他的一些传出纤维可以上行到达对侧丘脑(腹后核),然后发出纤维投射到大脑皮质。与前庭感觉相关的大脑皮质区域不是很清楚,推测可能位于顶叶感觉皮质的"头"区附近或是位于颞叶的听觉皮质附近。

蜗神经

蜗神经树突与内耳耳蜗管内 Corti 器的毛细胞形成接触。蜗神经的神经元胞体位于耳蜗蜗神经节。蜗神经在延髓的吻端进入脑干后分为两部分,分别终止于小脑上脚旁边的背侧和腹侧耳蜗核。从耳蜗核向上到丘脑和大脑皮质的神经通路(图 10.22)比一般感觉传递更加复杂。

听觉神经纤维在延髓和丘脑间内的许多区域可以形成突触。耳蜗核内的二级神经元发出纤维上行进入脑桥, 其中一部分在脑桥被盖处交叉到对侧斜方体。部分纤维终止于上橄榄核。同时,上橄榄核又可发出橄榄耳蜗神经,离开脑干后加入前庭蜗神经,最后终止于 Corti 器,具有抑制性的功能,可以调节听觉信息向耳蜗神经的传递。从上橄榄核发出的上行纤维组成外侧丘系, 经过脑桥被盖区后终止于中脑的下丘。外侧丘系内的许多纤维也可终止于脑桥内的一个小的核团,叫做外侧丘系核。上橄榄核和外侧丘系核与三叉神经和面神经运动核内的运动神经元发生突触联系,使鼓膜张肌和镫骨肌收缩,完成在强大的声音刺激时的保护性反射。下丘发出纤维可以投射到丘脑的内侧膝状体核。上行的听觉通路的最后段是,内侧膝状体核发出纤维经过内囊到达颞叶的初级听觉皮质。该皮质位于 Heschl 回处(图 13.17),也就是颞上回背侧,因此绝大部分藏于外侧裂内。上行听觉传导通路中存在蜗神经的"张力皮质定位",这与躯体一般感觉传导路中的"躯体皮质定位"相类似。在脑干中,有的上行纤维交叉至对侧,有的并不交叉。蜗神经核以上的核团均同时接受两侧的听觉信息,因此,一侧的上行听觉通路损伤后, 并不会导致单耳的听觉丧失,但是可以引起听觉敏感度的下降,以及不能判定声音来源的方向。颞叶中初级听觉皮质周围的区域称为听觉相关皮质或者是 Wernicke 区。在此区域内听觉信息被翻译并赋予情景意义,这里同时也是脑内语言处理的重要区域(第 13 章)。

听神经瘤

听神经瘤是发生在第Ⅷ对脑神经的良性肿瘤, 可以导致听神经和小脑脑桥角内结构受压,导致眩晕,并伴随耳聋。随着肿瘤的增大,可导致脑神经(尤其是Ⅴ~Ⅶ)瘫痪和肢体的共济失调。单侧和双侧的听神经瘤可见于遗传性神经纤维瘤,此时可出现外周神经和皮肤的肿瘤(神经鞘瘤和神经纤维瘤)引起的斑痕和畸形。

Ⅸ:舌咽神经

舌咽神经除了包含副交感的节前纤维和一小部分运动纤维外,主要为感觉纤维。舌咽神经自吻侧延髓的橄榄外侧出脑干(图 10.11 和图 10.23)。

舌咽神经的传入纤维传递以下信息:

- 咽部、舌后 1/3、咽鼓管和中耳的一般感觉。
- 咽部和舌后 1/3 的味觉。
- 颈动脉体的化学感受和颈动脉窦的压力感受。

传递一般感觉的神经纤维终止于脑干内的三叉神经感觉核,传递内脏和味觉信息的神经纤维终止于延髓内的孤束核。传递咽部和舌后部触觉及味觉信息的神经纤维, 通过与疑核和舌下神经核发生突触联系,完成吞咽反射和咽反射(图 10.24)。

舌咽神经含有的运动成分较少。发自延髓疑核吻侧部的神经纤维仅支配一块肌肉,即茎突咽肌,参与完成吞咽动作。

舌咽神经内的节前纤维起自于吻端延髓的下泌涎核,与支配腮腺的节后神经元在耳神经节内形成突触。

Ⅹ:迷走神经

迷走神经的根丝从延髓外侧发出,其吻侧是舌下神经(图 10.23)。迷走神经包含感觉纤维、运动纤维和副交感纤维。迷走神经的感觉纤维传递如下信息:

- 咽、喉、食道、鼓膜、外耳道和部分耳郭的一般感觉信息。
- 主动脉体的化学感受和主动脉弓的压力感受。
- 胸腹腔脏器的内脏感受。

在脑干,传递一般感觉的神经纤维终止于三叉神经感觉核,而传递内脏感觉的神经纤维终止于孤束核。

运动纤维从延髓的疑核发出(图 10.25),主要支

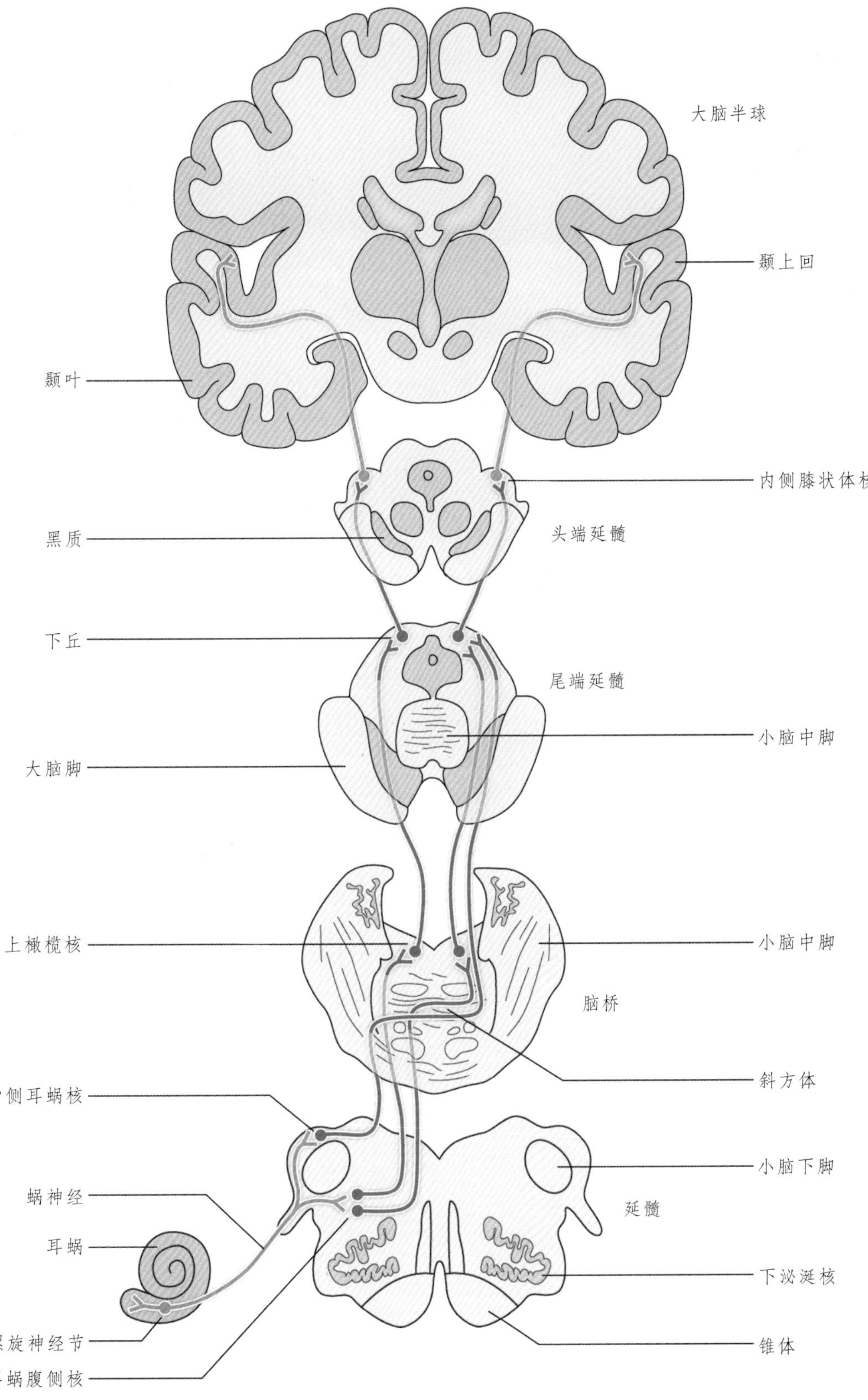

图 10.22 前庭蜗神经内听觉成分的主要上行联系。

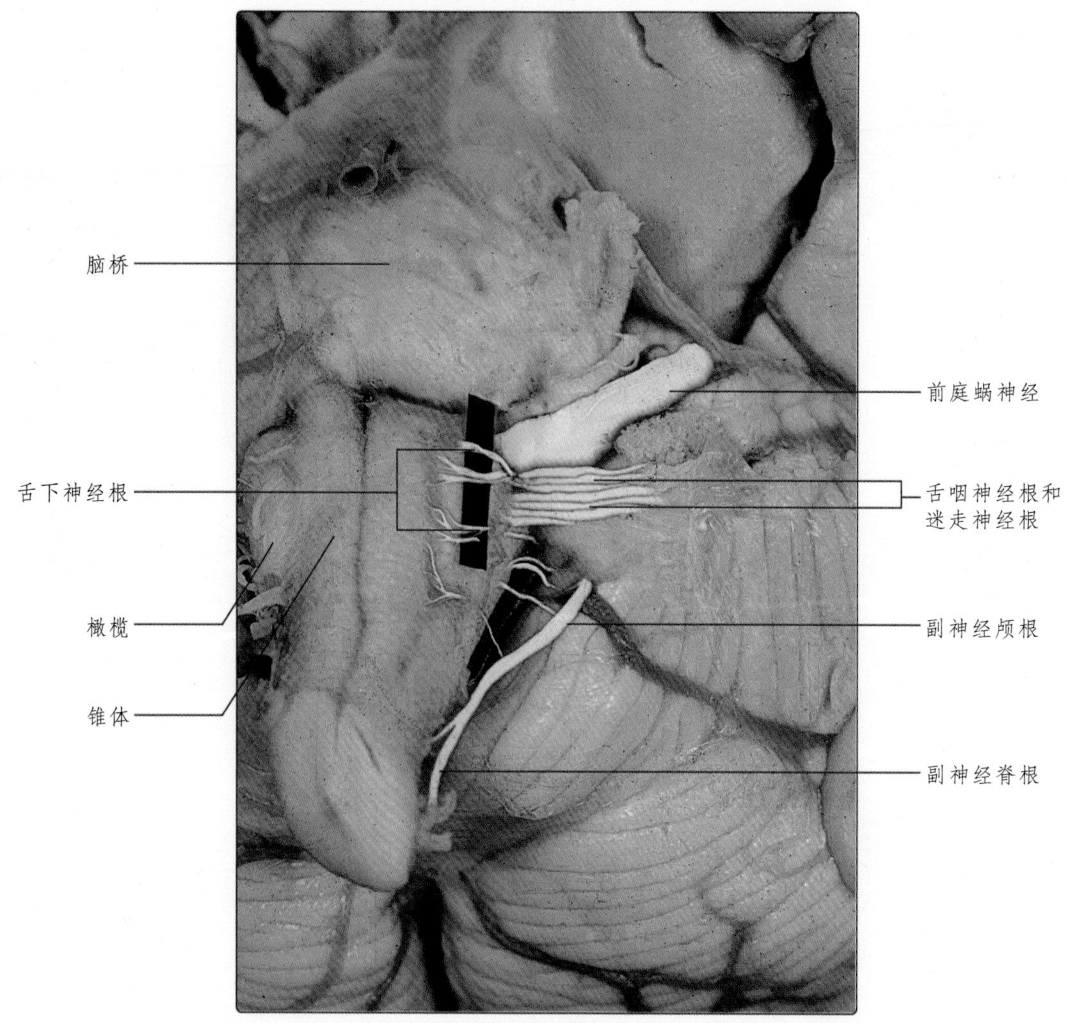

图 10.23 脑干的腹侧面观显示第Ⅷ-Ⅻ对脑神经在脑表面的分布。

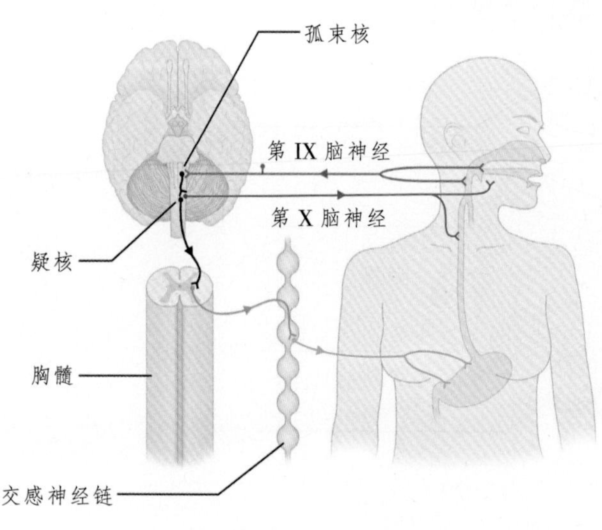

图 10.24 咽反射和吞咽反射。

配软腭、咽、喉和食道上部的肌肉。因此,疑核在控制说话和吞咽动作时发挥着重要作用。疑核最尾侧发出传出纤维经副神经的颅根离开脑干,然后,在颈静脉孔处重新加入迷走神经(图 10.25)。

迷走神经的副交感神经纤维发自延髓内第 4 脑室底深面的迷走神经运动背核(图 9.7),纤维广泛分布于心血管系统、呼吸系统和胃肠系统内。

Ⅺ:副神经

副神经是单纯运动神经,包括 2 个部分,颅根和脊髓根。颅根发自延髓外侧形成纵形排列的神经根丛,位于迷走神经根丝的尾侧(图 10.23 和图 10.25)。颅根起自于延髓疑核的尾侧部。在颈静脉孔处,副神经颅根加入迷走神经,随迷走神经走行,支配软腭肌、

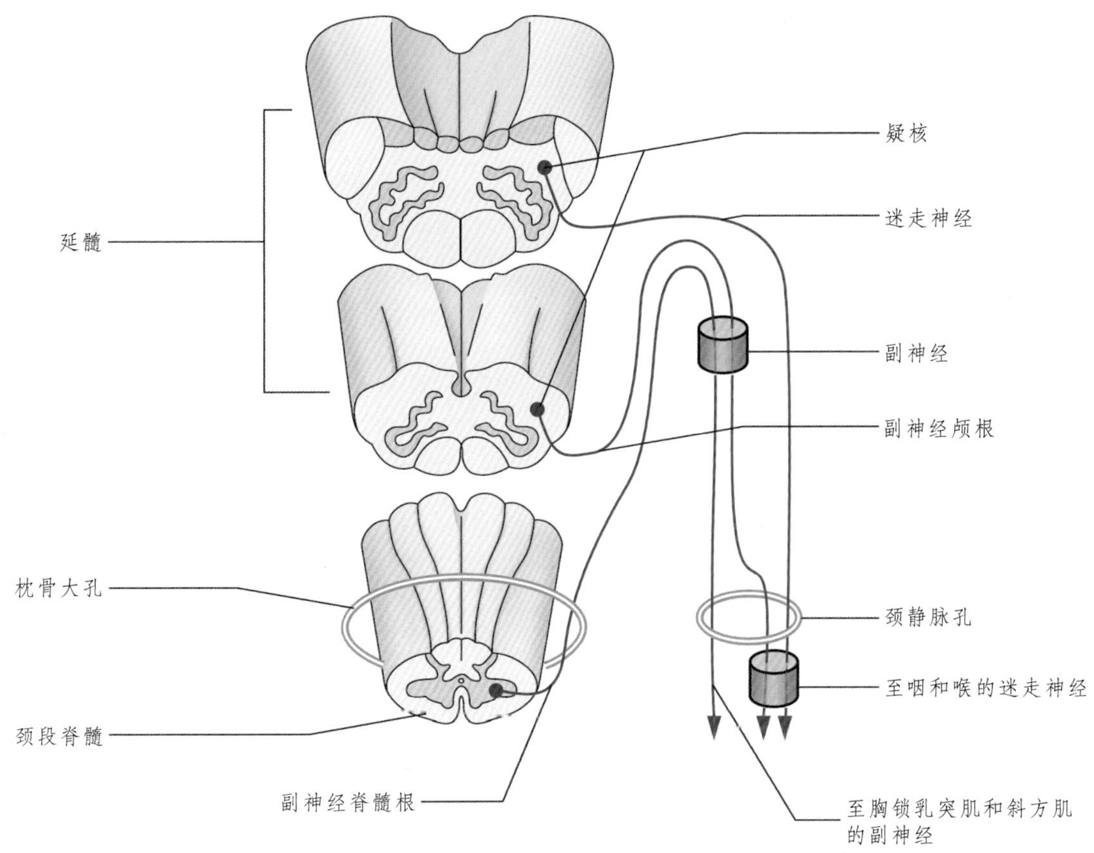

图 10.25 尾侧延髓和吻侧脊髓。显示迷走神经和副神经运动纤维的发出和行程。

咽肌和喉肌。

副神经的脊髓根发自 C1–C5 灰质前角的运动神经元(图 10.25)。轴突离开脊髓后并没有进入脊神经的前根,而是通过背根和前根之间的脊髓侧部形成根丝离开脊髓。脊髓根由前根和后根之间出脊髓后上行,经枕骨大孔进入颅腔。在延髓处,脊神经根与颅根合并成副神经干,自颈静脉孔出颅腔后又分为两支。从疑核发出的副神经颅根纤维加入迷走神经,随迷走神经支配相应肌肉。脊髓根的纤维穿过胸锁乳突肌和斜方肌,支配此二肌,控制头部和肩的运动。

Ⅻ:舌下神经

舌下神经是单纯的运动神经,支配舌内肌和舌外肌,此既控制舌的运动,也可改变舌的形状。舌下神经发自于第 4 脑室底深面近中线处的舌下神经核 (图 10.26)。轴突沿延髓的腹外侧走行,从延髓腹外侧部锥体和橄榄之间以根丝发出(图 10.23)。舌下神经核接受孤束核和三叉神经感觉核来的传入纤维。这与控制咀嚼、吮吸和吞咽的反射运动密切相关。舌下神经核接受来自对侧运动皮质的皮质延髓束的纤维传入,与舌的自主运动有关,如说话时舌的运动。

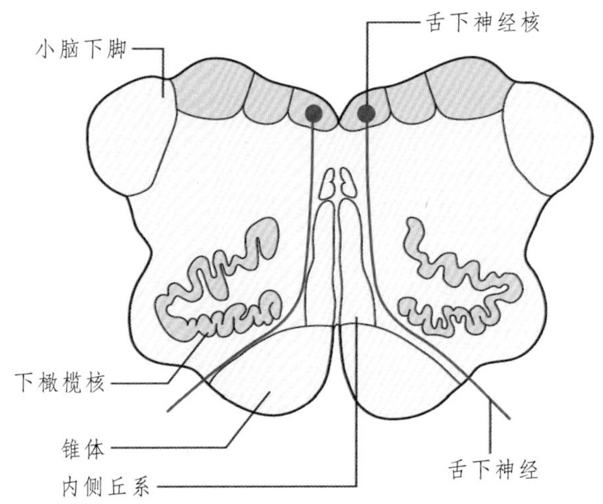

图 10.26 延髓的冠状切面。显示舌下神经的起源和行程。

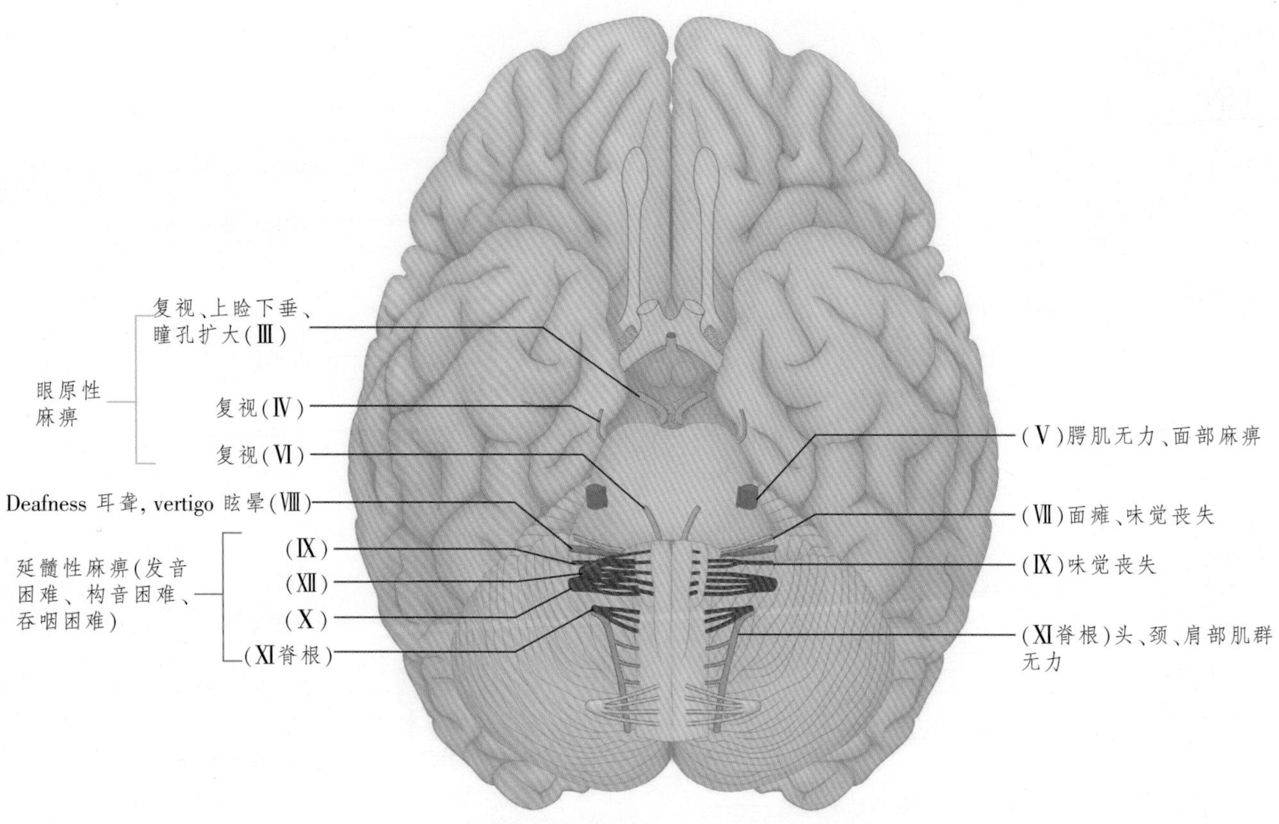

图 10.27 脑神经损伤后的神经症状。

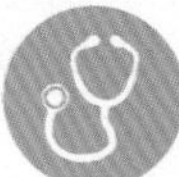

运动神经元疾病和第 Ⅸ–Ⅻ 对脑神经损伤后的症状

运动神经元疾病是一种慢性退行性疾病,多见于50岁以上的成年人。投射到疑核和舌下神经核的皮质延髓束蜕变后,可导致发音困难、吞咽困难、构音困难,以及舌肌的无力和痉挛(假性延髓麻痹)。同时,若疑核和舌下神经核本身发生退行性变性,会导致发音困难、吞咽困难、构音困难、舌肌的无力、萎缩以及舌肌肌束震颤(延髓性麻痹)。第Ⅸ、Ⅹ、Ⅺ和Ⅻ对脑神经通过颅底的孔裂出颅,因此易受到压迫损伤。这些孔裂部位的肿瘤可导致发音困难,咽反射的减弱,单侧胸锁乳突肌和斜方肌萎缩(颈静脉孔综合征),舌肌的单侧肌力减弱、萎缩及肌束震颤。

第 11 章 小 脑

小脑是后脑最大的部分。小脑的前面与脑干背面共同围成第 4 脑室。小脑借 3 对小脑脚与脑干相连,即小脑下脚、小脑中脚和小脑上脚(图 11.1)把小脑和延髓、脑桥和中脑分别联系在一起。小脑的功能为在无意识的状态下对运动的调控,维持平衡,影响姿势和肌肉紧张度,以及运动的协调。

小脑的外形

小脑由两侧的小脑半球和正中的小脑蚓部构成(图 11.2 至图 11.4)。小脑位于小脑幕的下面,蚓部上面增高形成正中隆起。蚓部面位于两侧小脑半球的深沟内。小脑表面高度卷曲,小脑裂和小脑叶的方向近乎横行。在小脑叶片之间是深度各异的小脑裂。小脑裂作为标志将小脑在解剖上分为 3 个叶(图 11.2 至图 11.5)。在小脑的上面,较深的原裂将小脑分为较小的前叶和较大的后叶。在小脑底面,明显的后外侧裂同小脑半球一小部分绒球和小脑蚓部(小结)一起形成了绒球小结叶。

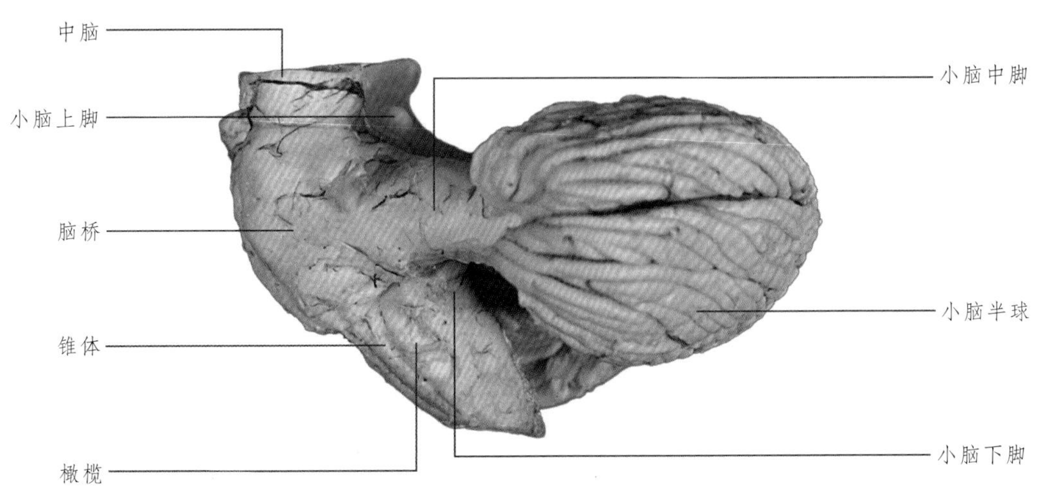

图 11.1 小脑和脑干的侧面观显示的小脑脚。部分小脑前叶、后叶和绒球小结叶结构已被去除,以清楚显示小脑脚。

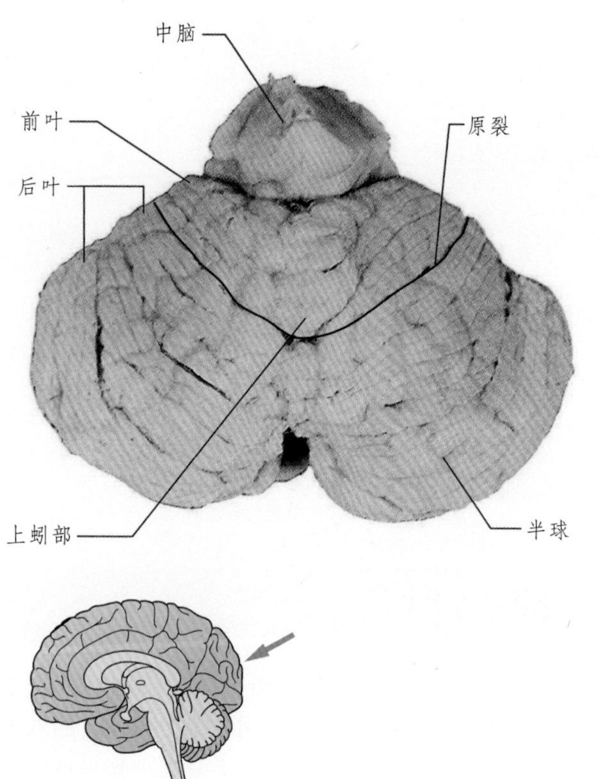

图 11.2 小脑的上面观。

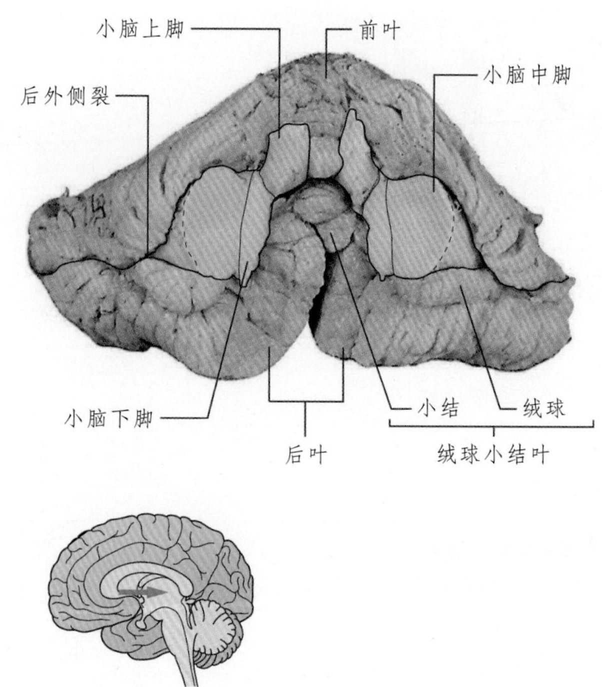

图 11.4 小脑的前面观。

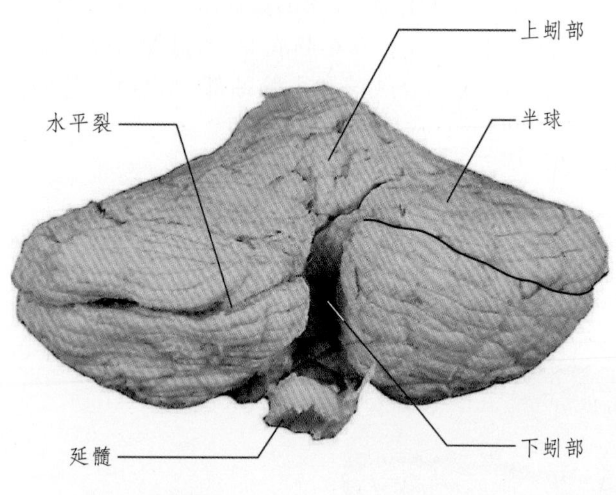

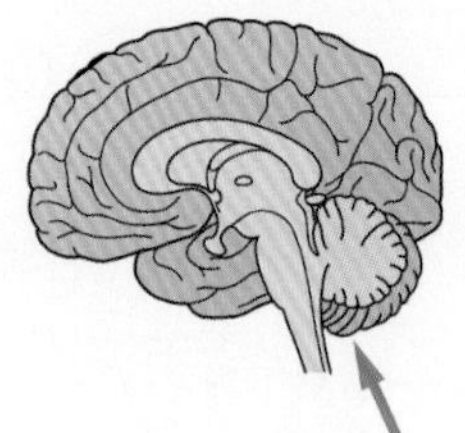

图 11.3 小脑的后面观。

小脑的外形

- 小脑维持身体平衡，控制姿势和肌肉紧张度,以及运动的协调,在无意识状态下完成对运动的调控。
- 小脑借小脑下脚、小脑中脚和小脑上脚与延髓、脑桥和中脑联系在一起。
- 小脑由正中的小脑蚓部和两侧的小脑半球构成。
- 根据解剖特点,可将小脑分为前叶、后叶和绒球小结叶。

小脑的内部结构

小脑由表面的灰质(即小脑皮质)和深面的白质组成。白质中含有进出小脑皮层的纤维,其特征是呈无规律的树枝状投射,这种结构在早期的文献中被称为活树或生命之树(图 11.6 和图 11.7)。

在白质的深面藏有 4 对双侧分布的小脑核 (图 11.6 和图 11.8),构成了小脑的主要传出部位。小脑核和小脑皮质与脑干和丘脑内的相应核团有广泛的纤维联系。

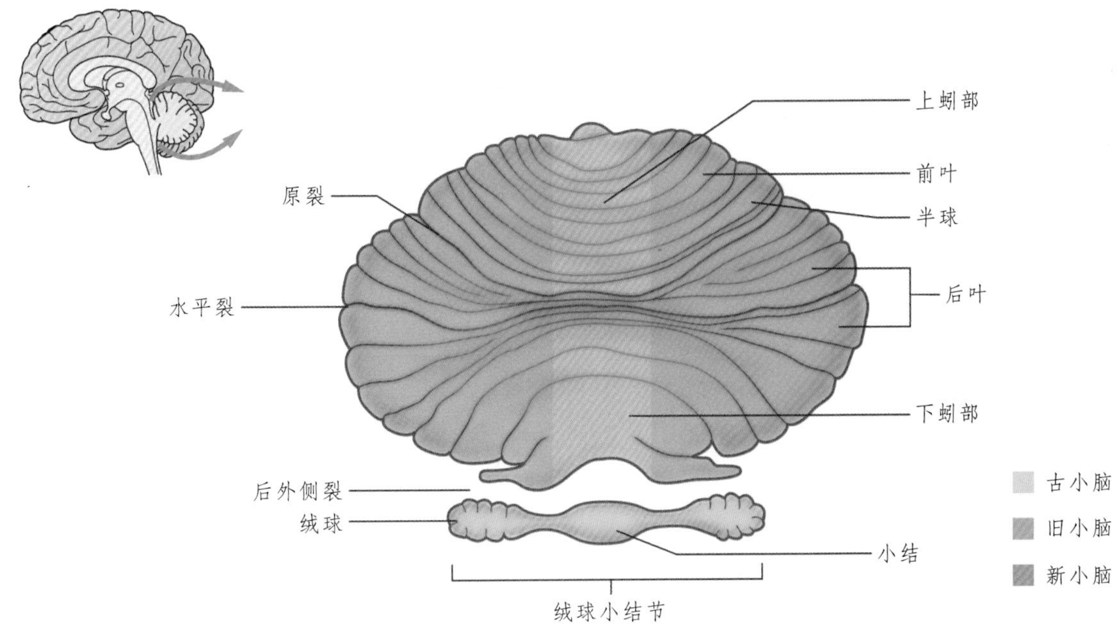

图 11.5 去除小脑脚和小脑表面结构的小脑简略示意图。显示小脑的解剖分部和功能分部的相互关系。

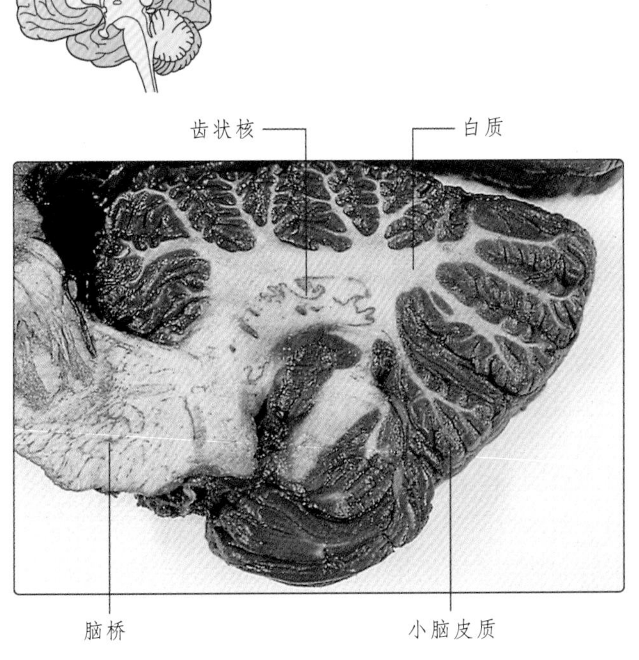

图 11.6 小脑的旁正中矢状切面。Mulligan 染色。

小脑皮质

小脑皮质高度卷曲,形成许多横向的小脑叶片。在皮质里面存在着胞体、树突和大多数小脑神经元的突触联系。小脑皮质的细胞学构筑高度一致(图 11.9)。组织学上可分为 3 层:

1.外层,富含神经纤维,又称为分子层。

2.中间层,蒲肯野细胞层。

3.内层为颗粒层,主要含有颗粒细胞。

小脑的传入纤维主要来自脊髓(脊髓小脑投射)、下橄榄核(橄榄小脑投射)、前庭核(前庭小脑投射)和脑桥(脑桥小脑投射)。传入纤维大多数都终止于小脑皮质,可以兴奋皮质的神经元。神经纤维通过小脑脚进入小脑,在向皮质投射过程中,可根据起源分为苔藓纤维或者是攀缘纤维(图 11.10)。

除下橄榄核以外,所有核团的传入纤维为苔藓纤维。苔藓纤维的分支可终止于多个小脑叶片的颗粒细胞。颗粒细胞的轴突向上穿过小脑皮质终止于分子层。在分子层中叉分为 2 条平行纤维,沿着小脑叶片的长轴方向走行。

蒲肯野细胞层由一单层蒲肯野细胞的胞体(见图 2.1B)组成。这些胞体发出大量树突分支,像侧柏样伸入皮质的表面,进入分子层(图 11.10)。这些侧柏样的树突沿小脑叶片的长轴走行。这些树突与许多平行纤维交叉接受兴奋性的突触传入。皮质内的抑制性调控来自于大量的其他神经元,如 Golgi 细胞、筐状细胞和星形细胞。蒲肯野细胞的轴突是小脑皮质的唯一传出成分。大多数的神经纤维并不是直接传出小脑,而是先终止于深部的小脑核。其他类型的传入纤维发自延髓的下橄榄核,进入小脑皮质,称为攀缘纤维。这种纤

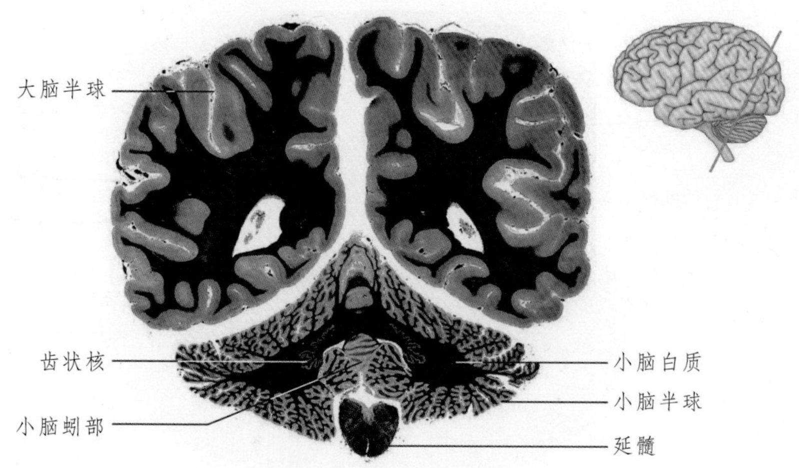

图 11.7 通过齿状核的脑冠状切面,髓鞘染色(美国华盛顿空军病理学院国家健康和医学博物馆提供)。

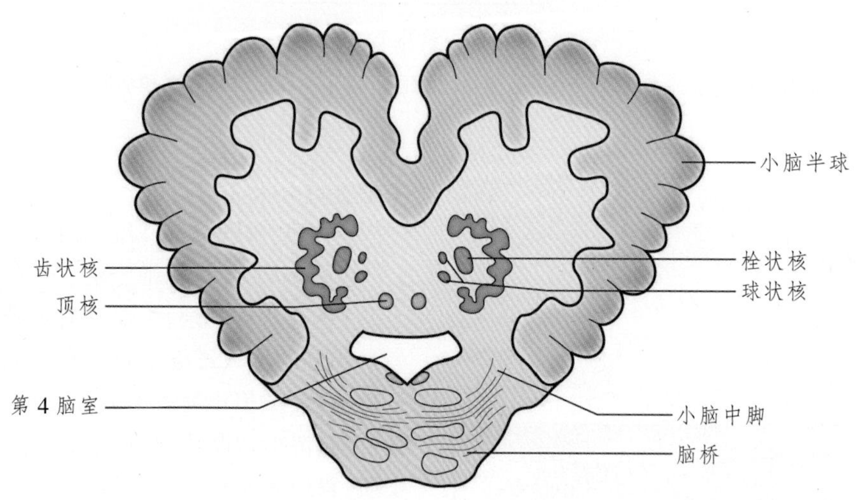

图 11.8 在第 4 脑室平面通过小脑和脑干的水平切面显示小脑的核团。

维可以对蒲肯野细胞产生兴奋性调控。同时,攀缘纤维的侧支还可以兴奋深部小脑核的神经元。浦肯野细胞内的主要神经递质为 GABA,故小脑皮质的所有传出信息是通过抑制小脑核神经元来实现的。

小脑核

埋藏于小脑髓质内,在第 4 脑室顶的上方有 4 对双侧分布的小脑核,从内向外,依次为:

- 顶核。
- 球状核。
- 栓状核。
- 齿状核(图 11.6 至图 11.8)。

齿状核是小脑中最大的核团,也是唯一一个可以在肉眼下分辨的核团(图 11.6),为一薄层的神经细胞,结构呈褶皱的囊袋状,与向其发出纤维投射的延髓下橄榄核的外形相似。小脑核除了接受小脑内的纤维投射外,还接受来自前庭核、网状核、脑桥和脊髓的纤维投射,是由这些部位苔藓纤维的侧支形成。在小脑内,小脑核接受来自小脑皮层蒲肯野细胞的密集支配。小脑核是小脑投射到脑内其他部位纤维的主要来源。

小脑的传出纤维主要终止于延髓和脑桥的网状核、前庭核、中脑的红核和丘脑的腹外侧核。

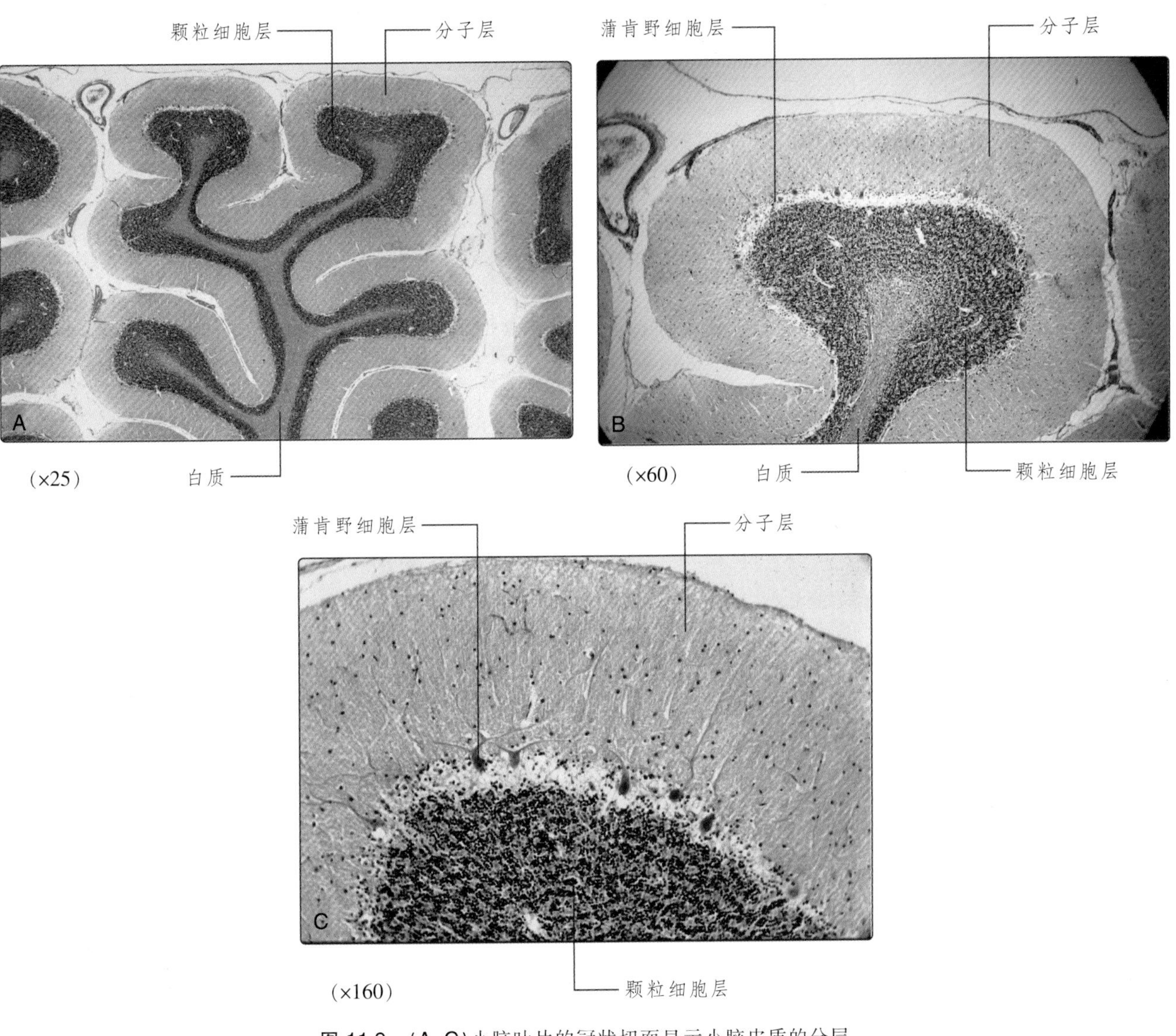

图 11.9 (A–C)小脑叶片的冠状切面显示小脑皮质的分层。

小脑的内部特征

- 小脑表面是小脑皮质，表面高度卷曲，其深面是白质。
- 在小脑白质深面为小脑核(顶核、球状核、栓状核和齿状核)。
- 小脑的传出纤维主要从小脑核发出。

小脑的功能解剖学

根据小脑的系统发生、解剖特点和功能特点，可以将小脑分为 3 个功能不同的部分(图 11.5)。

- 古小脑，为种系发生上最古老的部分，包括绒球小结叶和顶核。
- 旧小脑主要为小脑蚓部、环绕蚓部的蚓垂、球状核及栓状核。
- 新小脑包括剩下的大部分小脑半球和齿状核。

古小脑

古小脑主要与平衡觉相关。它通过小脑下脚与脑干的前庭核和网状核相联系(图 11.11)。前庭核将前庭的感觉信息传递到同侧的绒球小结叶。从小脑皮质内的蒲肯野细胞发出的传出纤维先投射到顶核，然后再投射到前庭核和网状结构。顶核的绝大部分传出纤维交叉投射到对侧的脑干。古小脑对低级运动系统的调控是通过双侧下行的前庭脊髓束和网状脊髓束实现的。

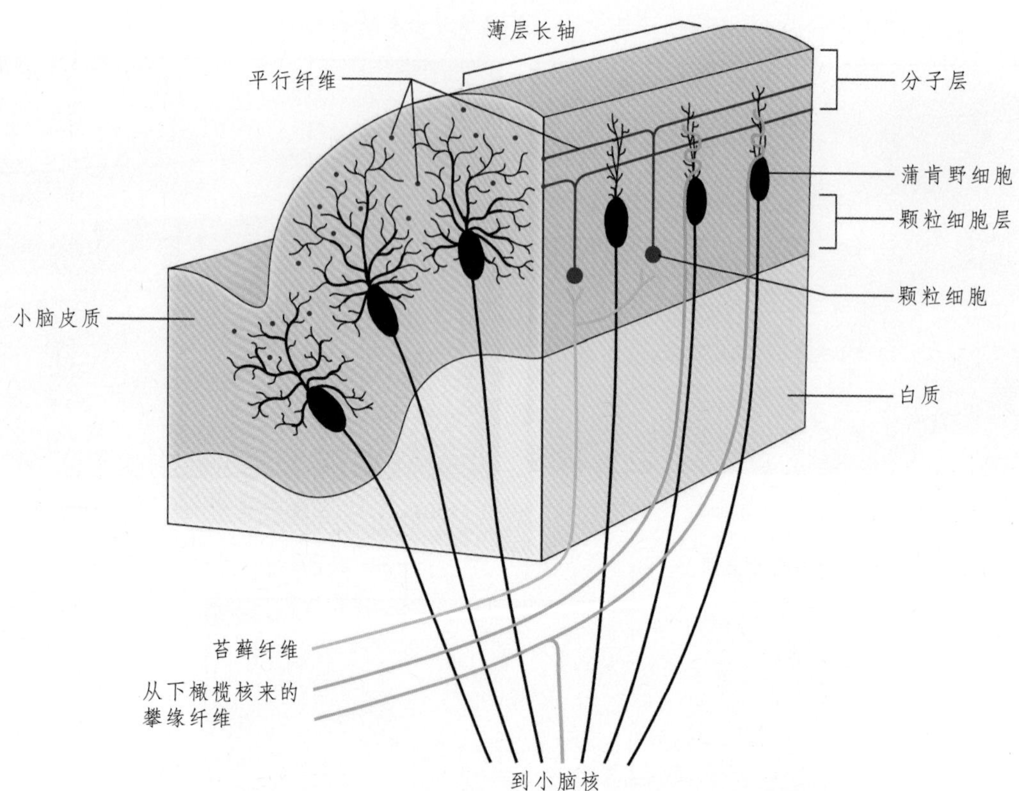

图 11.10 小脑皮质。显示小脑皮质内主要细胞的传入和传出纤维联系。

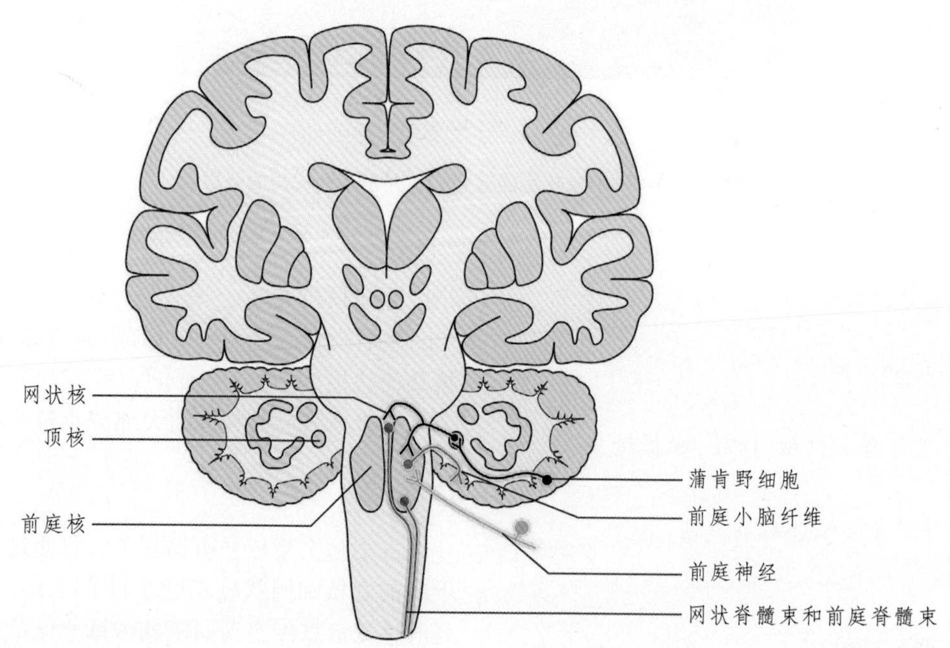

图 11.11 古小脑的纤维联系。未显示顶核的对侧投射。

旧小脑

旧小脑影响肌肉的紧张度和姿势。其传入纤维主要为来自传递肌肉、关节和皮肤感受的背侧和腹侧脊髓小脑束神经元,分别通过小脑下脚和上脚进入小脑(图 11.12)。纤维主要终止于同侧的小脑蚓部和邻近的小脑蚓垂的皮质。旧小脑皮质的传出纤维通过球状核和栓状核也终止于顶核。球状核和栓状核的纤维经过小脑上脚投射到对侧的中脑红核,可以影响红核内投射到脊髓的神经元活性。

新小脑

新小脑与肌肉的协调运动相关, 包括运动的轨迹、速度和强度。新小脑的主要传入纤维为起源于脑桥基底部脑桥核的脑桥小脑束(图 11.13)。

向小脑投射的脑桥核神经元受大脑皮质广泛的区域支配,包括计划和执行运动的区域。皮质脑桥纤维终止于脑桥核。脑桥小脑纤维在脑干交叉到对侧后,通过小脑中脚进入小脑。脑桥小脑纤维主要终止于小脑半球的外侧部。新小脑的传出纤维直接投射到齿状核。齿状核是小脑核中最大的核,投射到对侧的红核和丘脑的腹外侧核,传出纤维形成小脑上脚(结合臂)的大部分(图 9.11 和图 9.12)。上行的纤维在尾侧中脑到达红核之前相互交叉。许多的纤维中继于红核的红核丘脑细胞,但多数只是穿过红核直接投射到丘脑的腹外侧核。丘脑的腹外侧核投射到大脑皮质,主要是额叶的运动皮质。因此,新小脑发挥协调运动的功能主要是通过作用于大脑皮质,然后下行到脊髓和延髓。

小脑的功能解剖

- 绒球小结叶和顶核是进化上最古老的部分,称为古小脑。主要同前庭核和脑干的网状结构发生纤维联系,与平衡觉维持密切相关。
- 小脑蚓部、蚓垂、球状核和栓状核在进化上比较早,称为旧小脑。其接受来自脊髓小脑束的纤维投射,可以向中脑的红核发出纤维投射。
- 小脑半球的大部分和齿状核在进化过程中出现最晚,称为新小脑。接受来自脑桥的纤维投射,可以向丘脑的腹外侧核发出纤维投射。
- 小脑损伤后,可以导致上肢(意向性震颤)、下肢(小脑性共济失调)、说话(构音困难)和眼球(眼球震颤)运动的失调。

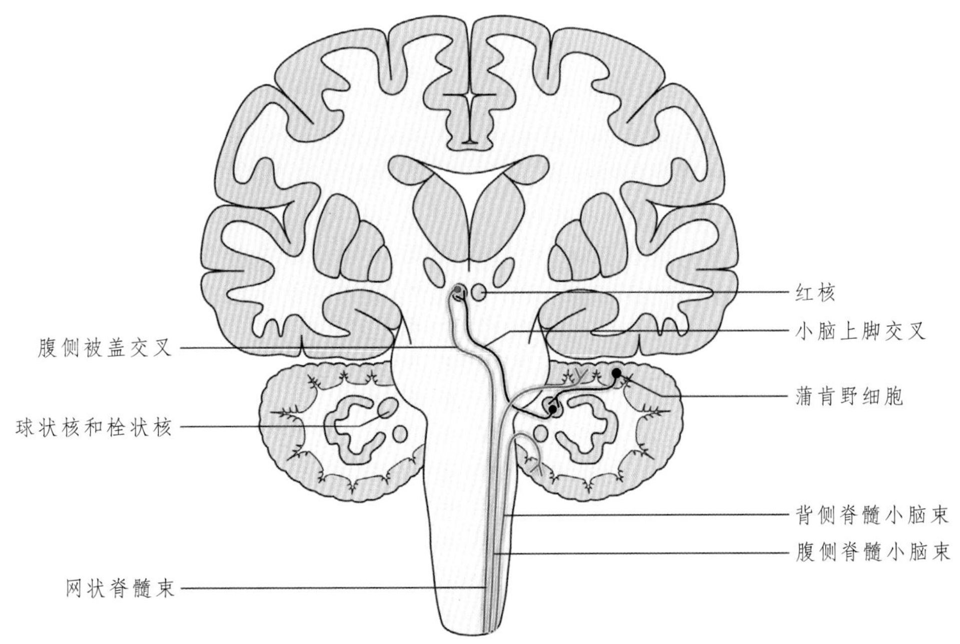

图 11.12 旧小脑的纤维联系。

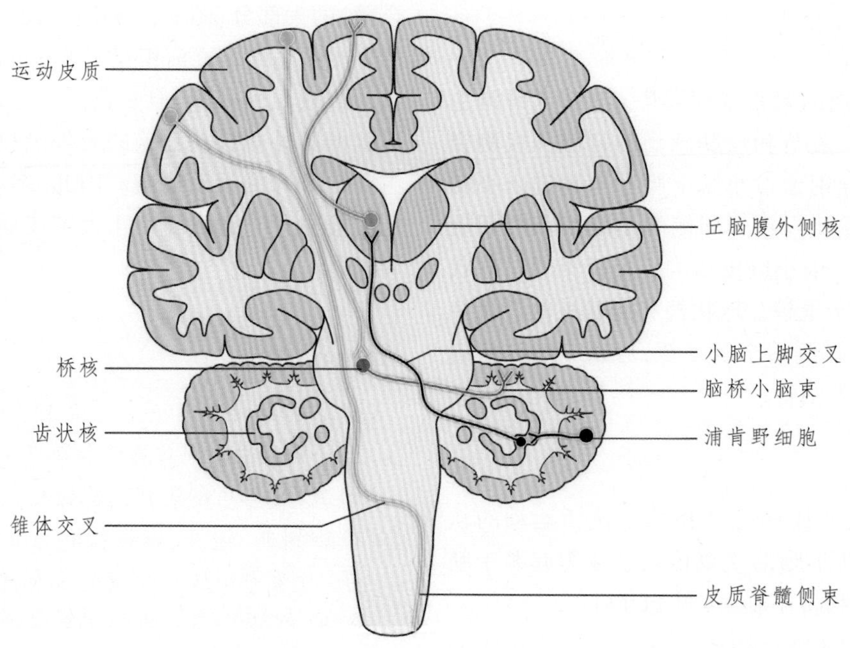

图 11.13 新小脑的纤维联系。

小脑损伤

小脑的正中部位损伤(如肿瘤)可以导致维持姿势功能丧失,此时,如果不搀扶患者的话,患者不能站立或坐稳,但仍然保持肢体的协调运动。

进入小脑和小脑传出小脑的纤维均为同侧分布,损伤一侧的小脑半球后,症状发生在身体的同侧。这与大脑半球的损伤是相反的,例如大脑皮质、内囊或基底神经节损伤后,会导致对侧肢体的症状。

一侧的小脑半球损伤后,可以导致同侧上肢的运动失调(意向性震颤)和同侧下肢的运动失调,产生不稳定步态,而肌肉的力量和上下肢感觉功能不受影响。

急性乙醇中毒、甲状腺功能减退、先天性小脑退化/共济失调、多发性硬化或副癌综合征导致的双侧小脑功能丧失,可产生言语变慢和急促不清(构音困难),双侧上肢的运动失调,出现摇晃欲坠的两足拉宽的不稳定步态(小脑性共济失调)。

小脑损伤后,也可导致眼球运动的失调。眼球表现为特征性的无意识的和有节律的往复运动(眼球震颤),当注视的方向与损伤同侧时,震颤的幅度最大。眼球震颤是多发性硬化的常见症状。眼球震颤结合构音困难和意向性震颤称为 Charcot 三联症,可用于诊断小脑损伤。

第12章 丘脑

中脑的吻侧是前脑(也称大脑,图 1.13)。前脑包括成对的间脑和两侧的大脑半球,起源于三脑泡期的最大的一个分区。间脑是中脑吻侧的延续,位于脑干和大脑半球之间。从背侧到腹侧,间脑包括上丘脑、丘脑、丘脑底核和下丘脑。其中,丘脑为最大的核团。丘脑由多个核团组成,与大脑皮质之间有广泛的纤维联系。其中需要特别注意的是:

- 向感觉皮质传递一般和特殊感觉信息的核团。
- 可以接受小脑和基底神经节的传入,以及可与额叶运动皮质有相互投射。
- 与相关皮质或是边缘皮质有纤维联系的核团。

间脑几乎被大脑半球所完全覆盖,因此,从外面几乎看不到间脑。在脑底面可以观察到下丘脑的腹侧部(图 12.1)。紧邻视交叉后部的是一个小的正中隆起,称为灰结节。灰结节延续到连于垂体的漏斗或垂体柄。在灰结节的后部是一对圆形的隆起,位于中线两侧,称为乳头体,其内有下丘脑的乳头体核。下丘脑

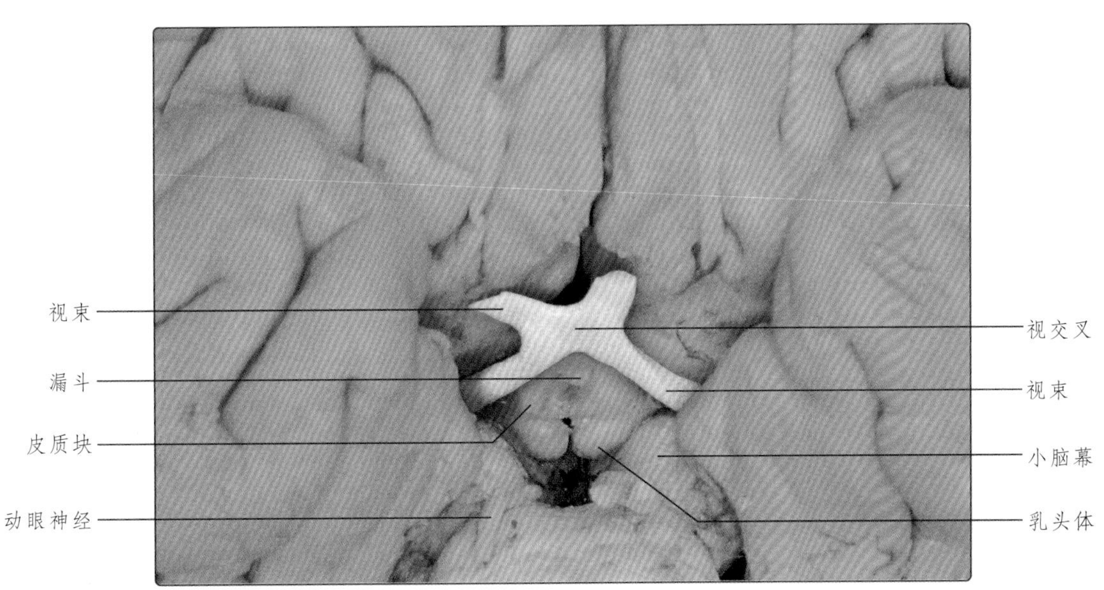

图 12.1 间脑的腹侧面观。

位于丘脑的下方，下丘脑向内、向腹侧延续至底丘脑。下丘脑和边缘系统之间有非常重要的纤维联系。边缘系统控制内脏神经系统的活动并部分通过影响垂体功能而控制神经内分泌。下丘脑将在后面的第 16 章中进行重点介绍。

间脑的其他部分可以在大脑的矢状面和冠状面观察到（图 12.2 和图 12.3）。间脑构成第 3 脑室的侧壁。第 3 脑室侧壁的背侧部是丘脑，腹侧部是下丘脑。上丘脑是间脑中相对较小的部分，位于间脑的最尾侧和背侧部，尾侧紧邻中脑的上丘，主要包括松果体和缰（缰核）。松果体是一个重要的内分泌器官，可以分泌褪黑激素。松果体控制睡眠和觉醒周期（昼夜节律）和青春期的发动。缰核与边缘系统有较多的纤维联系（第 16 章）。

底丘脑位于丘脑的下方和下丘脑的背外侧部，腹外侧紧邻内囊。其包括 2 个核团，底丘脑核和未定带。底丘脑核位于底丘脑的腹外侧部，内侧紧靠内囊，在冠状切面上为双凸透镜状的扁卵圆形灰质团块。底丘脑核和苍白球和黑质间有丰富的纤维联系，参与调控运动功能。关于这部分会在第 14 章中进行详细介绍。未定带是脑干网状结构向吻侧的延续。许多重要纤维穿底丘脑进入丘脑，其中包括上行的感觉投射（内侧丘系、脊髓丘脑束和三叉丘脑束），从小脑齿状核发出的小脑丘脑束以及从内侧苍白球发出的苍白球丘脑束。苍白球丘脑束的纤维包绕未定带形成豆核束和丘脑束（图 14.8）。

丘脑的局部解剖学

外部特征

丘脑的大小和外形像一个小鸡蛋。丘脑和下丘脑一起构成了第 3 脑室的侧壁，两者之间以浅色的下丘脑沟为界线。在多数情况下，两侧丘脑通过其在中线处结合。神经纤维丛髓纹沿丘脑的背内侧缘而行，与边缘系统间有广泛的纤维联系（图 12.2）。沿着丘脑背内侧缘，第 3 脑室顶部的室管膜层丘脑后部平铺于狭窄的脑室，形成第 3 脑室的顶。

丘脑前极延续为室间孔，可以使第 3 脑室和侧脑室相交通，并使两侧的脑室相交通。丘脑外侧为内囊后肢，丘脑前外侧为尾状核头（图 12.4）。丘脑的背部构成侧脑室体的底。终纹是另一与边缘系统联系的纤维束，为丘脑和尾状核的分界线（图 12.4）。丘脑的腹侧是底丘脑和下丘脑，丘脑后部为中脑。

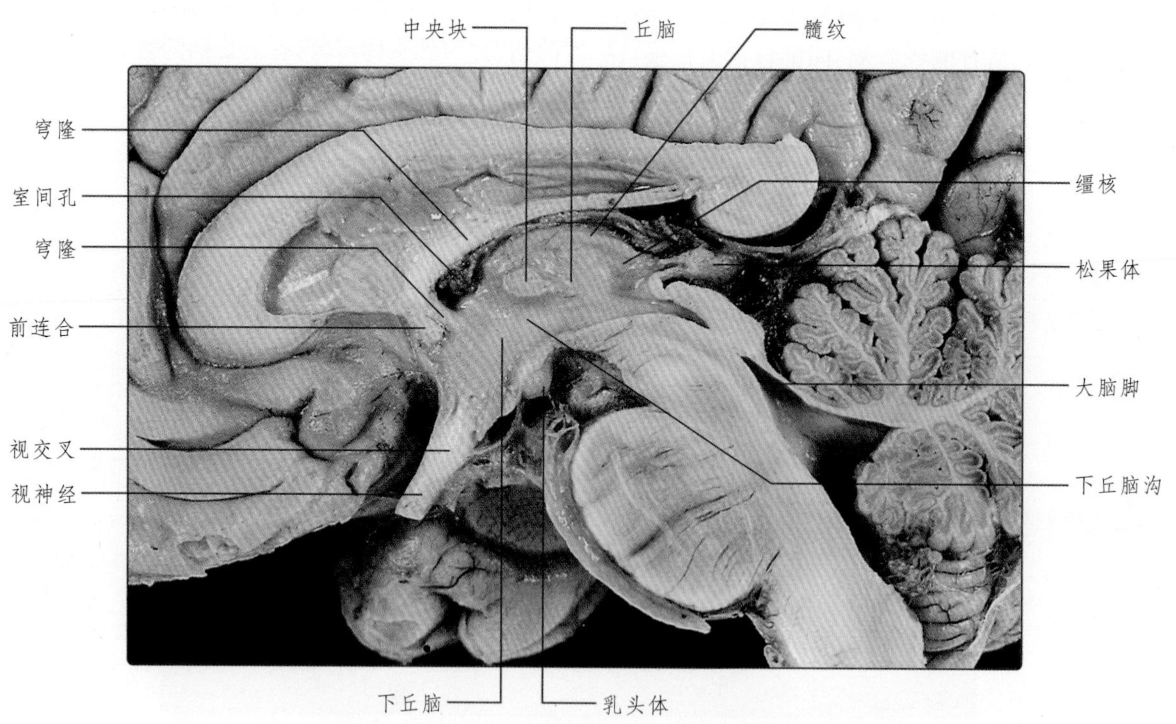

图 12.2　大脑正中矢状切面显示间脑的位置关系。

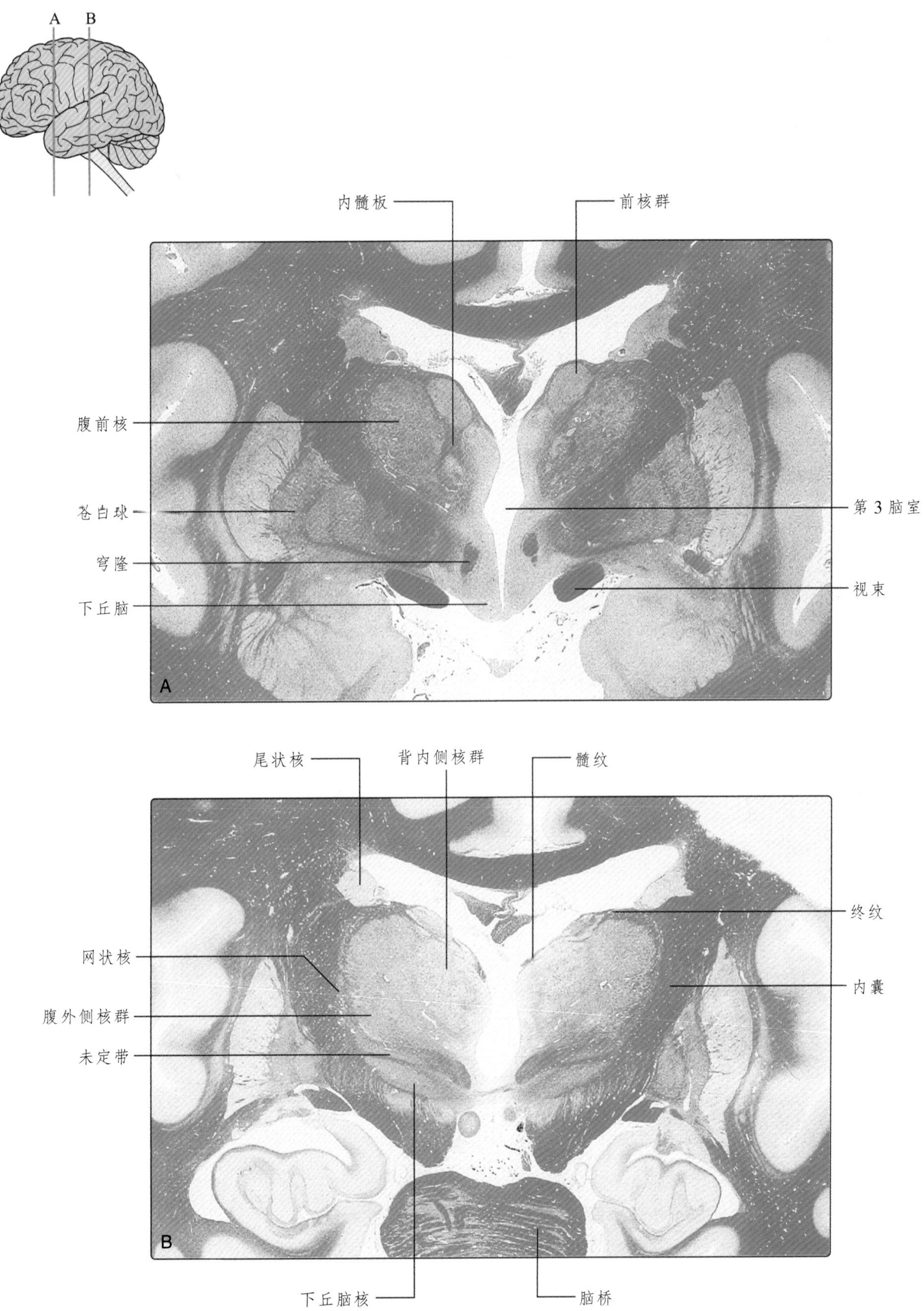

图 12.3 间脑的冠状切面(A,B)。Luxol 快蓝染色显示髓鞘。

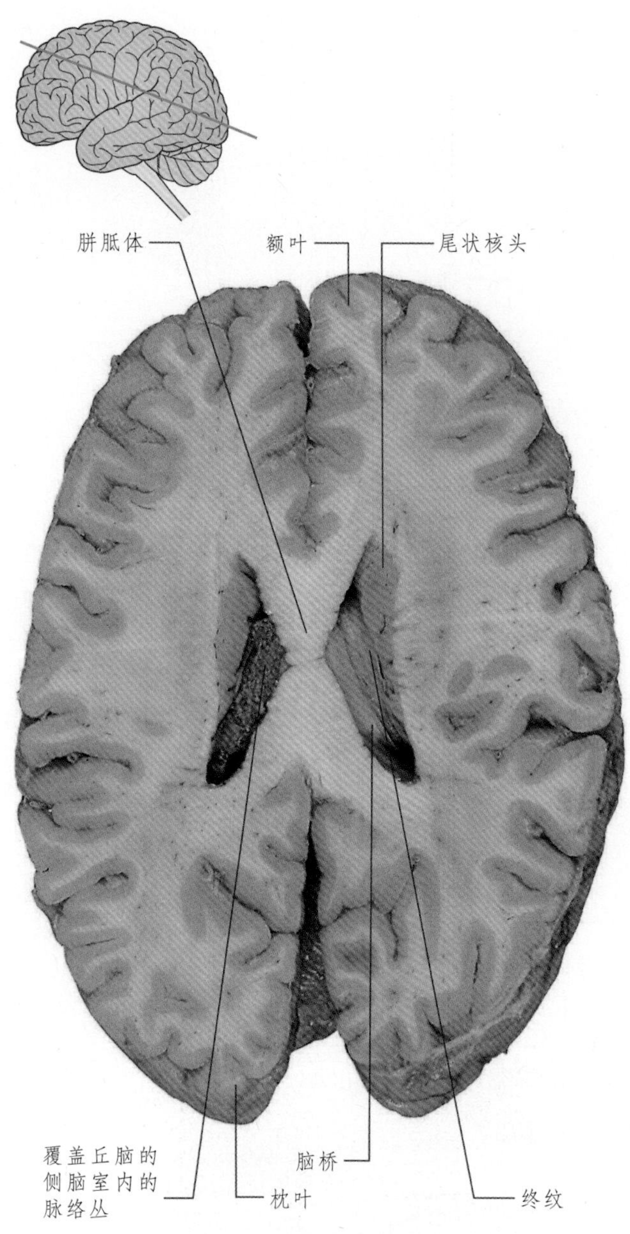

图 12.4 间脑的背面观。右侧脉络丛已被去掉。

内部组织形式

丘脑的内部有一薄层纤维板,由丘脑内核团传入和传出纤维组成,称为内髓板(图 12.3 和图 12.5 以及图 12.6)。内髓板从上面观呈"Y"形,将丘脑的灰质分为 3 大核群:前核群、内侧核群和外侧核群。每个核群又可被进一步分为独立的核团。内髓板内也散在着一些灰质团块,统称为板内核群(图 12.5 和图 12.6)。丘脑外面还有另外一层神经纤维,即外髓板,包含丘脑到皮质的上行纤维和皮质到丘脑的下行纤维。在外髓板和内囊之间有一薄层的灰质层,称为丘脑网状核(图 12.3)。

丘脑的解剖

- 间脑位于脑干和大脑半球之间,丘脑是其中最大的核团。几乎所有丘脑核团都与皮质之间有密集的往返纤维联系。
- 内髓板将丘脑的灰质分隔为 3 个主要核群(前核群、内侧核群和外侧核群)。
- 内髓板内散在着一些灰质团块,统称为板内核群。
- 丘脑外侧覆盖的薄层灰质称为丘脑网状核。

丘脑核团的功能组织形式

丘脑内除网状核外,所有核团都向同侧的大脑皮质投射,同时整个大脑皮质都可接受来自丘脑的纤维传入,所有的丘脑核团都可接受来自皮质的纤维传入。所以,丘脑和大脑皮质间有广泛的往返纤维联系。在某些情况下,特定的丘脑核团和感觉或运动功能皮质间存在精确的、点对点的纤维投射。这种功能组织形式在丘脑核团与某些特定皮质之间非常典型。这些选定皮质是指接收一般感觉和特殊感觉的感觉皮质,以及接收小脑和基底神经传入的运动皮质(图 12.6)。

传递特异性信息的丘脑核团为特异性核团。这些核团都位于外侧核群的腹侧部层。其他的丘脑核团接受非特异性的感觉和运动传入,但是,可以与更广泛的皮质发生纤维联系,包括联络皮质和边缘皮质,这些核团被称为非特异性核团。丘脑的非特异性核团包括外侧核群的背侧组和整个的前核群和内侧核群。

外侧核群

外侧核群内包含了所有的特异性丘脑核团,这些核团都位于外侧核群的腹侧部,包括腹前核、腹外侧核、腹后核、外侧膝状体和内侧膝状体(图 12.5 和图 12.6)。

腹后核

腹后核(ventral posterior nucleus, VP)位于腹外侧核和丘脑枕之间。所有从脊髓或脑干来的对侧身体的一般感觉信息上行纤维都终止于腹后核,最终在皮质形成意识。这些神经通路包括:脊髓丘脑束、内侧丘系

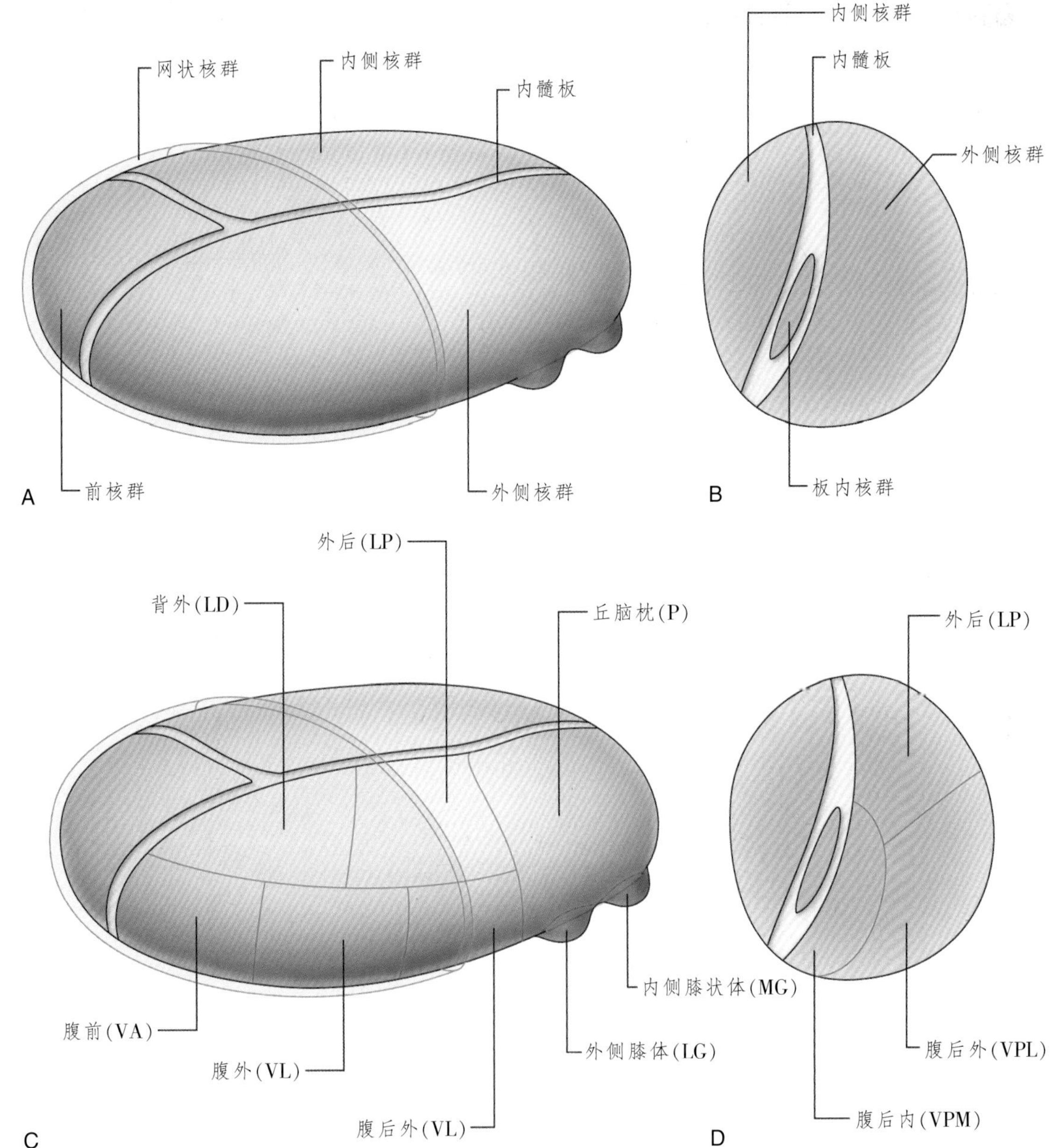

图 12.5 从左侧丘脑的前外侧观(A,C)和冠状切面(B,D),显示丘脑的主要核群(A,B)和外侧核群的构成(C,D)。

和三叉丘脑束。这些纤维终止腹后核内的排列形式与躯体的位置具有明确的定位关系。

腹后核的外侧部可以通过脊髓丘脑束和内侧丘系接受躯体和肢体的感觉信息，被称为腹后外侧核(ventral posterolatral nucleus,VPL)(图 12.6)。内侧较小的部分称为腹后内侧核 (ventral posteromedial nucleus,VPM),通过三叉丘脑束接受来自头部的感觉信息。VPM 还接受从孤束核传递来的味觉信息和从前庭核来的前庭感觉信息。腹后核的传出纤维投射到顶叶中央后回的初级躯体感觉皮质。

丘脑的损伤

中风和肿瘤损伤丘脑后,可导致对侧头面部和肢体感觉的丧失，感觉丧失部位可出现令人难以忍受的疼痛(丘脑痛)。

因丘脑和皮质间有丰富的纤维联系,丘脑的损伤与部分大脑皮质功能缺失相类似。

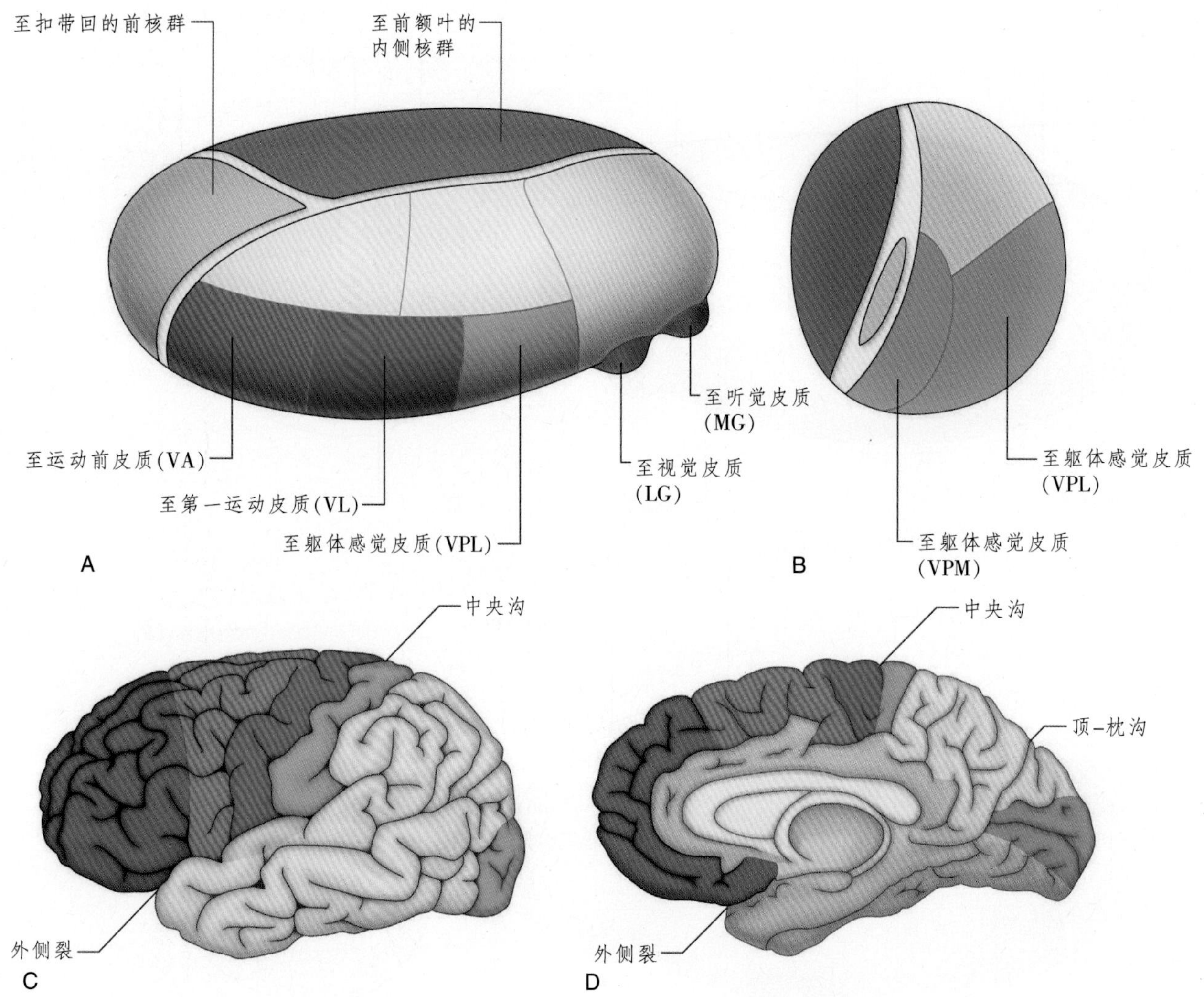

图 12.6 丘脑核的组成及其与大脑皮质的对应关系。丘脑的前外侧(A)和冠状面(B)。染色部分显示的是丘脑核团和大脑半球的外侧(C)和内侧(D)相对应的区域之间的关系。

外侧膝状体

外侧膝状体位于丘脑后部、丘脑枕的腹侧,因为在丘脑的表面形成小的隆起,故称为膝状体。外侧膝状体是视觉系统的一部分,将在第 15 章中进行介绍。

视网膜中神经节细胞的轴突形成视束,视束终止于外侧膝状体。在视交叉处,视神经纤维部分交叉。每侧的外侧膝状体接收来自同侧眼球颞侧和对侧眼球鼻侧视网膜的纤维传入。因此,每侧外侧膝状体接收两眼同侧视野的视觉信息。外侧膝状体发出纤维经过豆状核后部的内囊和视辐射投射到枕叶的初级视觉皮质。

内侧膝状体核

内侧膝状体是听觉系统的一部分, 已经在第 10 章中进行过详细的描述。内侧膝状体接受从中脑下丘经下丘臂来的上行投射(图 9.13)。内侧膝状体发出纤维经过豆状核后部的内囊和听辐射投射到颞叶的初级听觉皮质。

腹前核

腹前核(ventral anterior nucleus,VA)位于外侧核群的吻侧部。由两部分构成:范围较大的主核(principal part,VApc)和范围较小的大细胞部(magnocellular part,VAmc)。腹前核的皮质下主要传入纤维来自苍白球内侧部和黑质网状部。主核接受来自苍白球的纤维,大细胞部接受来自黑质的纤维。丘脑腹前核与额叶的运动皮质,尤其是前运动皮质和辅助运动皮质有相互的纤维投射。

腹外侧核

腹外侧核(ventral lateral nucleus,VL)位于丘脑外侧核群的腹侧,前方是腹前核。由 3 部分构成:吻侧部(pars oralis,VLo)、内侧部(pars medialis,VLm)和尾侧部 (pars caudalis,VLc)。腹外侧核的主要皮质下传入纤维来自同侧苍白球和黑质及对侧小脑的齿状核。苍白球与黑质传入纤维终止于 VLo 和 VLm。小脑传入纤维终止于 VLc。腹外侧核和腹前核一样,与额叶的运动区域尤其是中央前回的初级运动皮质之间有交互联系。基底神经节和小脑通过腹前核和腹外侧核对正常运动发挥调控作用,而当基底神经节和小脑发生病变时,经由腹前核和腹外侧核的调控而产生运动异常。

基底神经节和小脑病变的手术治疗

神经外科利用切除腹前核和腹外侧核的方法缓解部分基底神经节病变(僵化,静止性震颤、运动障碍)以及小脑病变相关的运动症(意向性震颤)。虽然丘脑切除术几乎被药物治疗所取代,但依然用于多发性硬化症减轻引起的小脑震颤。

腹侧核群的功能组成

- 特异性的丘脑核团具有精确的感觉或运动功能,与大脑皮质的感觉和运动区间有高度特异性联系,分布在丘脑外侧核的腹侧,包括。
  - 腹后核:从内侧丘系、脊髓丘脑束、三叉丘脑束收集总体感觉信息;发出传出神经到达顶叶的躯体感觉皮质。
  - 外侧膝状体:从视束接受视觉传导信息;将视觉信息投射到枕叶的视觉皮质。
  - 内侧膝状体:从下丘接受声音传入信息;将声音信息投射到颞叶的听皮质。
  - 腹前核及腹外侧核:从大脑皮质和基底神经节接受信息;传递信息到额叶的运动皮质。
- 非特异性核团与大脑皮质的广泛区域相联系,包括联络皮质和边缘区。

在外侧核团的背部有数个非特异性核团。其中,背外侧核属于边缘系统,从海马接受传入神经,发出神经到扣带回。

腹后外侧核与顶叶的感觉皮质有联系。丘脑枕是丘脑后侧的一大块区域,与顶叶、颞叶和枕叶皮质有广泛的联系。

前核群

丘脑最靠前、延伸至吻极的部分为前核群。它由 3 个亚区组成:腹前核群、内侧前核群和背前核群。每个核群的传入传出联系在此不详细介绍。前核群是边缘系统的一部分,通过乳头丘脑束从下丘脑乳头体接收大量传入信息。前核群主要向大脑半球内侧面的扣带回发出投射(图 16.9)。参与控制本能躯动以及构成行为和记忆中的情绪成分。

内侧核群

内侧核群区域较广,包括内背侧核(背内侧核)及连接核等小核群。背内侧核接受来自于下丘脑、杏仁核、包括板内核以及后核群等丘脑核团的皮质下传入。背内侧核与前额叶皮质之间存在交互纤维联系。内侧核群主要与情绪和情感的控制有关。

板内核群

在丘脑的内髓板中有数个核团,包括内侧中央核和束旁核。内侧中央核是人类板内核群中最大的一个。板内核群接受脑干网状结构的上行纤维,以及脊髓丘脑束和三叉丘脑束的上行纤维。板内核群发出的投射位于大脑皮质的广泛区域以及基底神经节的尾状核和豆状核。板内核群能够激活大脑皮质。当板内核群受到刺激时,与休息和睡眠相关的 alpha 节律活动中断,脑电图(EEG)呈现去同步化。板内核群的损伤降低人体对痛的感知以及使意识水平降低。

网状核群

网状核群是丘脑外侧的外髓板与内囊之间的薄层结构。网状核群接收介于丘脑核团和大脑皮质之间的丘脑皮质纤维和皮质丘脑纤维的侧支传入。

前核群、内侧核群、板内核群及网状核群的功能组成

- 丘脑前核群是边缘系统的一部分,接受下丘脑乳头体的传入,投射至扣带回。
- 在内侧核群中,背内侧核与额叶皮质之间形成交互联系。
- 板内核群接受网状结构和上行感觉传递的传入,发出投射至大脑皮质和纹状体,负责大脑皮质的激活。
- 网状核群接受丘脑皮质纤维和皮质纤维的侧支传入。

第 13 章

大脑半球和大脑皮质

大脑半球由胚胎期端脑发育而来,是前脑最大的部分,在人类最为发达。大脑半球表面是一层灰质,即大脑皮质。大脑皮质高度折叠形成复杂的嵴 (脑回,gyri,单数为 gyrus)和沟(脑沟,sulci,单数为 sulcus)。这种结构增加了大脑皮质的表面积,脑沟深处的脑表面积约占 70%(图 13.1 和图 13.2)。脑皮质以下的传入或传出纤维形成大面积白质。图 13.2 至图 13.12 显示了脑的连续冠状切面。在大脑皮质和皮质下结构之间穿行有大量神经纤维,它们在大脑半球的深部被压缩为扁阔的纤维板,称为内囊(图 13.4 至图 13.11;在图 1.27 上也可以看到)。在内囊和皮质之间,传入和传出神经纤维形成扇样的冠状辐射。冠状辐射的深面埋藏有核团,其中比较明显的是尾状核、豆状核和苍白球,总称为"基底神经节"或"纹状体"(图 13.3 至图 13.15)。2 个大脑半球内各有 1 个大的 C 形腔,即侧脑室,是脑室系统(第 6 章)的一部分。

2 个大脑半球被 1 个深的大脑纵裂分开, 内有大脑镰。2 个半球在纵裂深处被一大块走行于两侧大脑皮质之间的联络纤维所连接,称为胼胝体(图 13.2 至图 13.15;也见图 13.22,图 13.23 和图 13.24)。

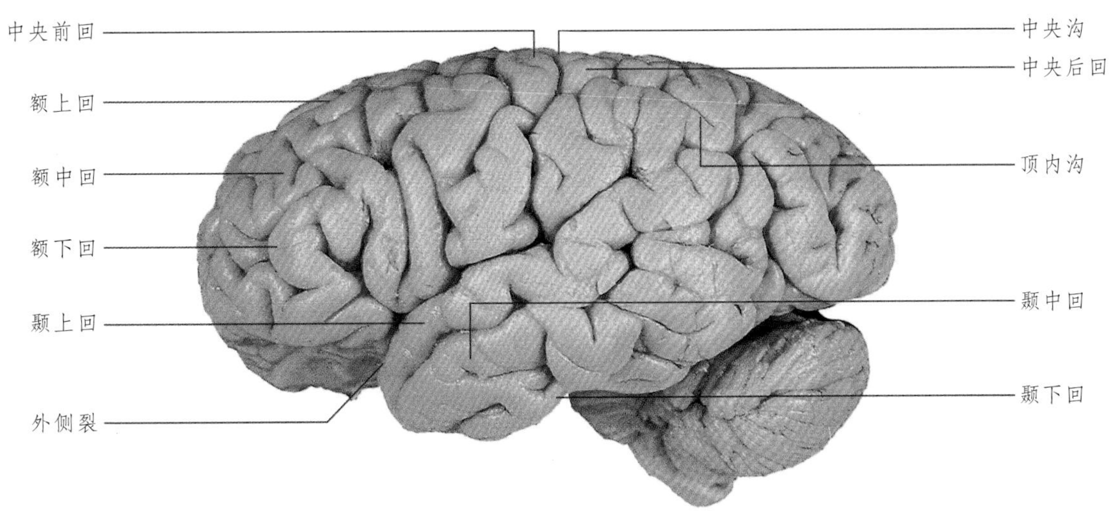

图 13.1 大脑半球侧面的主要脑回和脑沟。

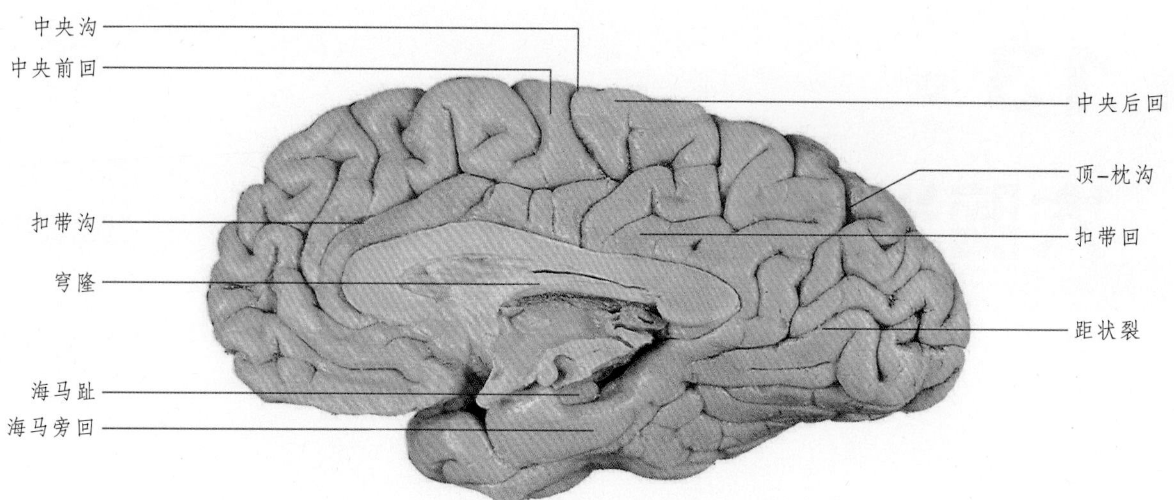

图 13.2 大脑半球的中间矢状面,显示主要脑回和脑沟。脑干和小脑已被移除以显示颞叶的内下部。

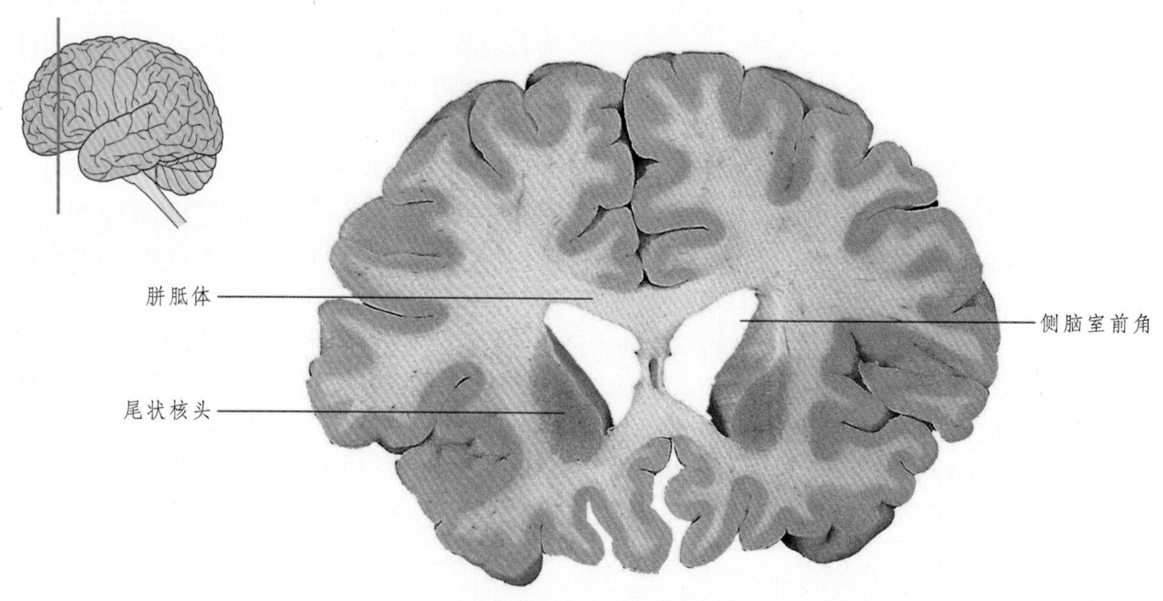

图 13.3 大脑半球的冠状切面。

大脑半球的回、沟和叶

位于大脑皮质表面不同区域的回和沟组成大脑皮质 4 个叶,即额叶、顶叶、颞叶和枕叶,它们的局部解剖学特征和功能特点将在后面详细介绍。大脑半球外侧面最明显、最深的裂缝是外侧裂(图 13.1),分隔下面的颞叶与上面的顶叶和额叶。外侧裂深处有 1 个皮质区,叫做岛叶(图 13.6 至图 13.14)。额叶、顶叶和颞叶覆盖岛叶的部分叫做岛盖。在大脑半球外侧可观察到从纵裂到外侧裂之间有一条连续的脑沟,是中央沟,分隔额叶和顶叶(图 13.1 和图 13.16)。中央沟向半球内侧面的大脑纵裂延伸一段距离(图 13.2 和图 13.16)。

中央沟之前的所有部分是额叶。中央沟之前紧邻一长条与其平行的中央前回,是第一运动皮质。中央前回之前的其余额叶部分迂曲,形成额上回、额中回和额下回(图 13.1)。

中央沟之后、外侧裂之上,是顶叶。顶叶的最前部是中央后回,是第一躯体感觉皮质。中央后回向后的半球的外侧面的顶间沟将顶叶分为上部和下部顶叶

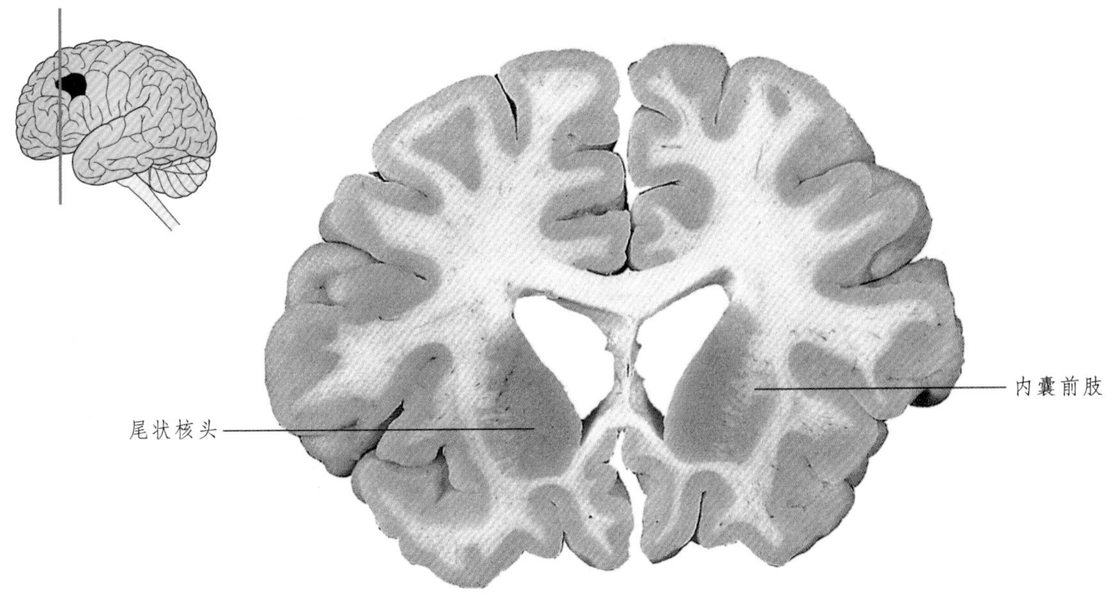

图 13.4　大脑半球的冠状切面。

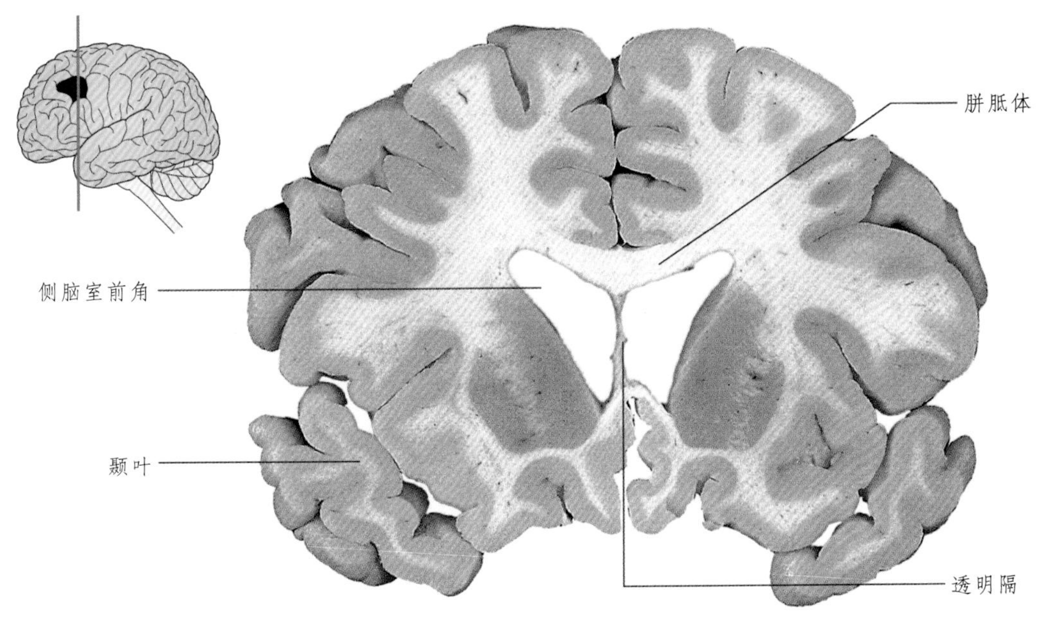

图 13.5　大脑半球的冠状切面。

(图 13.1 和图 13.16)。

顶叶与其后部的枕叶之间在大脑半球外侧面没有单独的脑沟进行分界,但是在大脑半球内侧面可见顶-枕沟将两者分开(图 13.2 和图 13.16)。枕叶外侧面无明显标志,但其内侧面可见明显的距状裂,标记出第一视觉皮质的位置(图 13.2 和图 13.16)。

颞叶位于外侧裂下面，向后与顶叶和枕叶相融合。颞叶在外侧面分为 3 个与外侧裂平行的脑回:颞上回、颞中回和颞下回。颞上回包含第一听觉皮质。该功能区的大部分位于外侧裂深面的脑回上部,即颞横回或 Heschl 脑回,对听觉进行精确定位(图 13.17)。

在大脑半球内侧面,额叶、顶叶和颞叶各有一部分共同组成边缘系统。扣带回环绕胼胝体,并与之平行。扣带沟分隔扣带回与大脑半球其他部分。

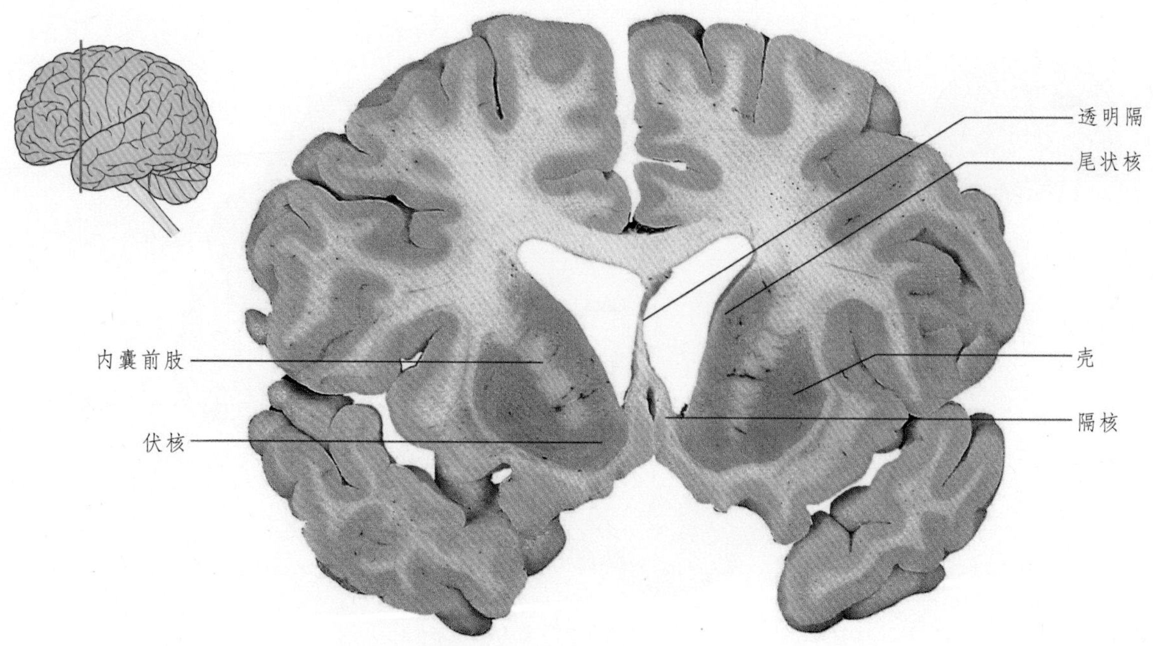

图 13.6 大脑半球的冠状切面。

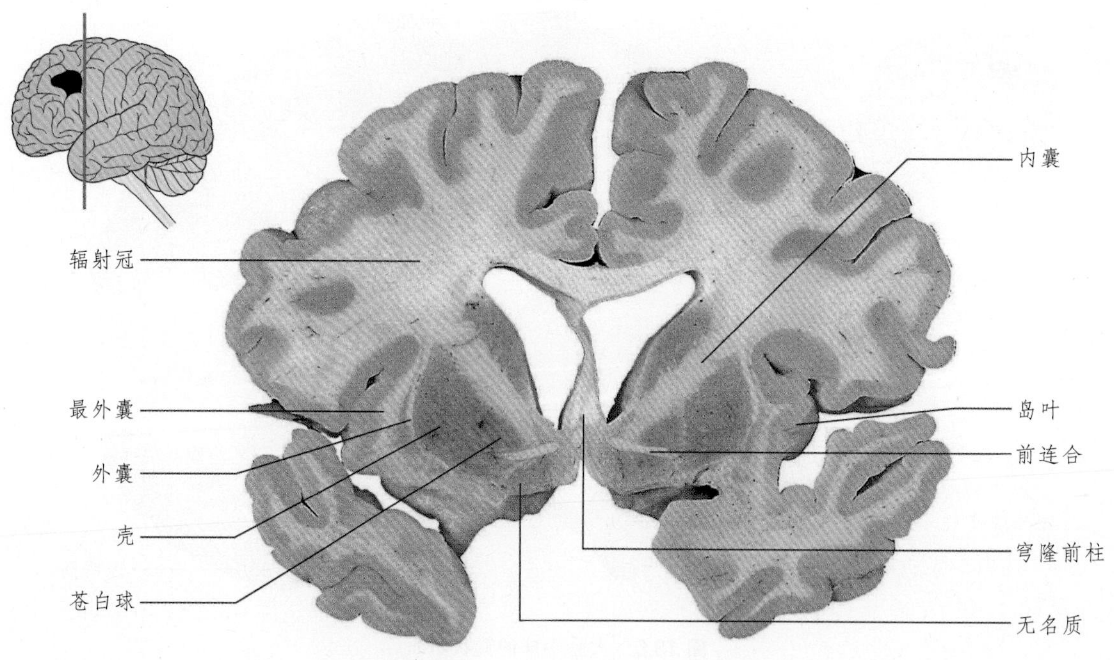

图 13.7 大脑半球的冠状切面。

扣带沟将扣带回(图 13.2 和图 13.16)同大脑半球的其他部分分隔开来。扣带回向后下方延续,经胼胝体后部或压部,与颞叶的海马旁回相延续。在颞叶内,海马位于海马旁回的深部(图 13.8 至图 13.12)。该结构由颞叶下内侧部卷曲而形成。扣带回、海马旁回和海马有时也被称为大脑半球的边缘叶。

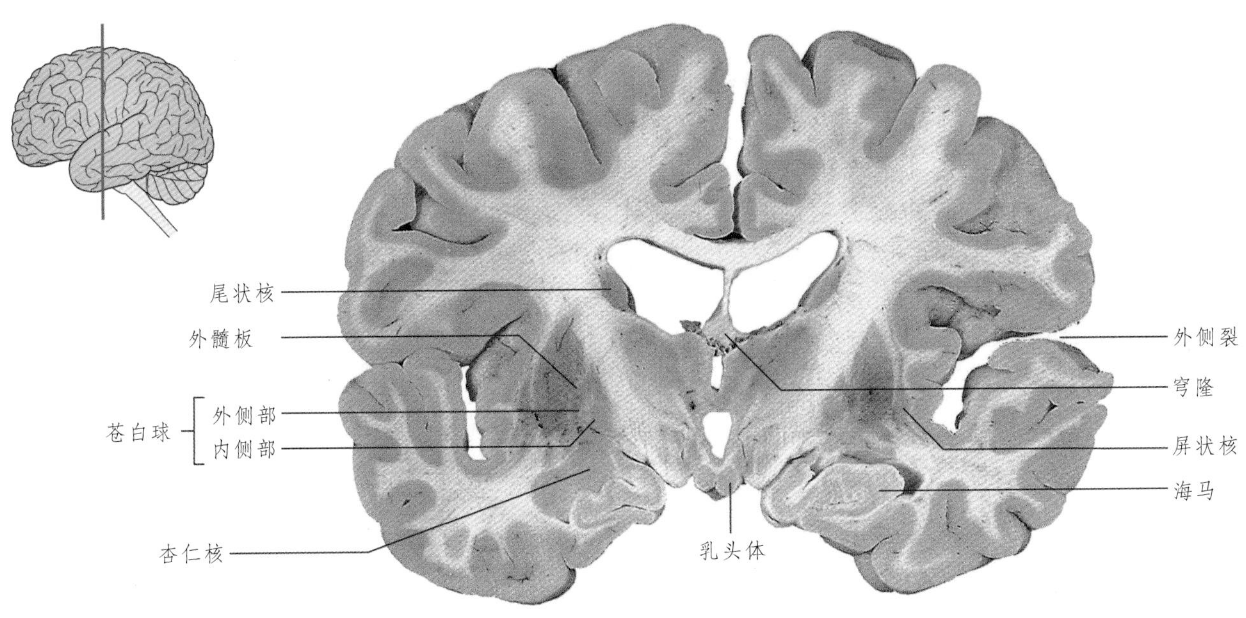

图 13.8　大脑半球的冠状切面。

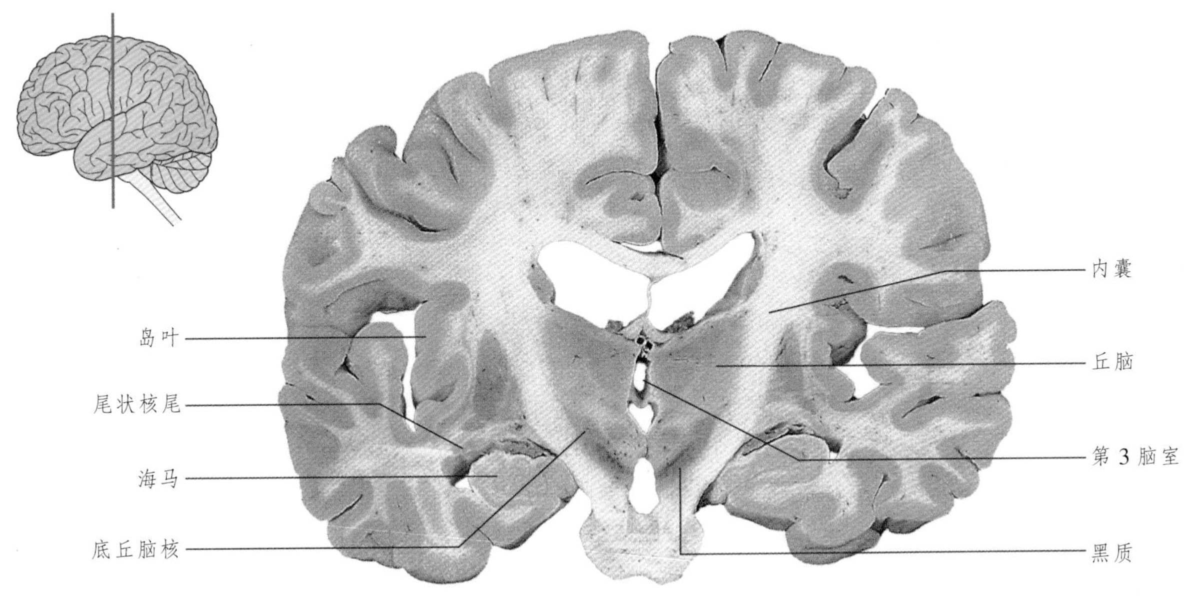

图 13.9　大脑半球的冠状切面。

大脑半球的回、沟和叶

- 大脑半球由以下部分组成：
  - 浅层皮质迂曲形成脑沟和脑回。
  - 深层是白质，由大脑皮质的传入和传出神经纤维组成。
  - 深部有核团，即基底神经节。
- 两侧大脑半球被大脑纵裂分开又被胼胝体连接起来。
- 依据其表面形态，每侧大脑半球均被分为 4 个叶(额叶、顶叶、颞叶和枕叶)。
- 外侧裂、中央沟和顶枕沟是叶与叶之间分界的主要标志。

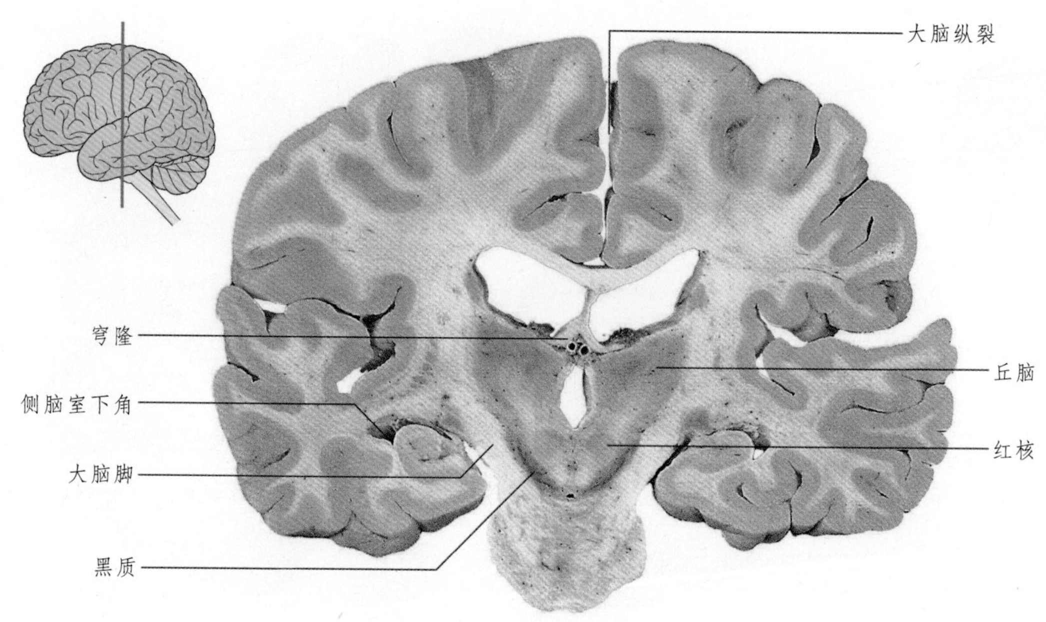

图 13.10 大脑半球的冠状切面。

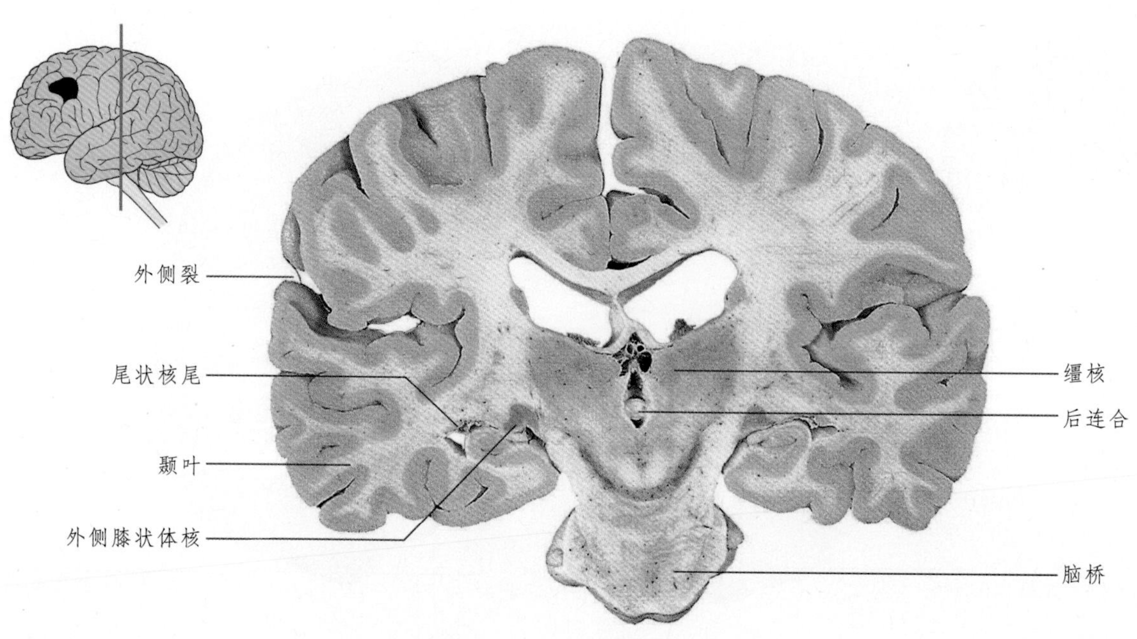

图 13.11 大脑半球的冠状切面。

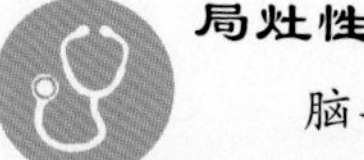

局灶性脑组织损伤

脑卒中或肿瘤引起的局灶性脑组织损伤,会产生 3 种症状:

1.局灶性癫痫发作。大脑皮质的部分神经元反复放电,持续一小段时间。患者出现突然地异常动作,或异常感觉(单纯部分性癫痫发作),或短暂的感知、情绪和行为的改变(复杂部分性癫痫发作)。局灶性癫痫发作可引起广泛性癫痫发作(如强直-阵挛性发作)。

2.感觉/运动受损。通过临床神经病学检查可以观察到感觉或运动功能受损。

3.精神损伤。通过心理学评估,可以检测到患者

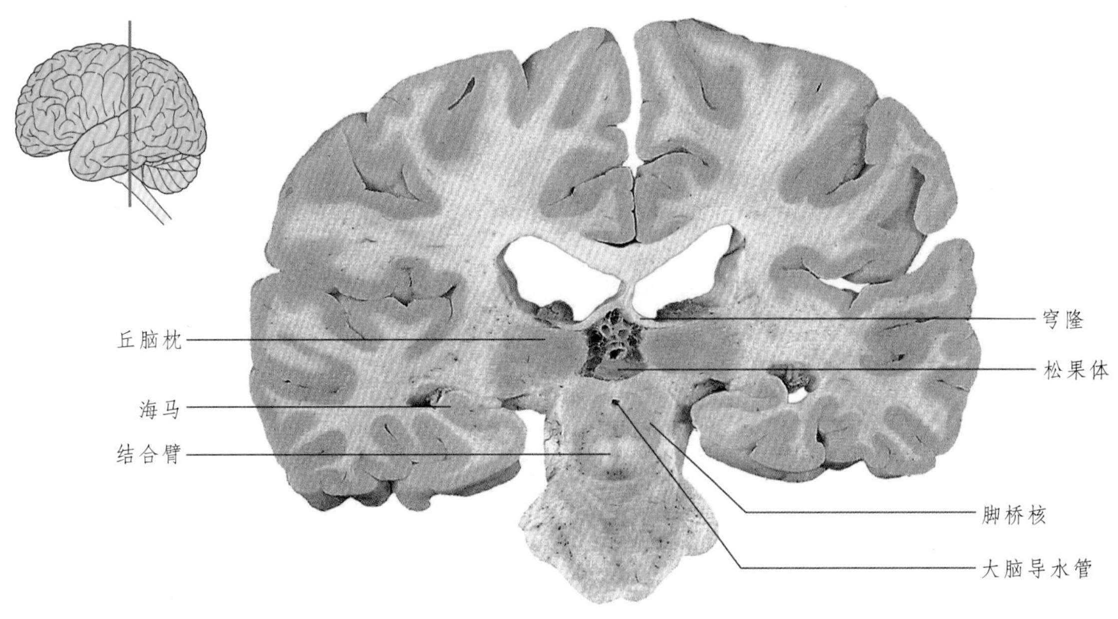

图 13.12　大脑半球的冠状切面。

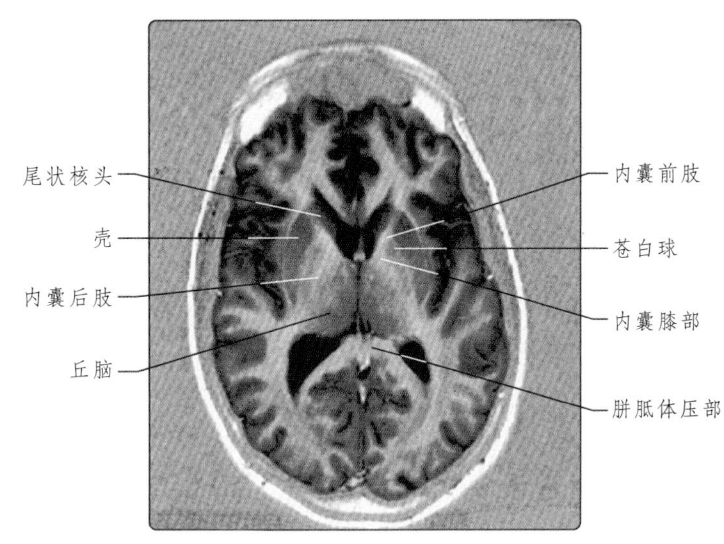

图 13.13　大脑在体水平位磁共振成像(由英国曼彻斯特市曼彻斯特大学 Wolfson 分子影像中心的 A. Jackson 教授提供)。

语言、感知和记忆等精神活动受损。

如果局灶性损伤是占位性的，常会引起颅内压增高的症状(见第 56 页；图 5.2)

一侧大脑半球的损伤会导致精神障碍(例如失语症)，对侧出现痉挛性偏瘫、反射亢进和趾展反应(上运动神经元损伤)，以及对侧偏身感觉缺失(图 13.18，也可见图 1.45)。内囊处的血管损伤，如梗死或出血，常会导致这种症状急速发展，称为中风。

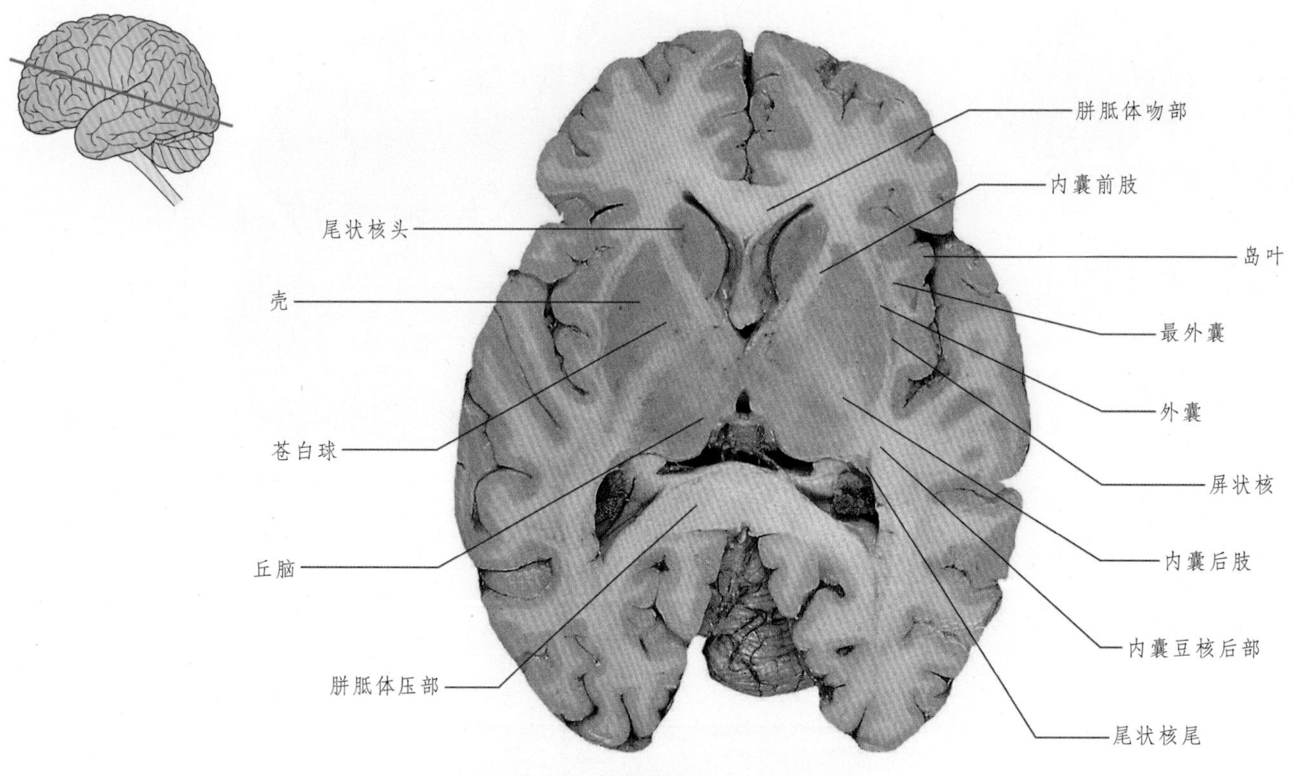

图 13.14 大脑半球的水平切面。

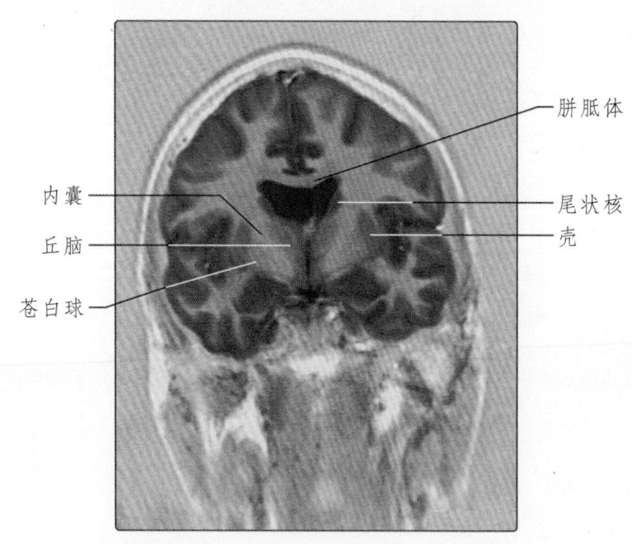

图 13.15 大脑的在体冠状位磁共振成像(由英国曼彻斯特市曼彻斯特大学 Wolfson 分子影像中心的 A. Jackson 教授提供)。

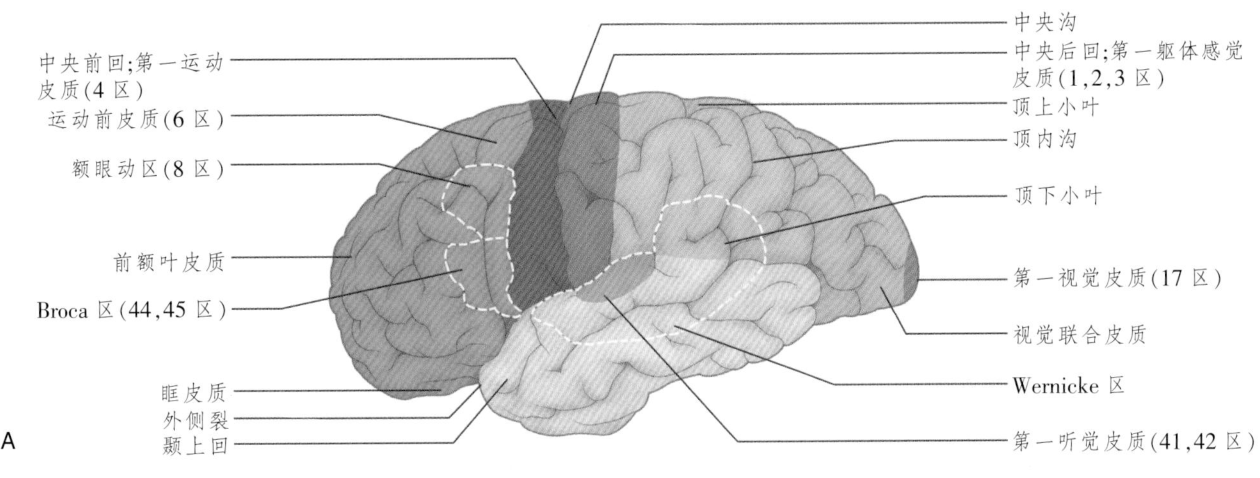

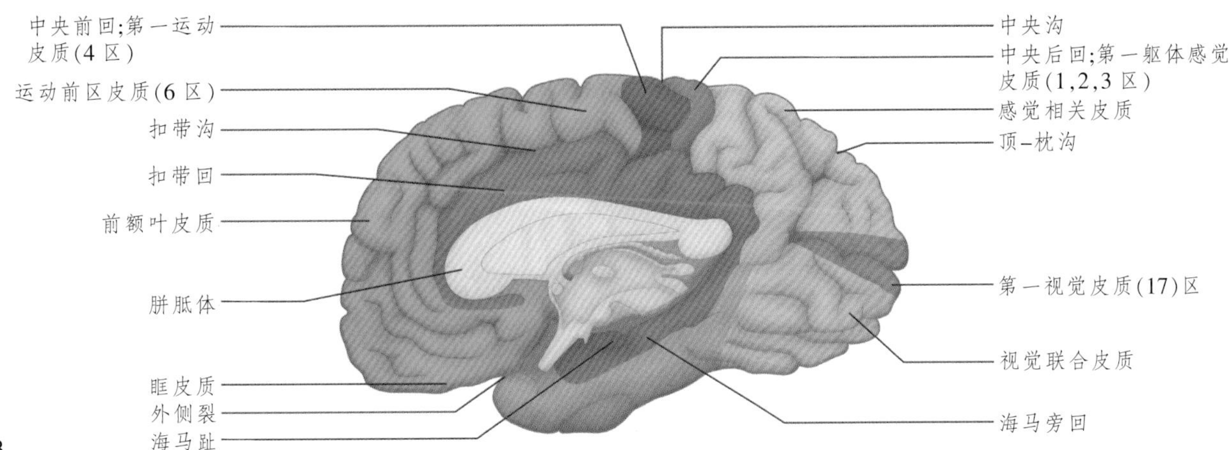

图 13.16 大脑皮质的主要功能区。(A)左侧大脑半球的外侧面观;(B)右侧大脑半球矢状切内侧面观。

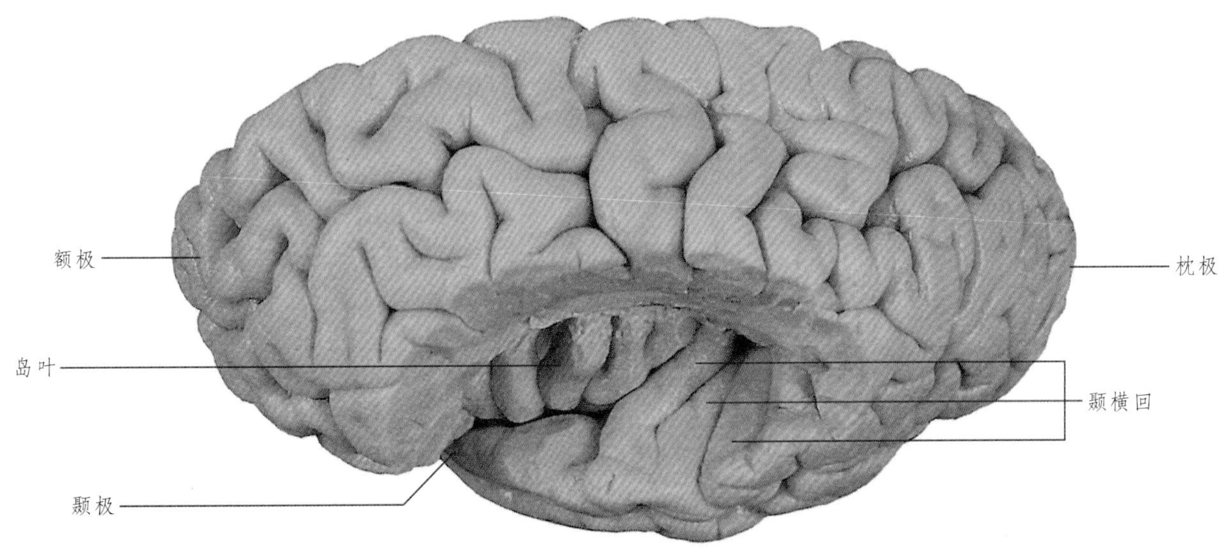

图 13.17 左侧大脑半球的上外侧面观。去除额叶和顶叶组成的脑盖以显示颞横回(Heschl 脑回)以及岛叶。

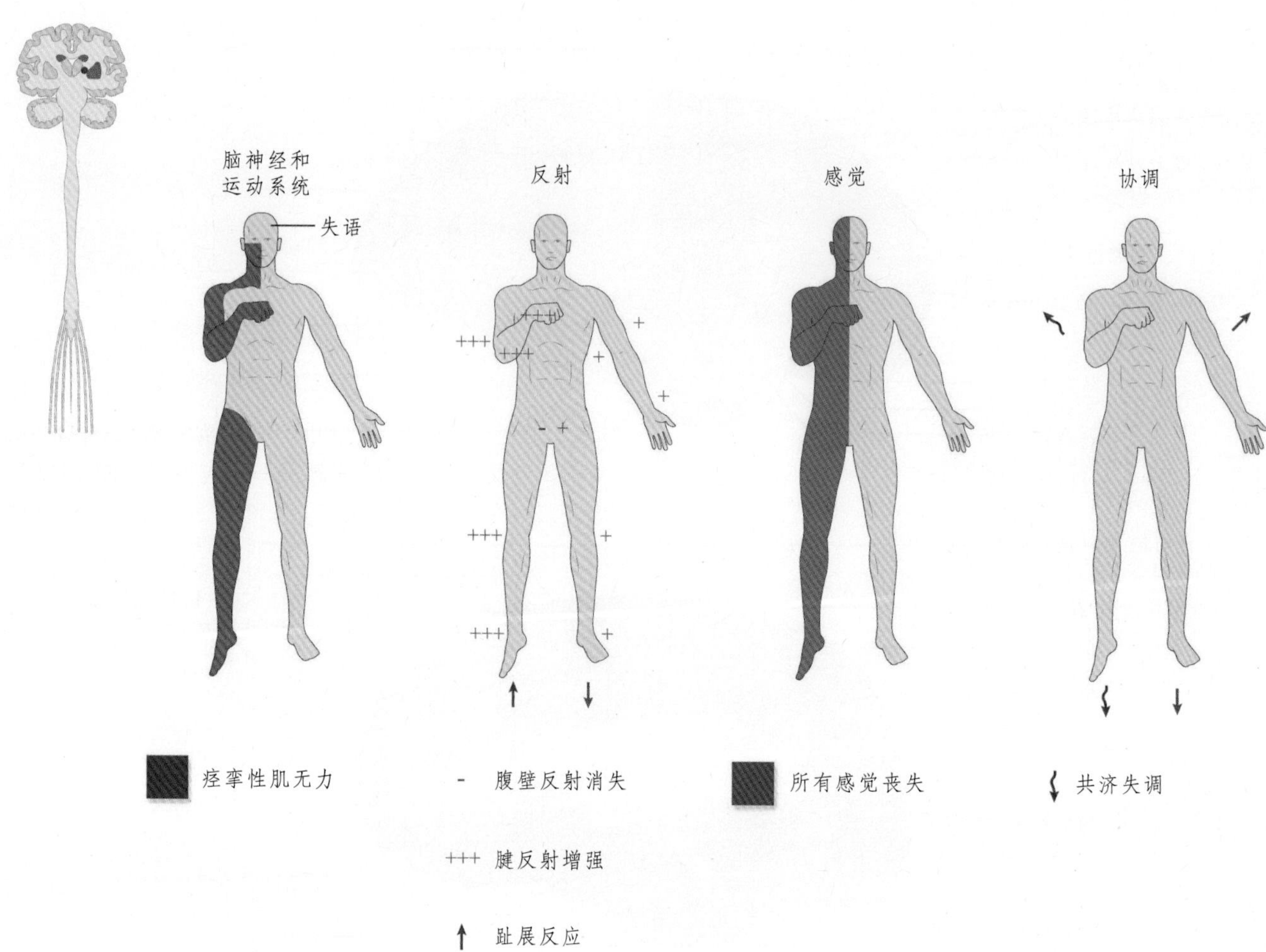

图 13.18 一侧大脑半球损伤。

大脑皮质

组织结构

大脑皮质形成大脑半球的表面，由几毫米厚的神经元胞体、树突以及突触组成。在 20 世纪早期，瑞典解剖学家 Brodmann 基于大脑的组织学特征建立了一个以数字为编号的细胞构筑图。尽管这一分区方法因为缺少功能学意义而逐渐被取代，但在某些情况下，Brodmann 分区与皮质的功能分区仍然具有很好的对应关系。因此，Brodmann 分区仍被保留并用来描述脑区。

大脑皮质进化最先与嗅觉功能相关。皮质发生最古老的部分(被称为古皮质和旧皮质)，例如海马和部分颞叶，在进化过程中仍旧保持着与嗅觉功能的联系，并且具有原始的三层细胞构筑特征。这些区域参与行为的情感部分以及记忆功能。这些古皮质与部分皮质特定皮质下核团组成了边缘系统(第 16 章)。大部分大脑皮质在种系发生上出现晚，被称为新皮质。尽管其细胞构筑存在差异，其总体上均遵循六层细胞构筑模式(图 13.19)。

- 第一层，最表层，包含少量神经细胞胞体和大量的树突和轴突形成的突触。
- 第二层包含许多小型神经元，这些神经元组成了皮质间的连接。
- 第三层包含形成连接纤维和联络纤维的中型神经元。
- 第四层是丘脑特异性核团传入神经的终止处。
- 第五层是投射到皮质下结构的起点，皮质下结构包括基底神经节、丘脑、脑干和脊髓。在额叶的第一运动皮质包含巨型 Betz 细胞，这些细胞的投射纤维形成锥体束。

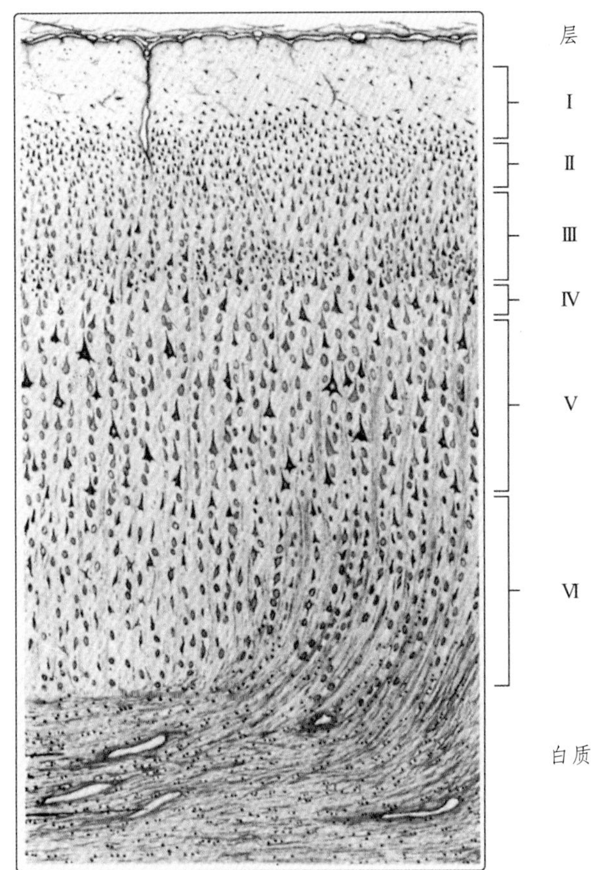

图 13.19 大脑皮质的组织学结构（引自 Mitchell,G A G and Patternson,E L. Basic anatomy. London: Livingstone；1954. Courtesy of Churchill Livingstone）。

■ 第六层也包含连接神经元和投射神经元。

功能组成

大脑皮质形成意识、思维、记忆和智能。大脑皮质是所有感觉神经纤维上传的最终部位（多数通过丘脑），在大脑皮质，感觉信息被感知，然后根据既往经验对这些信息进行翻译。大脑皮质是运动功能的最高中枢。动作在这里形成并发起。

■ 大脑皮质的后部通过顶叶的第一躯体感觉区（躯体感觉）、枕叶（视觉）和颞叶（听觉）接受从外界传来的信息。

■ 在顶叶、枕叶、颞叶相邻处，通过触、看和听信息的处理，皮质能够特异性感知物体。该相邻区皮质称为联络皮质，在对环境的多维识别和空间识别方面起重要作用。

■ 大脑半球的内侧部分（边缘系统）可以存储和提取在半球后部区域中处理的信息。

■ 大脑半球的前部（额叶）参与运动的组织（第一运动区；前运动区及补充运动区）以及对长时间复杂运动行为进行策略指导（前额叶区）。

■ 大多数人的左大脑半球的额叶、顶叶和颞叶的联络皮质负责语言的理解和表达，具有语言优势。

图 1.46 概括了大脑半球的功能定位。

额叶

额叶位于中央沟之前。紧靠中央沟并与之平行的是中央前回，是第一运动皮质（图 13.1，图 13.2 和图 13.16），与 Brodmann 4 区相关。中央前回皮质中，身体的代表区与对侧身体部位呈现一一对应模式（图 13.20），但是身体的皮质代表区与身体部位相反，头区在外侧裂的上方中央前回的最下部，在头区向上皮质区依次代表手指、手、手臂、肩和躯干。下肢代表区位于胼胝体的上方大脑皮质的内侧面。皮质躯体代表区的范围与躯体部位的大小不成比例，而与动作执行的精确程度成比例。因此，咽、舌、面部和手指的代表区面积相对较大。

刺激第一躯体运动皮质可引起对侧身体的独立肌群收缩。该皮质的功能是控制随意和熟练运动，有时也被称为分级运动；30%的皮质脊髓束（锥体束）和皮质脑干束起自第一躯体运动皮质，其中大约 3%起自巨大的锥体（Betz 神经元）。第一躯体运动皮质接收的皮质下传入主要来自丘脑腹后外侧核（见图 12.6），

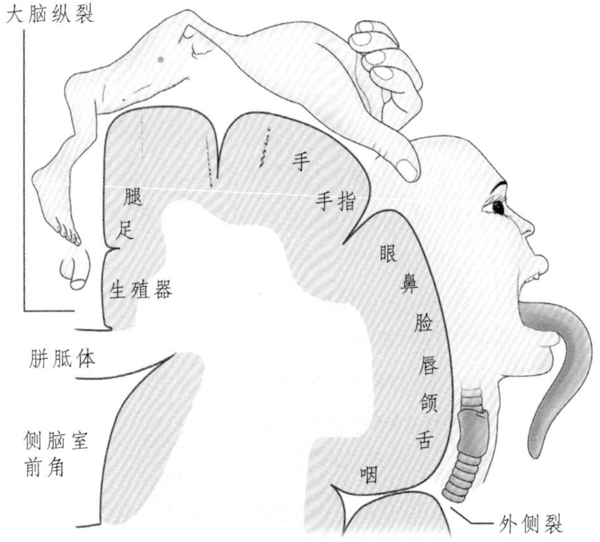

图 13.20 大脑半球的冠状切面示意图，显示对侧身体在运动和感觉皮质上的躯体代表区。

后者主要接收来自小脑齿状核和基底神经节苍白球的传入。

位于第一躯体运动皮质前方的是前运动皮质(Brodmann 6 区)(图 13.16)。在大脑半球的外侧面,该区包括额上回、额中回以及额下回的后部。在大脑半球的内侧面,该区包括补充运动皮质。同初级躯体运动皮质类似的是,前运动皮质也存在躯体代表区,但不同的是,该部位代表双侧躯体。

同第一运动皮质相比,刺激前运动皮质引起的运动较广泛,常引起功能相关的肌群协同运动。刺激补充运动皮质引起的运动为维持姿势,有躯干肌以及近端肌。前运动皮质参与运动的决策和准备以及姿势的控制。前运动皮质主要通过短的联络纤维与第一躯体运动皮质相联系而发挥作用,也可通过皮质脊髓束和皮质脑干束发挥作用。尽管 30%的皮质脊髓束和皮质脑干束起自前运动皮质,但同初级躯体运动皮质不同的是,前运动皮质中并没有巨大的 Betz 细胞。前运动皮质以及补充运动皮质的主要皮质下传入来自丘脑的腹前核,此外,还接收来自苍白球以及黑质的传入。

在大脑半球的外侧面,前运动皮质的前面还有两个重要的脑区。一个是额眼动区(Brodmann 8 区)位于额中回,该区域控制眼球扫视时的随意共轭运动,单侧损伤可导致共轭运动偏向损伤侧。另一个是运动性语言中枢,又称为(Brodmann 44、45 区)位于优势半球(常为左侧)的额下回。该区域与其他与语言相关的同侧颞叶、顶叶以及枕叶皮质有重要联系。

左侧额叶损伤

左侧额叶损伤可导致:

- 局灶性癫痫。对侧肢体的阵发性抽搐被称为“单纯运动性癫痫”或“Jacksonian 癫痫”。
- 感觉/运动损伤。对侧偏身感觉障碍。对侧肢体或面部出现上运动神经元征(对侧偏瘫)。
- 高级脑功能损伤。说话费劲而不清晰,说话较短且用词错误[语言错乱(失语症)]。复述单词受影响而理解力未受影响,被称为 Broca 失语。也可影响阅读和写作(失读症和失写症)。

前运动皮质前方的广泛区域为前额叶皮质。其通过长的联络纤维与顶叶、颞叶以及枕叶之间具有丰富的联系。其皮质下传入主要来自丘脑背内侧核和前核。前额叶皮质参与认知的高级功能,包括智力、判断、预测以及行为规划。

顶叶

顶叶位于额叶的后方,其后方是枕叶,下方是颞叶。顶叶的最前端是与中央沟平行的中央后回(图 13.1,13.2 和图 13.16)。中央后回是第一躯体感觉皮质(Brodmann 1、2 和 3 区),是丘脑皮质神经元的终止部位,包含一般感觉传导路中的第三级神经元,是感觉信息向意识水平传递的最后一站。向感觉皮质投射的丘脑神经元主要位于腹后外侧核,这些核团接受来自内侧丘系(精细触觉和本体觉)、脊髓丘系(粗触觉和压觉)、脊髓丘脑束(痛觉和温度觉)以及三叉丘系(头面部一般感觉)。同额叶第一躯体运动皮质类似的是,躯体感觉皮质的投射特点亦为左右交叉、上下颠倒的躯体定位模式。

同样,该皮质躯体代表区的范围与躯体部位的大小不成比例,而与神经纤维的丰富程度成比例。因此,咽、舌、面部、嘴唇和手的手掌面以及手指的代表区面积相对较大。与嘴代表区相邻的是负责味觉形成的区域。

位于第一躯体感觉皮质后方的顶叶为顶叶表面皮质联络皮质。顶上小叶负责一般感觉信息的解读和对侧躯体的意识性感知。此处损伤会影响对传入感觉的解读和理解,并可能导致患者忽视自己的对侧躯体。顶下小叶分别与第一躯体感觉皮质、枕叶的视觉联络皮质以及颞叶的听觉联络皮质相联系,在优势半球中还与语言功能相关。

顶叶损伤

左侧顶叶损伤导致:

- 局灶性癫痫——对侧躯体阵发性异常感觉(感觉性癫痫)。
- 感觉/运动损伤——对侧偏身感觉障碍,下部视野缺失。
- 高级脑功能损伤——无法命名物体(称名不能)并丧失读写能力,即无法阅读(失读症),无法书写(失写症),以及无法计算(失算症)。

右侧顶叶受损导致:

- 局灶性癫痫——对侧躯体阵发性感觉障碍(单纯感觉性癫痫)。
- 感觉/运动损伤——对侧偏身感觉障碍,下部视野缺失。
- 高级功能损伤——因空间定向障碍导致的无法复制和构建设计(空间性失用症)。

颞叶

颞叶的外侧面被分为与外侧裂相平行的颞上回、颞中回和颞下回。第一听觉皮质(Brodmann 41、42区)位于颞上回。该功能区的大部分位于颞上回的上缘,通常掩藏在外侧裂中。颞横回或Heschl脑沟标注了其精确的位置(图13.17)。

第一听觉皮质负责声音的意识性感知,在该区域内,有一蜗管的区域代表区。第一听觉皮质从丘脑的内侧膝状体接受信息,上行的传递声音的纤维在从脑干到内侧膝状体的走形过程中有部分交叉(第10章)。因此,在皮质水平,听觉器官的代表区双侧分布,单侧第一听觉皮质的损伤只会导致双耳的部分失聪。听觉信息在位于第一听觉皮质附近的听觉联络皮质中进一步加工和解读。在优势半球中,该区域叫做Wernicke区,其对理解语言十分重要,并且与大脑的其他语言功能区有着重要的联系。

前庭系统在皮质的代表区位置还不清楚。有研究表明,其位于第一听觉皮质前方的颞上回或在顶下小叶中。

颞叶的下内侧部向内卷曲形成海马。该结构位于侧脑室下角的底部,海马旁回的深部(图13.8至图13.12以及图13.16,也可见第16章)。作为边缘系统的一部分,海马的主要功能与行为和情感记忆有关。在海马前端附近的颞极侧有一团皮质下灰质,即杏仁核,也是边缘系统的一部分。杏仁核以及附近的其他中下部颞叶皮质接收来自嗅束的信息并负责嗅觉的感知鉴别。这些内容会在第16章中详细叙述。

左侧颞叶损伤

左侧颞叶损伤导致:

- 局灶性癫痫——无反应(瘫痪)、无目的性动作(自动症)、嗅觉和复杂的幻视和幻听症状以及情绪和记忆障碍(似曾相识症)的阵发性发作。这些被称为复杂局灶性癫痫发作。
- 感觉/运动损伤——对侧上部视野缺失。
- 高级脑功能损伤——语言流利、急促,但存在语病(言语错乱),并且无法被他人所理解。觅词困难、复述困难、理解力缺失明显,被称为Wernicke失语症。

枕叶

深的顶枕沟枕叶位于顶叶和颞叶的后面。脑半球内侧面是枕叶和颞叶的分界线。内侧面的距状沟标示出了第一视觉皮质的位置(Brodmann 17区;图13.16),该区域的功能是视觉感知。第一视觉皮质位于紧靠距状沟上侧和下侧的脑回,其大部分区域隐藏在距状沟中。该区域通过内囊的视辐射接收来自丘脑外侧膝状体的纤维。颞侧视野的代表区位于对侧半球的第一视觉皮质中。上半部视野的代表区位于距状裂的下侧脑回,而下半部的视野位于距状裂的上侧脑回。枕叶的其余部分组成了视觉联络皮质。该区域与视觉图像的解读有关。第一视觉皮质的损伤会导致与代表区联络的视野的部分偏盲,而视觉相关皮质的损伤导致视觉的理解和辨认缺失。第15章中将详细阐述视觉系统。

枕叶损伤

枕叶损伤导致:

- 局灶性癫痫——幻视的阵发性发作,简单而未成形的幻视图像是光线或色彩(单纯部分性癫痫发作)。
- 感觉/神经损伤——对侧视野缺失(对侧的同向性偏盲)。双侧枕叶损伤导致皮质性失明,而患者通常无法意识到这一点(安东综合征)。双侧枕叶的部分损伤不会影响基本视觉,但会丧失辨认和描述物体的能力(统觉性视觉失认症)。

大脑半球的语言区

特定的高级功能主要甚至只由一侧的大脑半球完成,这个半球通常被称为功能优势半球。大部分人的左侧大脑半球主管语言和数学能力;而右侧大脑半球则擅长空间想象和音乐能力。大脑优势半球在出生后的几年内逐渐形成,在形成过程中,双侧半球都具有语言功能,如果一侧半球受到损伤,其可被大脑发育中的可塑性所代偿,因此,孩子可以学会正常说话。但几年之后,优势半球的损伤,除了引起其他半球损伤症状外,往往会造成语言功能的丧失。

语言中枢位于大脑半球外侧裂的周围。额叶Broca区位于额下回的后部,紧邻着头和颈的皮质运动区。该区域与语言的表达有关(发音)。颞叶听觉联络皮质或称为Wernicke区,负责对口语的理解。

颞叶和顶叶的相邻区的顶后小叶的角回和缘上

回,为听觉和视觉联络区域,在命名、阅读、书写和计算中发挥重要作用。

大脑皮质

- 中央前回是大脑皮质的第一运动皮质,位于额叶,紧靠中央沟前方。在其前方有前运动皮质和联络运动皮质,左侧半球中有Broca区(运动语言区)。前额叶皮质与复杂的认知功能有关。
- 中央后回是大脑皮质中的第一躯体感觉皮质,位于顶叶,紧靠中央沟后方,接收来自丘脑腹后侧的传入信息。腹后核是脊髓丘脑束、三叉丘脑束以及内侧丘系的终点。感觉联络皮质位于中央后回的后方,负责一般感觉的解读。
- 颞叶位于外侧裂下方。颞横回在颞上回上面的(Heschl脑沟)第一听觉皮质的位置,只是接收来自丘脑内侧膝状体的传入信息。听觉联络皮质紧邻第一听觉皮质,左脑Wernicke区负责听觉信息的解读。
- 枕叶位于大脑半球后部。内侧面的距状裂是第一视觉皮质,枕叶接收来自丘脑外侧膝状体的传入信息。其余的枕叶组成视觉联络皮质,负责视觉信息的解读。

大脑半球的白质

皮质下有大量的神经纤维。这些纤维包括皮质上行和下行纤维,根据其起点和终点不同,分为三类:

1.联络纤维,连接同侧大脑半球内的皮质区。

2.连合纤维,连接两侧大脑半球的功能区。

3.投射纤维,连接大脑皮质,如丘脑、纹状体、脑干和脊髓等皮质下结构。

联络纤维

有些联络纤维(图13.22和图13.23)很短,形成脑沟下方的弓形纤维,连接邻近皮质(U纤维)。有些联络纤维长,可以穿越白质连接远隔的皮质。顶叶、颞叶和枕叶的第一感觉区通过长的联络纤维与大脑皮质的联络区建立联系。反之亦然。

大脑上纵束连接额叶和枕叶。弓状束是该束的一个分支,连接额叶和颞叶的脑回,对语言功能极其重要。

大脑下纵束连接颞叶和枕叶,对视觉辨认十分重要。

钩状束连接额叶前部和下部与颞回,对行为调控十分重要。扣带位于扣带回和胼胝体之间,将额叶、颞叶同海马旁回以及邻近的颞回联系起来。

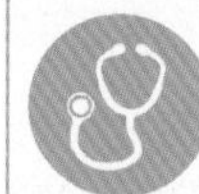

联络性失认症

大脑损伤,例如,由一氧化碳中毒,会损坏双侧的大脑下纵束。在这样的病例中,患者具有完整的基础视觉,能够描述和匹配物体或人脸,但是无法辨别物体的特征(物体失认症),或者无法辨认是谁的脸(面孔失认症)。

连合纤维

大脑半球间的连合纤维主要是胼胝体、前连合和海马连合(或穹隆连合)(图13.21–13.25)。胼胝体跨越双侧大脑半球,连接除颞叶外的新皮质(颞叶有其他连接,如前连合)。胼胝体的主体从吻侧延续到尾侧,分别被称为胼胝体吻部、胼胝体膝部、胼胝体体部和胼胝体压部。在前后位上,胼胝体比大脑半球稍短一些;因此,连接额极或枕极的胼胝体纤维分别向前或向后弯曲形成前钳或后钳。胼胝体压部连接枕叶皮质,参与视觉功能。

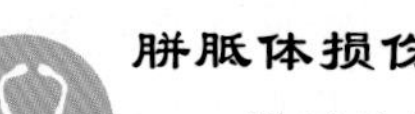

胼胝体损伤

胼胝体切开术可缓解慢性癫痫患者的癫痫发作。术后,这些患者在日常生活中显得比较正常。但当对这些“裂脑人”进行心理学测试时,其两侧半球显示分裂的活动。例如,当左侧视野的视觉信息到达右侧非优势大脑半球时,该信息不引起语言反应,患者无法对物体进行命名或读出单词。

脑卒中或肿瘤引起的胼胝体压部损伤会导致失读症后部失联综合征,不伴有失写症。这些患者可以毫无困难地说话和写字,但无法看懂书写的材料(失读症)。原因可能是切断了右侧半球视觉处理区与左侧优势半球语言区间的联系。

前连合在穹隆前柱的前方横行穿过,连接两侧的颞下回、颞中回以及嗅区。

海马连合由连接两侧穹隆后柱的横向纤维组成。

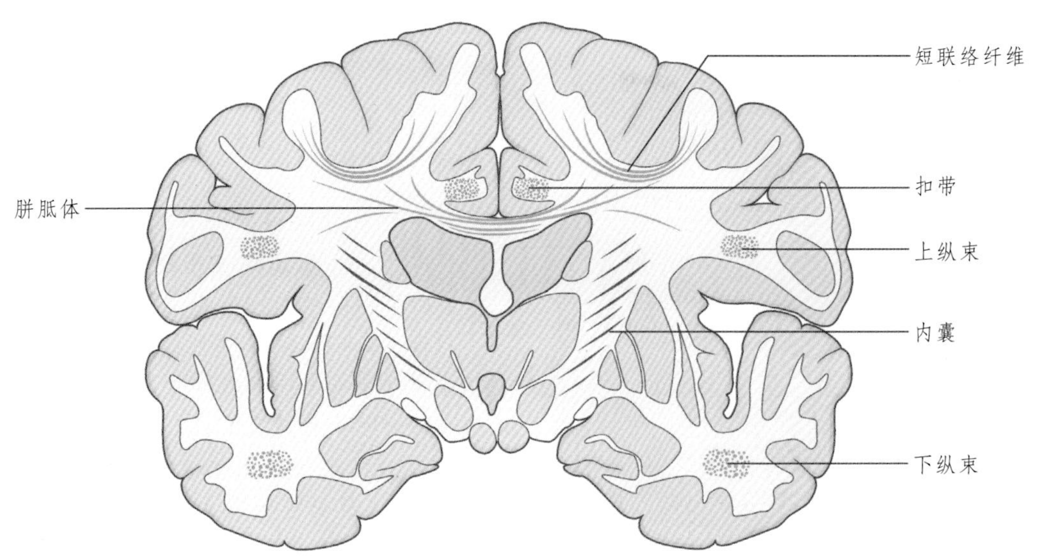

图 13.21 大脑半球的冠状切面。该图显示了主要的联络、连合和投射。

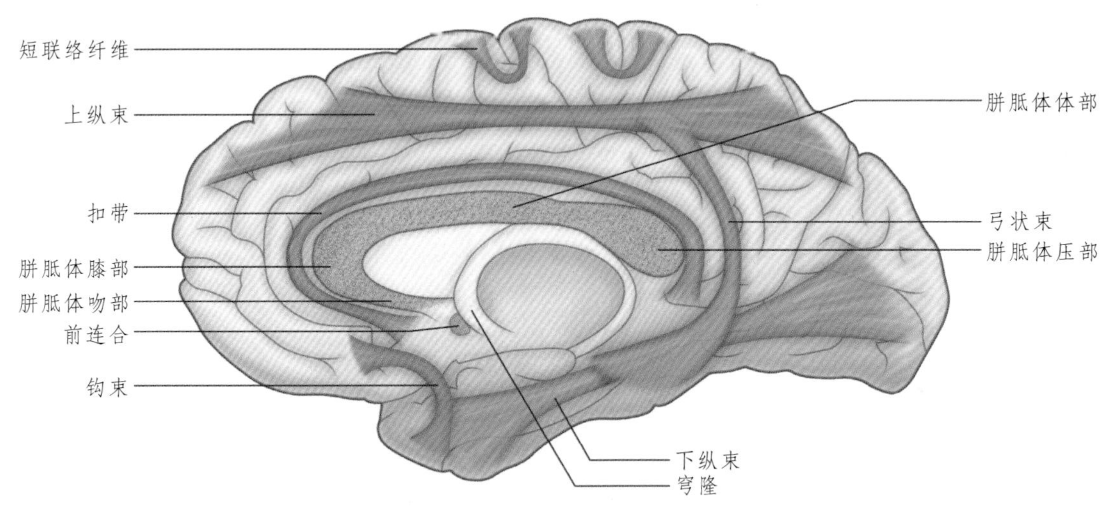

图 13.22 投射于正中矢状面的大脑半球的主要联络纤维和连合纤维。

投射纤维

投射纤维(图 13.24)包括将冲动传入大脑的传入纤维和将冲动传出大脑的传出纤维。投射到大脑皮质的神经纤维以及从大脑皮质传出的神经纤维在大脑半球内形成了一个广阔的辐射状结构，称为放射冠。在大脑半球深部,这些纤维被压缩形成致密的板状结构,称为内囊。内囊的内侧是丘脑和尾状核,外侧是豆状核。内囊成角状张开,可分为前肢、膝部、后肢和豆核后部(图 13.25,亦可见图 1.27)。

前肢包括连接丘脑背内侧核和前额叶皮质的纤维,以及投射到脑桥基底部桥核的额桥束。

后肢包括皮质延髓束和皮质脊髓束的运动纤维。还包括从丘脑腹后核投射到初级躯体感觉皮质的丘脑皮质束,以及从丘脑腹前核和腹外侧核到额叶运动区的投射。

后肢的后方是内囊的豆核后部,由视辐射和听辐射组成,后者为从丘脑内、外侧膝状体分别传递到视皮质和听皮质的纤维。视觉丘脑皮质束(也被称为膝状体距状裂束)绕过侧脑室,投射到视皮质(图 15.6)。来自下半侧视野的纤维投射到视皮质的上侧(在距状裂上部),顶叶的损伤可导致其受损。来自上半侧视野

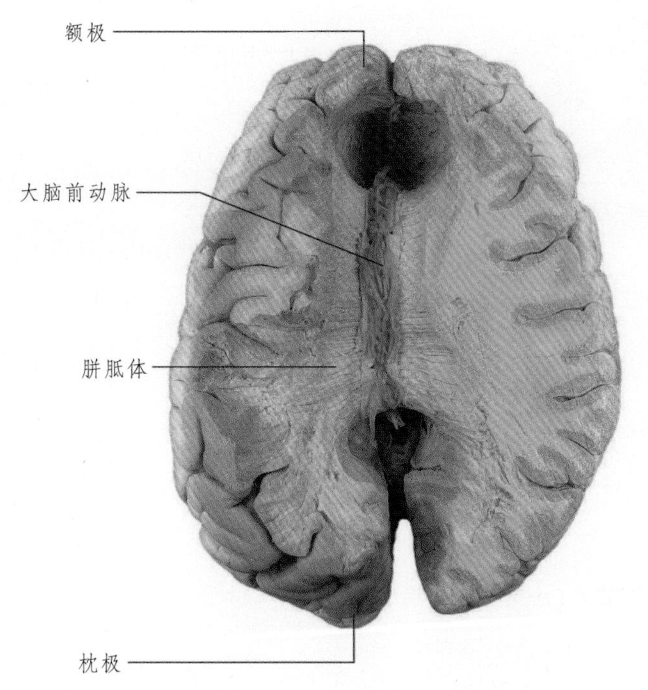

图 13.23 从上方移除了胼胝体的大脑解剖标本。

的纤维绕过侧脑室后角的前方到达视皮质(Meyer襻),颞叶的损伤可受损。

大脑半球的白质

- 根据起始和终止部位对皮质下白质神经纤维进行分类。
- 联络纤维连接同侧大脑半球的皮质。重要的联络纤维有:上纵束、弓状束、下纵束和钩状束。
- 连合纤维连接两侧大脑半球间的相关皮质。主要的连合纤维是胼胝体。
- 投射纤维走行在大脑皮质和多个皮质下结构之间,形成放射冠和内囊。其中重要的投射纤维是皮质脊髓束、皮质延髓束和丘脑皮质投射。

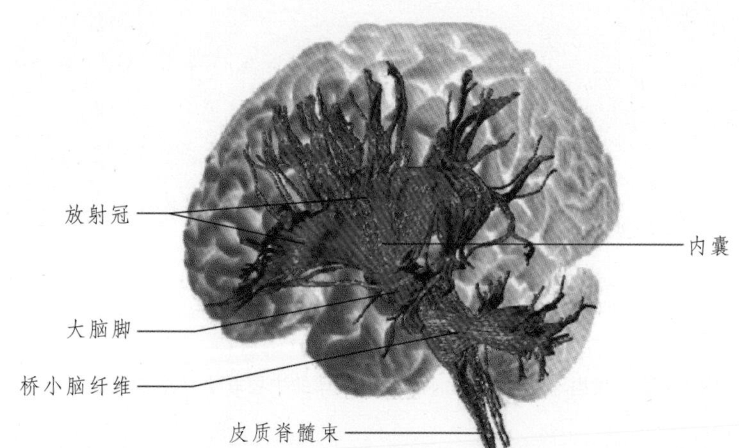

图 13.24 弥漫张量成像纤维束追踪重建穿过内囊的投射纤维。该技术通过检测沿轴突弥漫的水分子,重建其在人脑中的轨迹(由英国伦敦精神病学研究所的 Marco Catani 博士提供)。

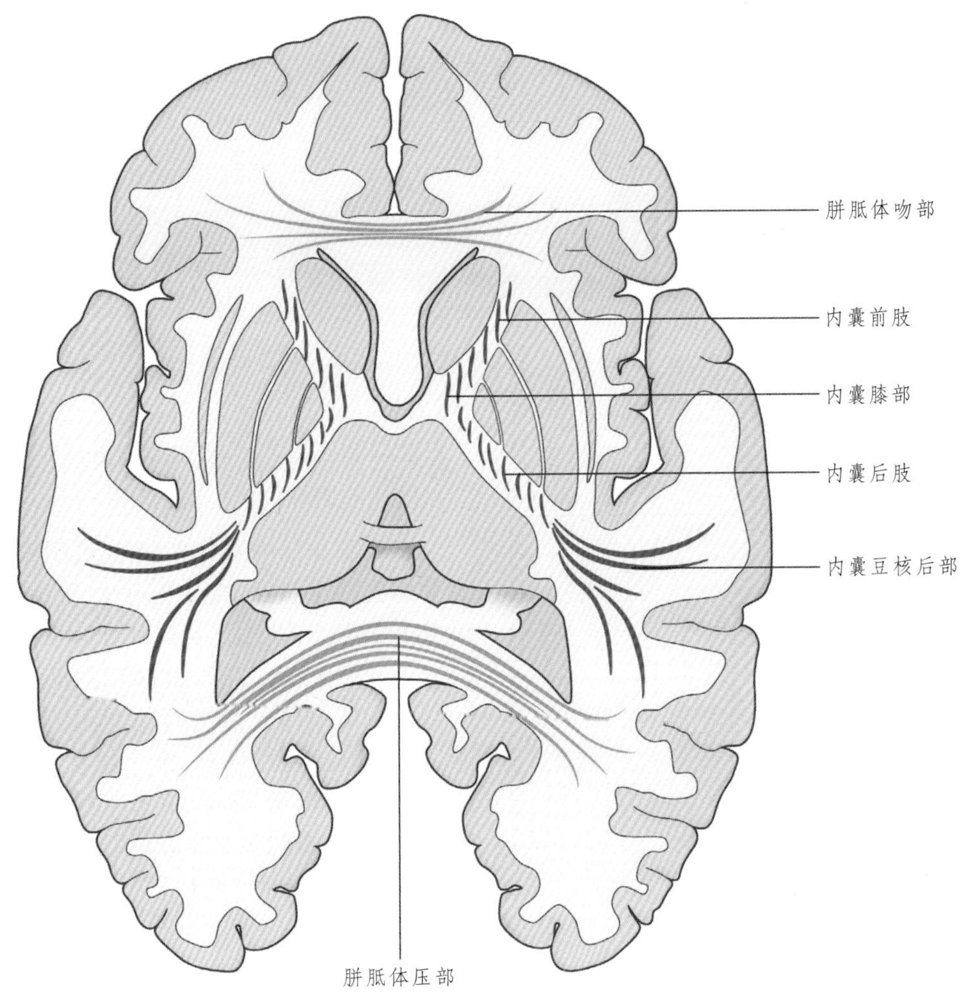

图 13.25　大脑半球水平切面显示内囊的分部。

第 14 章

基底神经节

在大脑半球内有许多核团,其中最大的核团就是紧邻内囊的尾状核、壳和苍白球,统称为基底神经节、基底核或纹状体(图 14.1 和图 14.2;或图 13.3 至图 13.9 以及图 13.14)。位于颞叶内靠近颞极的杏仁核是边缘系统的一部分,其与基底神经节有类似的胚胎起源,但是功能不同(第 16 章)。纹状体最吻侧和腹侧的部分称为伏核(图 13.6),其纤维联系与纹状体其他部分相似,也与杏仁核有紧密的纤维联系,因此,在基底神经节和边缘系统之间提供了重要的联系。

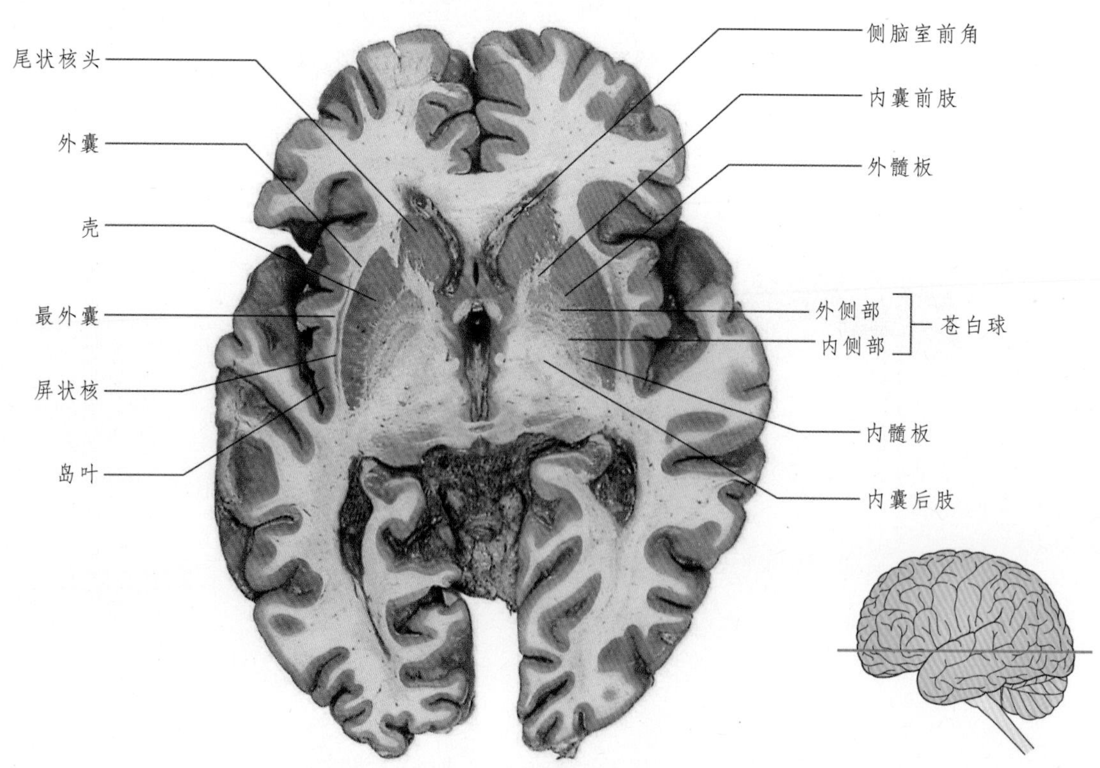

图 14.1 大脑水平切面以显示纹状体的联系。使用 Mulligan 染色方法以增强灰质(绿/蓝)和白质的对比。

基底神经节主要与运动控制有关。基底神经节的功能异常主要表现为运动控制、姿势和肌张力的异常。基底神经节与边缘系统的联系使其参与了情感和动机状态所驱动的生理行为。伏核与奖励和满足、成瘾行为有关,包括药物成瘾的形成。

尾状核、壳和苍白球在解剖和功能上都十分相似,主要参与运动控制。基底神经节与大脑其他区域,特别是大脑皮质、间脑的丘脑、底丘脑核以及中脑的黑质,有重要的纤维联系。

大体解剖学常将壳和苍白球合称为豆状核,这是因为它们位置紧邻,看起来像一个整体。它名字的本意是"扁豆形",但其与巴西坚果或橘子瓣的形状更接近。豆状核在水平切面上呈三角形,外侧缘呈凸面,另两缘在内侧交汇,正对内囊膝部。豆状核这个名称已经过时,使用较少,仅在特定的解剖学名词(如内囊豆核后部)中还在沿用。

然而,从种系发生、纤维联系和功能的角度来讲,相对于苍白球来说,壳与尾状核更相近。苍白球是纹状体中发育最古老的部分,有时也被称为旧纹状体。一些与纤维联系的术语是以苍白球命名的,如底丘脑核–苍白球通路和苍白球–丘脑通路。

尾状核和壳组成了发育上较新的新纹状体,被认为是一个整体。两者被内囊前肢所分隔,但由于其细胞构筑和功能的相似性,它们的大体解剖学分界并不明显,故将两者合称为纹状体。

图 14.3 总结了这些结构之间的十分复杂的关系。

基底神经节的局部解剖学

纹状体

纹状体(新纹状体)包括尾状核和壳。从外侧面观察,它们形成的三维结构像一个蝌蚪(图 14.4)。

壳

壳位于内囊和苍白球的外侧(图 14.1,14.2 或图 13.7,13.8,13.14)。一个纤细的神经纤维板即外髓板将其与苍白球所分隔。壳的外侧是大量的白质,屏状核是一条纤细的灰质带,像三明治一样夹在中间,将白质分为两层,即外囊和最外囊(图 14.1)。外囊的最外

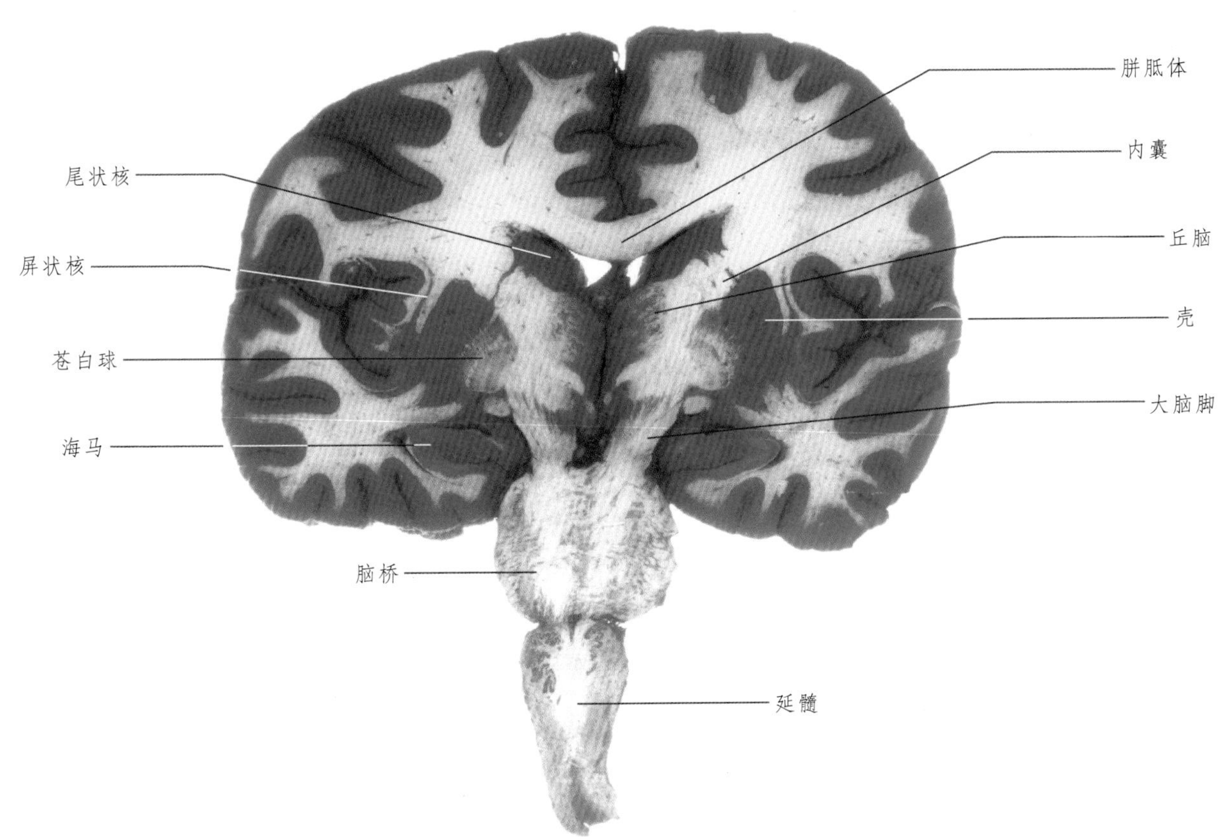

图 14.2　大脑冠状切面以显示纹状体的联系。使用 Mulligan 染色方法以增强灰质(绿/蓝)和白质的对比。

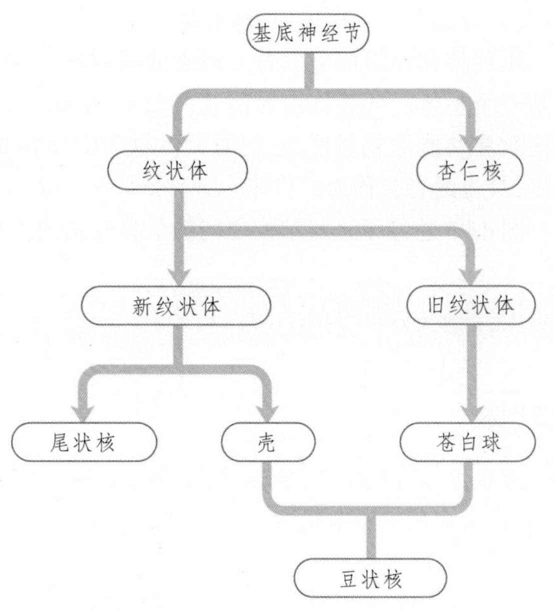

图 14.3 大脑半球核团间的联系。

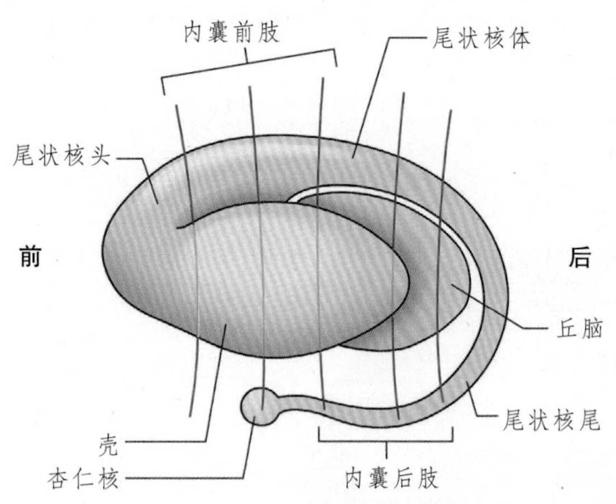

图 14.4 左侧尾状核、壳、杏仁核和丘脑的外侧面观。苍白球被壳所覆盖。红色显示内囊穿经的部位。壳和尾状核头的最前端两者融合在一起，但在后方被内囊前肢分隔开来。内囊后肢将苍白球、壳同丘脑分隔开来。

侧是岛叶，位于大脑半球外侧裂的深部。

尾状核

尾状核由一个大的头部和一个弯曲的圆锥状尾部组成。内囊将尾状核头和壳分隔开来。然而，在内囊前肢的下方，尾状核吻端与壳相连接（图 14.4，也见于图 13.4 至图 13.6）。在这一水平，纹状体最腹侧和内侧的部分形成伏核。尾状核头在侧脑室前角的外侧壁形成了一个明显的突起（图 14.1，也见于图 13.3 至图13.7）。尾状核尾向后延伸逐渐形成锥形，与侧脑室的弯曲一致，向下进入颞叶内的侧脑室下角的顶部（图 14.4，或图 13.9 至图 13.12）。

苍白球

苍白球位于壳的内侧，两者之间以外髓板分隔。其内侧顶点位于内囊的侧凹（图 14.1）。苍白球由两部分组成：外侧苍白球和内侧苍白球。它们由一个细的纤维板即内髓板分隔开来（图 14.1）。较小的内侧部在细胞构筑和纤维联系上与中脑的黑质致密网状部有许多相似之处。尽管后两者被内囊隔开，它们仍被认为是一个功能整体。

无名质

无名质指位于纹状体下方的吻侧前脑的基底部（图 14.7）。这个复杂的区域含有多个核团，其中 Meynert 基底核向大脑皮质广泛投射，并以乙酰胆碱作为神经递质。AD 时，这些神经元发生退行性病变。

基底神经节的局部解剖学

- 基底神经节包括尾状核、壳和苍白球。
- 这些结构主要参与姿势的维持与运动的控制。
- 壳和苍白球组成豆状核。
- 壳和苍白球位于内囊外侧、岛叶深部。
- 尾状核和壳形成一个功能整体，即新纹状体（纹状体），而苍白球形成旧纹状体。
- 尾状核位于侧脑室的外侧壁。
- 尾状核最大的部分，即头部位于内囊内侧，在侧脑室前角外侧壁形成明显的隆起。
- 尾状核的弯曲的、圆锥状的尾部沿侧脑室的曲度进入颞叶。

基底神经节的功能解剖学

纹状体的纤维联系

尾状核和壳统称为纹状体，由于其具有相同的细胞构筑、神经递质和纤维联系，因此被认为是一个功能整体（图 14.5）。由于大部分来自大脑其他部分的传入纤维终止于此而非苍白球，因此纹状体被认为是基底神经节的传入部。

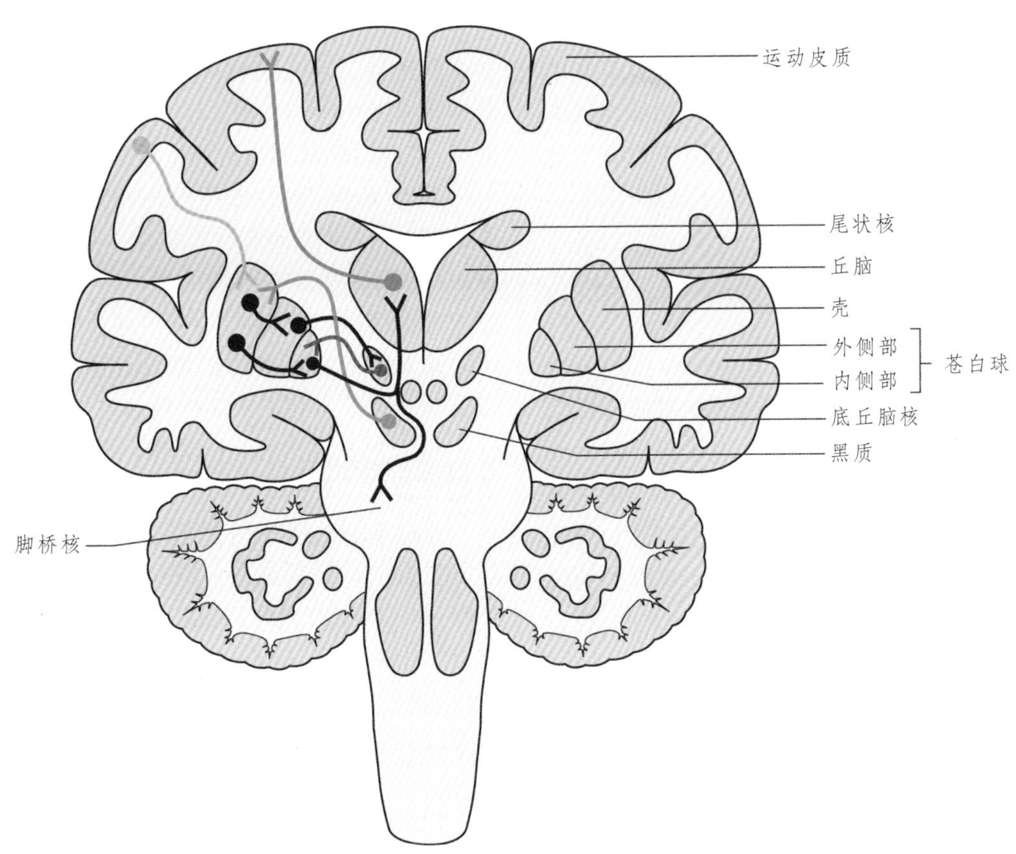

图 14.5 图示纹状体和相关核团的主要纤维联系。已略去丘脑板内核团和中缝核团至纹状体的传入纤维。为简洁起见，所有基底神经节系统的传出纤维都以内侧苍白球为起点，而略去黑质网状部的传出纤维。同样，纹状体的传出纤维都以壳为起点而非尾状核。

纹状体的传入纤维

纹状体的传入纤维主要来自大脑皮质、丘脑和黑质。

皮质-纹状体纤维起于大脑皮质的广泛区域（主要来自于同侧）。其中大部分来自于额叶和颞叶。额叶的运动皮质主要向壳投射，投射到上、下肢的纤维呈倒置的定位关系。额叶的前部和其他联络皮质主要投射到尾状核。因此，壳被认为是纹状体的运动部分，而尾状核主要是联络功能。皮质-纹状体纤维主要兴奋纹状体神经元，以谷氨酸为递质。

丘脑-纹状体纤维起源于同侧丘脑的板内核团（中央内侧核和束旁核）。

黑质-纹状体纤维起源于同侧中脑被盖黑质的致密部，以单胺类多巴胺为递质，对纹状体神经元发挥兴奋或抑制效应。

黑质致密部的神经元含有神经黑色素（图 14.6），

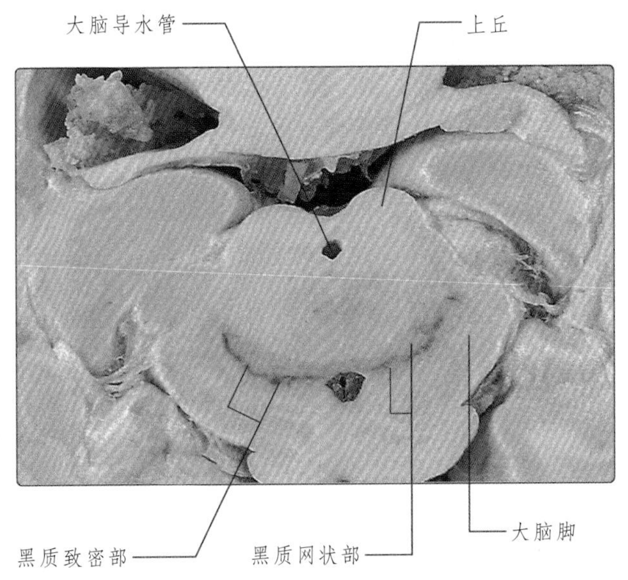

图 14.6 经过中脑的横切面以显示黑质。

是多巴胺合成的副产物。纹状体最吻侧和内侧的部分是伏核,接受来自黑质(图 9.13)内侧的腹侧被盖区的多巴胺能纤维投射。这个传导通路是中脑边缘系统的一部分,该通路也通过多巴胺能投射支配杏仁核。纹状体的其他传入纤维, 包括来自脑干中缝核团的 5-HT 能纤维投射。

纹状体的传出纤维

纹状体的直接投射区主要为苍白球和黑质致密部(分别是纹状体-苍白球纤维和纹状体-黑质纤维)。这些纤维的起源是中等多棘神经元,占纹状体神经元的大部分。总的来说,尽管存在分支投射,不同的细胞类型分别投射到 3 个区域中的 1 个。投射到苍白球和黑质的神经元,以 GABA 为神经递质主要发挥抑制效应。另外,部分神经肽也共存于这些投射神经元。投射到内侧苍白球和黑质的神经元含有 P 物质和强啡肽,投射到外侧苍白球的神经元含有甲硫脑啡肽。

纹状体的纤维联系

- 尾状核和壳是基底神经节的“传入”区。
- 纹状体接受来自大脑皮质、丘脑板内核团和黑质致密部的纤维传入。
- 纹状体发出投射纤维直接至苍白球和黑质网状部。

苍白球的纤维联系

苍白球的内外 2 个部分有相似的传入纤维,但它们的传出纤维差别较大。内侧苍白球的结构和功能与黑质网状部相似,两者由内囊分隔。由于内侧苍白球和黑质网状部是大多数基底神经节投射纤维的起始部位,这两者被认为是基底神经节的传出部。

苍白球的传入纤维

苍白球的传入纤维主要来自纹状体和底丘脑核。之前,我们提过两种类型的纹状体-苍白球纤维,这些纤维起源于纹状体中的不同类型的中等多棘神经元,均以 GABA 作为主要递质。此外,这两类纤维含有独特的共存递质; 投射到外侧苍白球的纤维含有脑啡肽,投射到内侧苍白球的纤维含有 P 物质和强啡肽。

底丘脑核-苍白球纤维起源于间脑尾侧的底丘脑核(图 14.7 和图 14.8)。底丘脑核是一个位于丘脑下方的较小的核团,位于内囊内侧。在冠状切面上看,其像一个凸透镜。底丘脑核-苍白球纤维通过内囊向外侧延伸形成底丘脑束(图 14.8),终止于苍白球的内、外侧部,但向内侧部的投射纤维较多。

底丘脑核-苍白球神经通路以谷氨酸为神经递质,对苍白球神经元起兴奋效应。底丘脑核也向黑质致密部,基底神经节系统的另一个传出部位,发出相似的神经纤维。底丘脑核-苍白球和底丘脑核-黑质神经通路对基底神经节的正常功能起重要的作用,并参与了基底神经节相关疾病的病理生理学改变。

苍白球的传出纤维

苍白球的两部分具有不同的投射纤维。外侧苍白球主要投射到底丘脑核。苍白球-底丘脑核纤维在底丘脑束中穿过内囊内侧,以 GABA 为递质,发挥抑制效应。内侧苍白球与黑质网状部主要投射到丘脑(腹前核、腹外侧核和中央中核),小部分纤维投射到脑干被盖。这些神经元均以 GABA 为神经递质,发挥抑制效应。

苍白球-丘脑纤维通过两种途径到达丘脑(图 14.8)。部分纤维绕过内囊前缘,即豆核襻,其他纤维穿过内囊,即豆核束。这些纤维继续在内侧走行,随后向背外侧转弯汇合,加入丘脑束,经丘脑腹侧进入丘脑。苍白球-丘脑纤维环绕下丘脑的一个核团,即未定带,其位于丘脑和下丘脑之间。

苍白球-丘脑纤维是基底神经节传出纤维的主要部分。其投射到丘脑核团(腹前核和腹外侧核),继而向额叶运动皮质,主要是初级躯体运动区和补充运动区发出兴奋性的谷氨酸能的投射纤维。小部分内侧苍白球投射纤维向吻侧走行终止于脑干被盖的脑桥核,其位于中脑和脑桥的交界处,小脑上脚的外侧缘(图 14.5 和图 13.12)。因为参与四足动物的进化,脑桥核被认为是低级哺乳动物的中脑运动区。

黑质网状部被认为与内侧苍白球有相同的起源,因此,同样被认为是基底神经节的传出部分。与内侧苍白球相似,网状部接受来自纹状体和底丘脑核的纤维传入。从纹状体到苍白球和黑质的纤维投射有定位关系,苍白球神经元主要参与四肢运动控制,而黑质神经元控制躯干肌,包括眼外肌的运动。如前所述,内侧苍白球主要投射到丘脑腹前核、腹外侧核、中央中核和脑桥核。黑质网状部也向丘脑腹外侧核的一个亚区投射,还向上丘和脑干网状结构(包括脑桥核)投射。

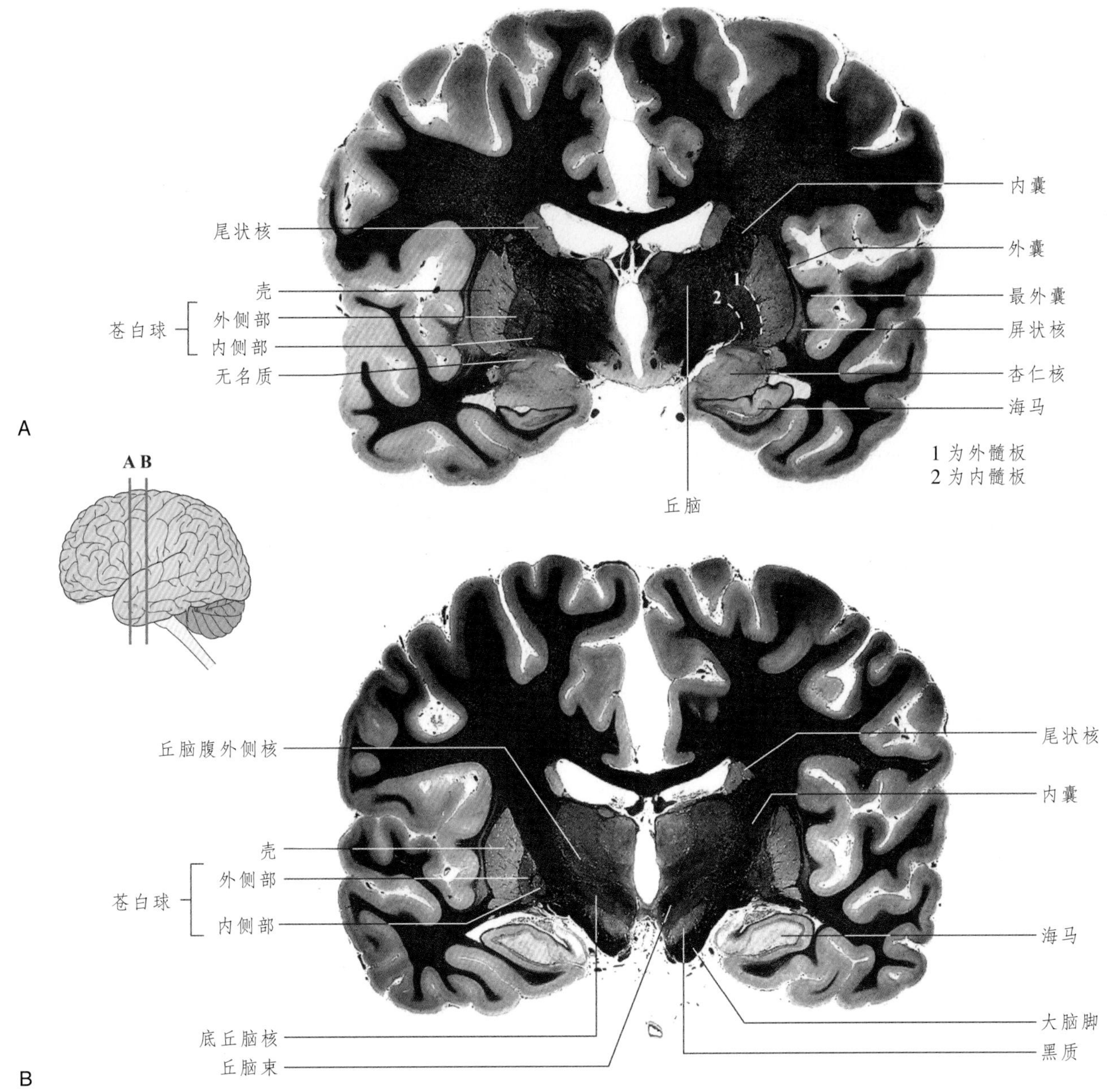

图 14.7 (A,B)经纹状体和间脑的冠状切面。Loyez 法显示髓鞘(由美国华盛顿 DC 空军病理学院国家健康与医学博物馆提供)。

苍白球的纤维联系

- 苍白球包括两部分:内侧苍白球和外侧苍白球。
- 两部分都接受来自纹状体和底丘脑核的纤维传入。
- 外侧苍白球投射到底丘脑核。
- 内侧苍白球与黑质网状部同源;两者属于基底神经节的传出部分。
- 内侧苍白球投射到丘脑(腹前核、腹外侧核和中央中核)和脑干(脑桥核)。

基底神经节的基本功能

基底神经节有时被认为是所谓的“锥体外系”的组成部分。这个定义是用来区别基底神经节和相关结构(如黑质、底丘脑核)病变与内囊中风的临床症状而提出的。由于后者是由于锥体束损伤引起的,锥体外系这个定义看起来可以恰当地描述基底神经节病变。

随着对运动控制的功能解剖的认识的深入,人们已经意识到:①锥体系和锥体外系是相互联系而非割

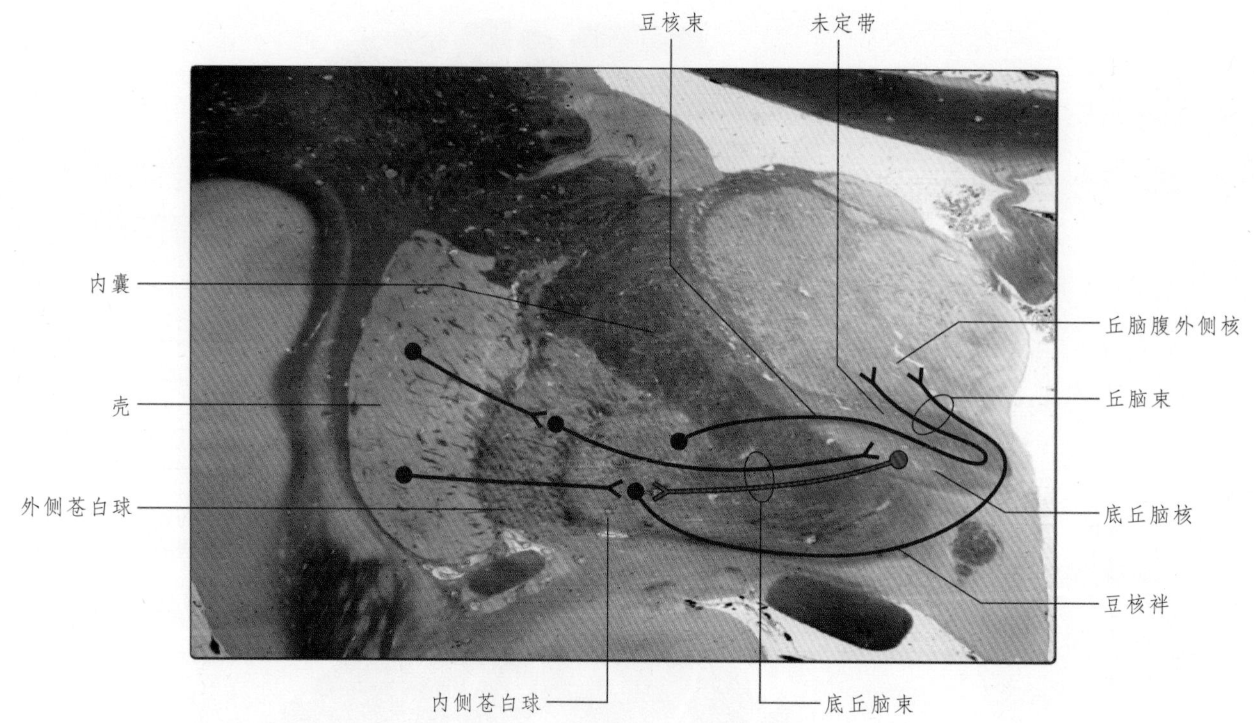

图 14.8 经纹状体和间脑的冠状切面,以显示苍白球的传出纤维。

裂开来的;②所谓的锥体系症状并不都是由于锥体束损伤引起的。因此,锥体外系这个定义已经有点过时,但是仍被广泛使用。

目前,对于基底神经节功能的普遍观点认为,其易化在某种特定情况下所需要的、合适的行为和运动,而抑制不需要的、不合适的运动。机制可参考基底神经节内部联系(图 14.5)。

当某个运动由大脑皮质启动时,神经冲动不仅经皮质脊髓束和皮质延髓束传递,也通过皮质纹状体纤维投射到新纹状体。这些谷氨酸能纤维兴奋纹状体内的中等多棘神经元。纹状体通过两种途径控制位于内侧苍白球和黑质网状部的基底神经节传出神经元的活动。第一种途径就是所谓的直接通路,其由纹状体-苍白球和纹状体-黑质投射神经元组成,直接抑制内侧苍白球和黑质网状部神经元。这种机制已经在灵长类动物的电生理研究中证实:基底神经节内身体某部或肌肉群相联系的神经元在此区域发生动作时,其动作电位发放暂停。并且已经在内侧苍白球控制四肢运动和黑质网状部控制眼球运动的研究中得到证实。由于内侧苍白球和黑质网状部的传出神经元是抑制性的,这就导致了对投射区的神经元的去抑制效应,包括丘脑中与运动相关的核团。丘脑神经元活动增加进而导致大脑皮质神经元活动增加。因此,直接通路的激活通过对皮质的正反馈易化正在进行的运动。

纹状体影响基底神经节传出的第二种途径是经由底丘脑核的所谓的"间接通路"。纹状体的传出纤维终止于外侧苍白球,其激活导致对外侧苍白球的抑制增强。外侧苍白球主要投射到底丘脑核,产生去抑制效应。底丘脑核活动的增强导致内侧苍白球和黑质神经元的激活,继而抑制丘脑与皮质神经元的活动。这种效应可以抑制不需要的运动。

基底神经节相关疾病的病理生理学

基底神经节功能障碍导致运动控制异常、姿势与肌张力的改变,出现异常的不随意运动和运动障碍。这些症状的出现取决于病变的位置与种类。基底神经节最常见的疾病是 PD,主要表现为运动不能、震颤和强直。其是由投射到纹状体的黑质致密部多巴胺能神经元的退行性变所引起的。对 PD 患者的尸检和动物实验研究已经阐释 PD 运动不能的病理生理学机制(图 14.9)。

正常情况下,多巴胺兴奋直接通路中投射到内侧苍白球的纹状体神经元,抑制间接通路中投射到外侧苍白球的纹状体神经元。因此,纹状体多巴胺能神经元的减少导致直接通路的活动减少和内侧苍白球神经元的去抑制。同时,间接通路的激活导致内侧苍白球的抑制和底丘脑核的去抑制，最后导致内侧苍白球过度兴奋。由于直接和间接通路的改变，因此共同加重了内侧苍白球传出神经元的异常兴奋，导致运动不能。

以异常运动过多为主要表现的基底神经节疾病是亨廷顿病（亨廷顿舞蹈病，HD）。HD 是一种遗传性的渐进性神经退行性病变。疾病早期在纹状体中，部分投射到外侧苍白球（间接通路投射）造成神经元缺失，导致外侧苍白球的去抑制和丘脑底核的抑制增强，因此内侧苍白球活动异常减低，产生不需要的不随意运动。类似的运动异常（舞蹈症）是长期使用左旋多巴治疗帕金森病的不良反应，其神经机制是相同的。但是在舞蹈症中，间接通路活动减低和直接通路活动增加同时存在（图 14.9）。

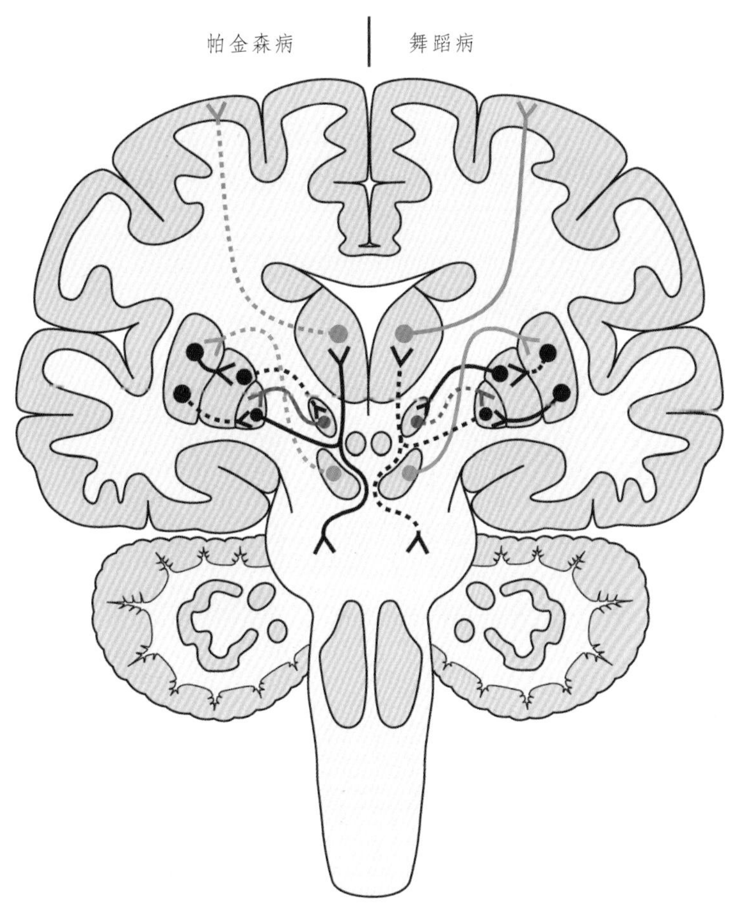

图 14.9 显示帕金森病和舞蹈病时的基底神经节和相关核团的功能失调。实线表示兴奋性增强的神经通路；虚线表示兴奋性减低的神经通路。具体结构可参考图 14.5。

基底神经节疾病

帕金森病（PD），基底神经节相关疾病中最常见的疾病，是一种慢性神经退行性疾病，多见于老年人。尽管部分类型有遗传因素，其发病原因仍然不明（特发性病变）。主要表现为运动不能、屈曲姿势、强直和静息震颤。这些症状的组合因人而异，但是基本症状是渐进性的运动不能。PD 的病理学特点是黑质致密部多巴胺能神经元的退行性病变（图 14.10），以及随之出现的纹状体多巴胺的缺失（图 14.11）。目前最有效的药物治疗是左旋多巴，其为多巴胺的直接代谢前体。左旋多巴可以通过血脑屏障，被存活的多巴胺能神经元末梢的多巴胺转运体摄取，生成多巴胺，以恢复正常纹状体功能，这种方法常常可以长期使用来减少症状。长期服用左旋多巴常导致不良反应，包括运动障碍，表现为非自主运动（舞蹈症）和异常姿势（肌张力障碍），这与帕金森病症状缓解密切相关。多巴胺受体激动剂和多巴胺代谢抑制剂也常被使用，它们较少导致运动困难，但抗帕金森病症状效果也较弱。当药物治疗失败时，可手术切除内侧苍白球或者通过植入电极刺激底丘脑核和内侧苍白球（深部脑刺激术）。

除了左旋多巴导致的运动困难，基底神经节疾病还有许多与异常不自主运动相关的表现。亨廷顿病是一种常染色体显性遗传的慢性神经退行性病变，主要表现为舞蹈症和进展性痴呆。从病理学的角度看，纹状体和大脑皮质发生进行性蜕变。舞蹈症早期基底神经节间接通路退化而直接通路相对完好。肝豆状核变性（威尔森病）是一种常染色体隐性遗传的铜代谢疾病。基底神经节病变导致童年和少年时期发生手足徐动症和进展性痴呆。西登哈姆舞蹈病目前已经少见，但以前是青年女性风湿热的常见症状，导致异常行为和舞蹈症。长期使用抗精神病药物可引起迟发性运动障碍，如治疗精神分裂症的多巴胺受体拮抗剂。半身投掷是一种以身体一侧肢体舞蹈样动作为主要表现的罕见疾病，主要由于对侧底丘脑核损伤引起，多为血管源性损害。从临床表现来看，肌张力障碍与帕金森病一样普遍。儿童的肌张力障碍是一种遗传性疾病，通常为全身性的。在成人经常影响手臂（书写痉挛）、腿部、颈部（斜颈）、面部和口部的局部肌张力障碍。

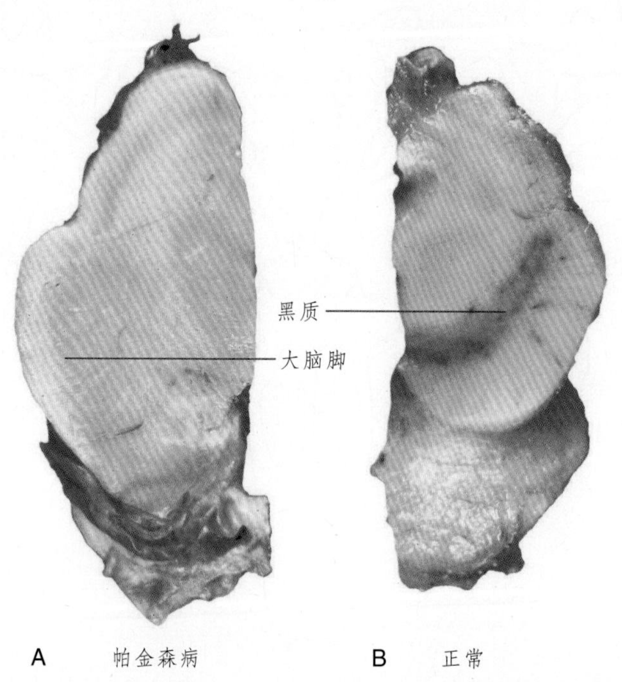

图 14.10 （A，B）经中脑外侧半的横切面，显示帕金森病患者黑质致密部的退行性病变和色素缺失（由英国曼彻斯特市曼彻斯特大学 Hope 医院临床神经科学系的 D. Mann 教授提供）。

由于基底神经节的纤维联系特点，单侧基底神经节损伤可导致对侧躯体出现症状，这与大脑半球损伤时的情况一样，但与小脑疾病不同。

基底神经节的功能

- 基底神经节既往被认为是锥体外系的一部分，以便将基底神经节疾病与锥体束损伤导致的疾病加以区别，然而这两个系统是相互联系的。
- 基底神经节通过直接通路易化目的行为和动作，通过间接通路抑制不需要的动作。
- 基底神经节损伤导致对侧躯体出现症状。
- 基底神经节疾病以两大疾病为代表：以运动过少为代表的帕金森病和以运动过多为代表的亨廷顿病。

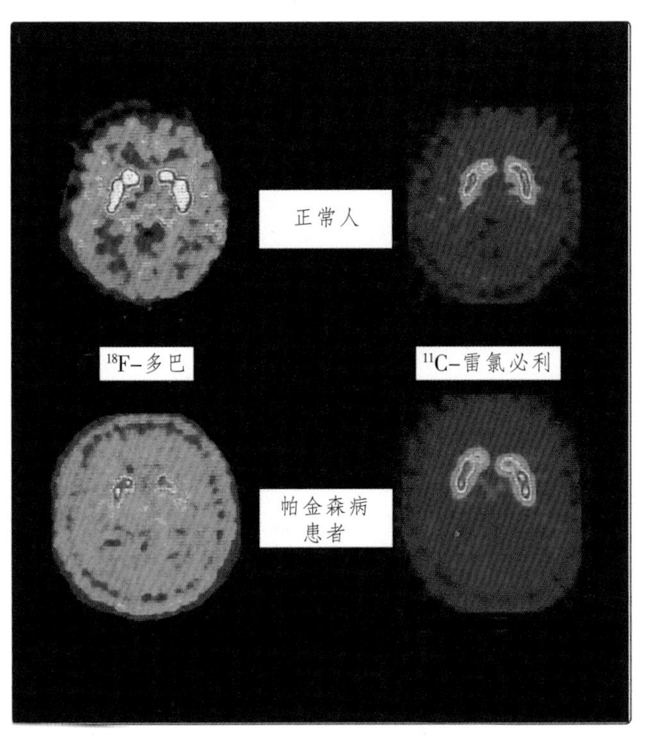

图 14.11 正电子发射断层扫描。图为经纹状体的大脑水平切面。每张图朝上的方向是前方。上排扫描图像来自正常人，下排扫描图像来自帕金森病患者。左侧图像以 ^{18}F-多巴为示踪剂。其可被完整的多巴胺能神经末梢所摄取，因此，可作为黑质纹状体通路完好的指示。在帕金森病患者的纹状体中该种标记减少。右侧图像以 ^{11}C-雷氯必利为示踪剂。其可与接受黑质纹状体通路纤维的纹状体神经元上的多巴胺受体结合。这些受体在帕金森病患者中是完好的（由英国伦敦皇家学院神经学系的 D. J. Brooks 教授和 Harthett 教授提供）。

第 15 章 视觉系统

视觉是各种感觉中最发达和功能最为多样的，也是对人类最重要的。视神经和视网膜是由前脑泡发育而来，因此被认为是大脑的衍生物。视觉形成以外界景象在视网膜上感光成像为起始。视网膜将视觉信息以神经元的放电模式进行编码，这些神经元通过视神经投射到大脑。视神经纤维在视交叉处进行交叉，继而投射到丘脑的外侧膝状体。丘脑-皮质投射神经元继而投射到大脑半球枕叶的第一视觉皮质，在这里产生视觉。

视器

眼球是 1 个球形结构(图 15.1)，其后极发出视神经。眼球由 3 层同心圆组织层构成，最外侧是坚韧的具有保护功能的纤维层，其覆盖眼球大部，形成不透明的白膜，即巩膜，有眼外肌附着于上使眼球运动。眼球前极是透明的角膜，光线经其进入眼内。

在巩膜前缘，两块环形肌环绕眼球内腔(图 15.2)。环形肌前部是虹膜，其中心有一个孔，即瞳孔，光线由此进入眼后部。虹膜肌的部分纤维是环形，其余纤维是放射状。它们受到自主神经系统的控制。环行纤维由副交感节后纤维支配，缩瞳以减少投射到视网膜的光线量。放射状纤维受交感节后纤维支配以扩瞳。

睫状体位于虹膜后方，含有睫状肌，接受副交感神经的支配。睫状体环中央的孔被透明的双凸透镜晶状体所占据。晶状体悬韧带附着于晶状体的周围，将其

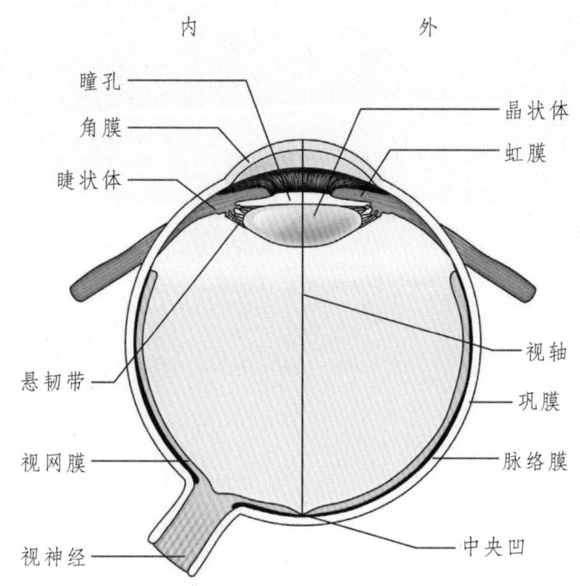

图 15.1 右侧眼球水平切面示意图。

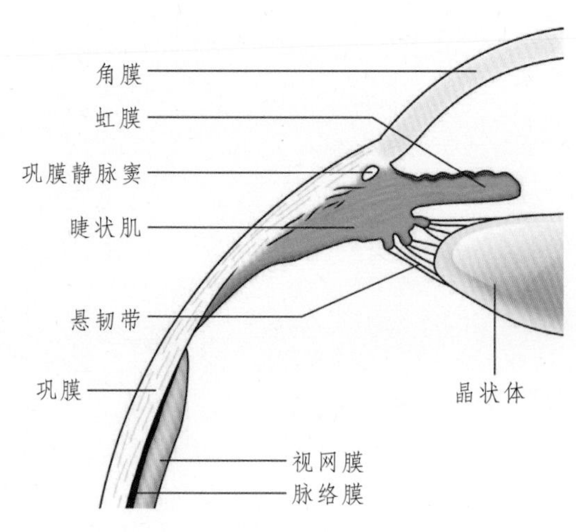

图 15.2 眼球的虹膜角膜缘示意图。

固定到睫状肌上。因此，睫状肌收缩可以改变晶状体的形状和曲度(焦距)，这个过程又称为适应。晶状体和悬韧带将眼球分为前后两部。前部含有清澈的液体，即房水，由睫状体持续分泌，又重吸收回睫状体，通过一个静脉窦，即施莱姆管，最后回流到静脉系统。

眼球后部含有胶状物质，即玻璃体。在睫状体后，巩膜内表面被脉络膜所覆盖，其细胞含有黑色素，可以吸收光线，因此减少眼内的反射，感光的视网膜覆于脉络膜的内表面。

视野内物体所发出的光线经过瞳孔，沿视轴投射到位于眼后极附近的视网膜形成图像(图 15.1)。眼后极这一位置又称为中央凹，中央凹旁 1 cm 即黄斑，黄斑是视网膜特化形成的视敏度(分辨率)最高的结构。眼的基本光学特性(可比喻为针孔照相机)决定其所形成的图像在水平和垂直方向都是倒置的(图 15.3)。此外，左半视野的物体成像位于左侧视网膜的鼻侧(右侧)和右侧视网膜的颞侧(左侧)，反之亦然。黄斑内侧有一区域称为视乳头，是视网膜节细胞轴突汇聚成视神经离开眼球的位置，视乳头内没有光感受器，因此也称为盲点。

视网膜

视网膜由神经部和非神经部组成。非神经部主要是色素上皮，由一层紧邻脉络膜的可吸收光的色素细胞组成(图 15.4)。视网膜神经部含有光感受器、神经元、胶质细胞和丰富的毛细血管网。感光细胞位于视网膜最深层，与色素上皮质细胞交错排列。因此，光线进入眼球后，要通过这些成分，并被折射和部分吸收，最后到达光感受器。通过一系列光化学反应和理化反应，视网膜光感受器将光能转化为电能(膜电位变化)。视网膜光感受器有两种类型，视锥细胞和视杆细胞，视杆细胞要比视锥细胞多 20 倍。这些细胞结构上有很多相似性，但是功能不同。视杆细胞对光线极其敏感。这对在暗光条件下形成视觉十分重要。视锥细胞负责色觉，由于它的细胞排列和联系的原因，它的视敏度高。

视锥细胞和视杆细胞混杂分布于视网膜。视杆细胞主要位于视网膜周边部，靠近黄斑的位置数量减少，而视锥细胞在此较丰富。在中央凹仅有视锥细胞。此外，中央凹不含有神经元和毛细血管网，光线可以直接到达光感受器，因此视锥细胞可以直接感受光刺激。这种结构使中央凹有最大的视敏度。

除了感光细胞，视网膜含有神经传导通路的一级神经元和二级神经元(图 15.4)。第一级神经元，或双极细胞，位于视网膜内，而第二级神经元，或节细胞的

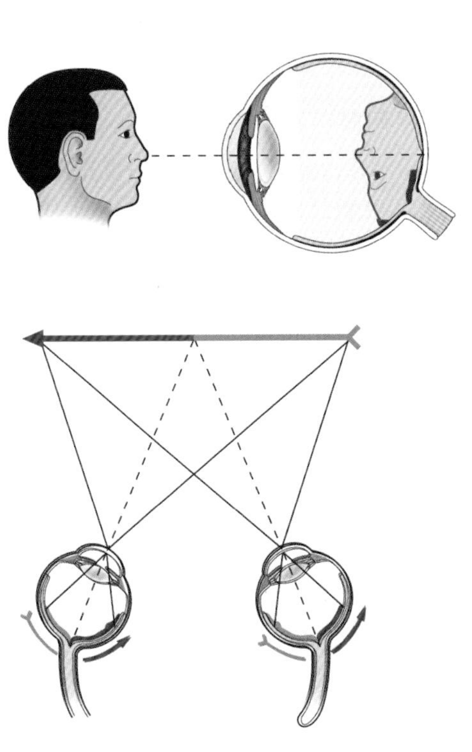

图 15.3　视野在视网膜上的代表区。

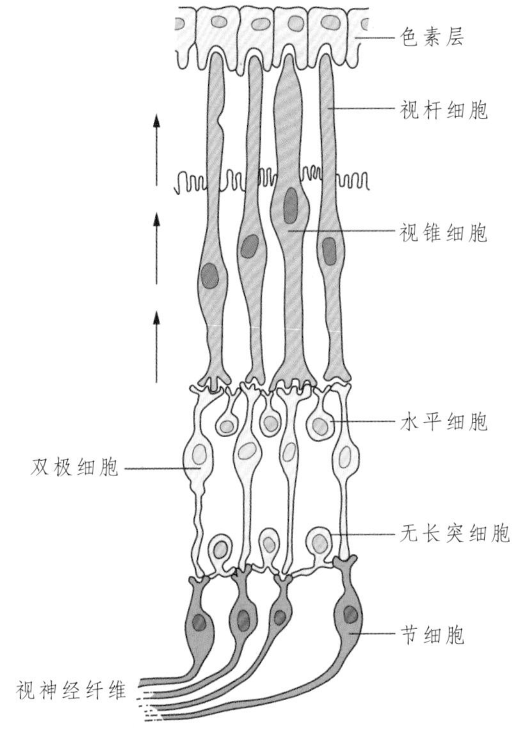

图 15.4　视网膜的细胞构成示意图。

轴突形成视神经。信息由光感受器传递到双极细胞,随后到节细胞,视杆细胞的信息汇聚要多于视锥细胞。视网膜还含有中间神经元,如水平细胞和无长突细胞。它们调控光感受器和双极细胞,以及双极细胞和节细胞之间的信息传递。

视器

- 颞侧视野的物像投射到同侧视网膜鼻侧半和对侧视网膜颞侧半。
- 视网膜含有光感受器(视锥细胞和视杆细胞)、第一级感觉神经元(双极细胞)和第二级神经元(节细胞)。
- 视网膜节细胞的轴突在视乳头(盲点)汇聚,穿出形成视神经。

视觉传导通路

视网膜节细胞轴突在视乳头汇聚,穿过视乳头形成视神经,经视神经管进入颅腔。两侧视神经在脑底部会聚形成视交叉(图 15.5)。视交叉位于下丘脑灰结节吻侧,两侧颈内动脉终支之间。在视交叉,来源于两侧视网膜鼻侧的轴突交叉到对侧,进入对侧视束,而来源于两侧视网膜颞侧的纤维不交叉。两侧视束从视交叉分离,绕过大脑脚,主要终止于丘脑外侧膝状体核(位于外侧膝状体内)。少数纤维在到达外侧膝状体核前离开视神经,终止于顶盖前区和上丘。这些纤维主要参与瞳孔反射(第 10 章)。第三级神经元即丘脑-皮质投射神经元,位于外侧膝状体核,穿过内囊豆状核后部形成视辐射,而后终止于枕叶第一视区。第一视区主要位于大脑内侧面距状沟上下的区域。围绕此区域的枕叶的其他皮质形成视觉联合皮质。它参与视觉解译,视觉辨认,深度觉和色觉。

在视网膜和视觉皮质之间存在点对点的精确定位关系。由于黄斑对于视觉的重要性,它在外侧膝状体和视觉皮质的代表区较大(与黄斑大小不成比例)。在视觉皮质内,黄斑的代表区位于枕叶最后的位置。

如前所述,半侧视野(左侧或右侧)的物体在同侧鼻侧半视网膜和对侧颞侧半视网膜(图 15.5)。因此,每根视神经传递来自两侧视野的信息。然而,由于来

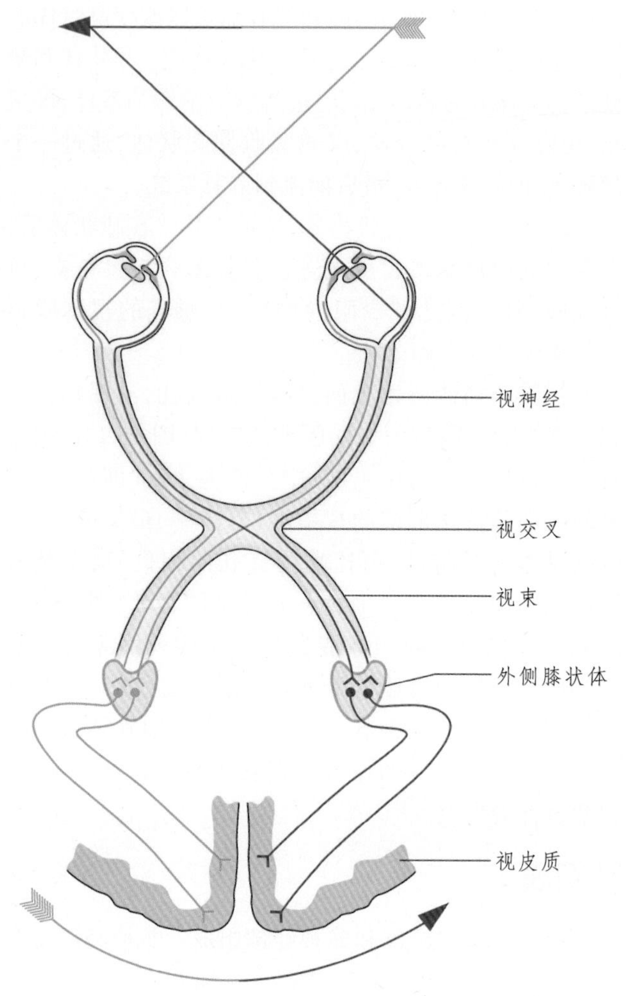

图 15.5 视觉传导通路。

自鼻侧半视网膜在视交叉进行交叉,每侧视束,外侧膝状体核和视觉皮质只接受对侧半视野的信息。这种双眼内图像的整合对立体视觉(深度觉)的形成十分重要。上半视野的物像投射到下半视网膜,下半视野的物像投射到上半视网膜。离开外侧膝状体核的丘脑-皮质纤维将绕过侧脑室,下半视野的纤维在上方走行终止于距状沟上方的视觉皮质,上半视野的纤维进入颞叶(Meyer 襻,图 15.6),终止于距状沟下方的视觉皮质。

视野可分为左、右、上、下四个象限(图 15.7),每一象限投射到第一视区相应的象限(左右半球,距状沟上下)。视野向视觉皮质的投射在内外方向和垂直方向都是倒置的,例如,左上象限视野投射到视觉皮质右下象限。

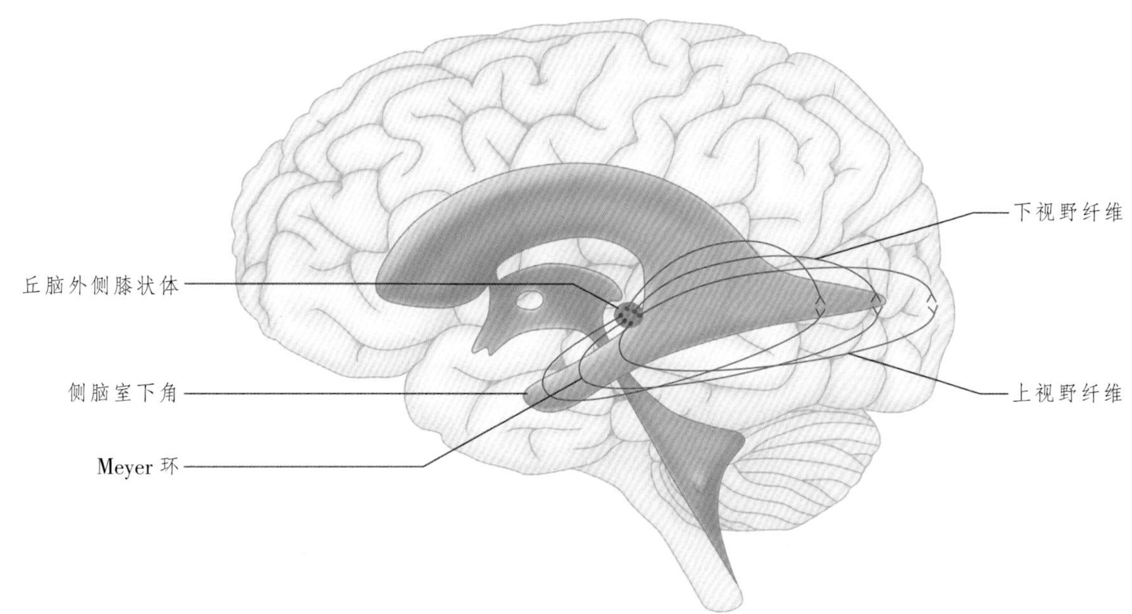

图 15.6 从外侧膝状体核投射到第一视区的丘脑-皮质纤维的神经通路。

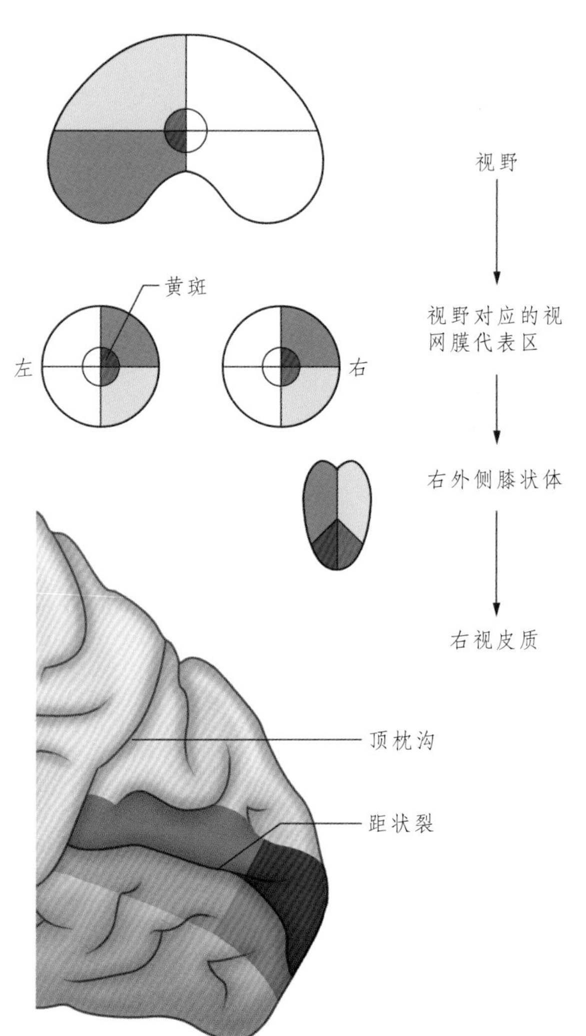

图 15.7 视觉传导通路不同水平的左半视野示意图。

视觉传导通路

- 在视交叉，两侧鼻侧半视网膜的轴突交叉，进入对侧视束。
- 视束的轴突传递对侧半视野的信息。
- 视束终止于丘脑外侧膝状体核。
- 外侧膝状体核发出的第三级视觉纤维经由内囊豆状核后部和视辐射，终止于第一视区。
- 第一视区位于枕叶距状沟上下。
- 枕叶其余皮质形成视觉联络皮质。

视野缺损

眼部疾病（白内障、眼内出血、视网膜脱落）和视神经疾病（多发性硬化和视神经肿瘤）会导致相应眼的视野缺损（单眼盲）。邻近垂体肿瘤压迫视交叉，可以导致双颞侧偏盲。视束、视辐射和枕叶皮质的血管性或肿瘤性病变，会导致对侧同向性偏盲（图 15.8）。由于视辐射的结构特点（图 15.6），顶叶损伤会导致单侧下半视野缺损，而颞叶损伤会导致同侧上半视野缺损（象限盲）。

色素性视网膜炎是光感受器和视网膜黑色素上皮细胞的遗传代谢性疾病。主要表现为进展性夜盲、外周视野缺损，在检眼镜下，可见视网膜色素沉着。

老年性黄斑变性是老年人的退行性疾病，表现为中心视力损害和色觉损害。

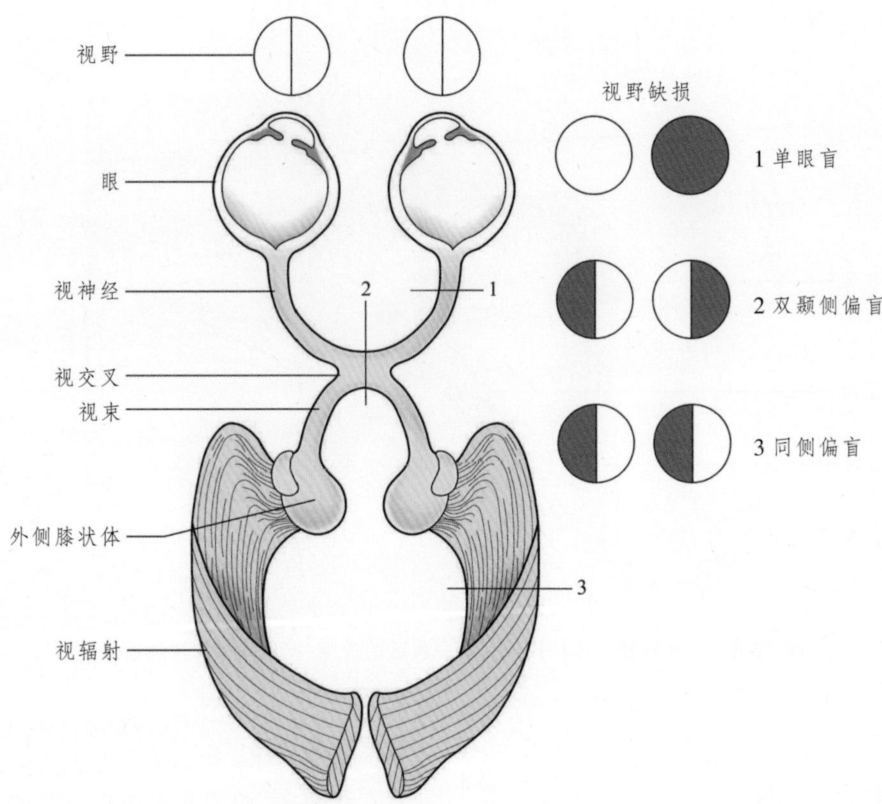

图 15.8 视觉传导通路损伤引起的视野缺损。

第16章

下丘脑、边缘系统和嗅觉系统

为了生存,机体不断做出生物化学和生理学的适应性调整以维持内环境稳定。内脏器官和体液的内感受器对肌体稳态改变做出反应，以维持内环境的稳定。下丘脑就负责这种应答。

来自外界的外源性信息引起个体反应,以维持机体的稳态。低等动物的行为相对简单和刻板,仅满足本能需要,如饮水、进食、性交和防御。边缘系统与下丘脑之间具有密切联系，对机体的适应性十分重要,使机体可以基于既往经验(记忆)学习的能力。人类复杂的非刻板的行为能够使个体应对自然环境和社会的各种变化。新皮质的联络皮质能够对自环境和其他个体的外源性信息进行分析,产生适应性的个人和社会反应。这些发育上较新的结构部分与边缘系统相联系。

因此,下丘脑、边缘系统和联合皮质环环相扣,成为个体感应环境的神经通路。人类进化的标志之一是嗅觉系统的退化。嗅觉对低级动物感受环境信息十分重要,与边缘系统联系紧密,但在人类,视觉的优势降低了嗅觉的重要性。

下丘脑

下丘脑的局部解剖学

下丘脑是间脑最腹侧部分,位于丘脑下方,底丘脑腹内侧(图 16.1 和图 12.1 至图 12.3)。

下丘脑沟将第 3 脑室侧壁分为两部，下部是下丘脑,下丘脑构成了第 3 脑室侧壁的下部和底(图 12.2)。在大脑底面，可观察到部分下丘脑结构被大脑脚、视交叉和视束所包围(图 12.1)。在两侧大脑脚吻端的中线两侧,有两个明显的圆形突起,即乳头体,内含下丘脑乳头体核。在中线视交叉尾侧有一个小的膨起,称为灰结节,灰结节顶点延续为垂体柄或漏斗突。垂体是一个位于蝶骨蝶鞍内的豌豆大小的结构,通过垂体柄连接于下丘脑。垂体由两个细胞学特征不同的部分组成:垂体后叶或神经垂体,垂体前叶或腺垂体(图 16.2,16.3)。神经垂体是神经结构，是漏斗远端的延伸。腺垂体不是神经来源。然而,两部分被来源于垂体上动脉的垂体门脉系统紧密联系起来(图 16.3)。下丘脑合成的释放因子经由垂体门脉系统进入腺垂体,控制腺垂体激素的释放。

下丘脑能够整合来自内脏器官和空腔器官的内感受器信号，通过传入和传出系统进行适应性改变，调节内环境的稳定。

下丘脑的传入系统既有血液来源的,又有神经来源的。血液循环提供了肌体状态、生长发育和行为(如性交、哺乳、防御、逃跑)的物理信号(温度、渗透压)、化学信号(血糖、酸碱度)和激素信号。神经信号来源

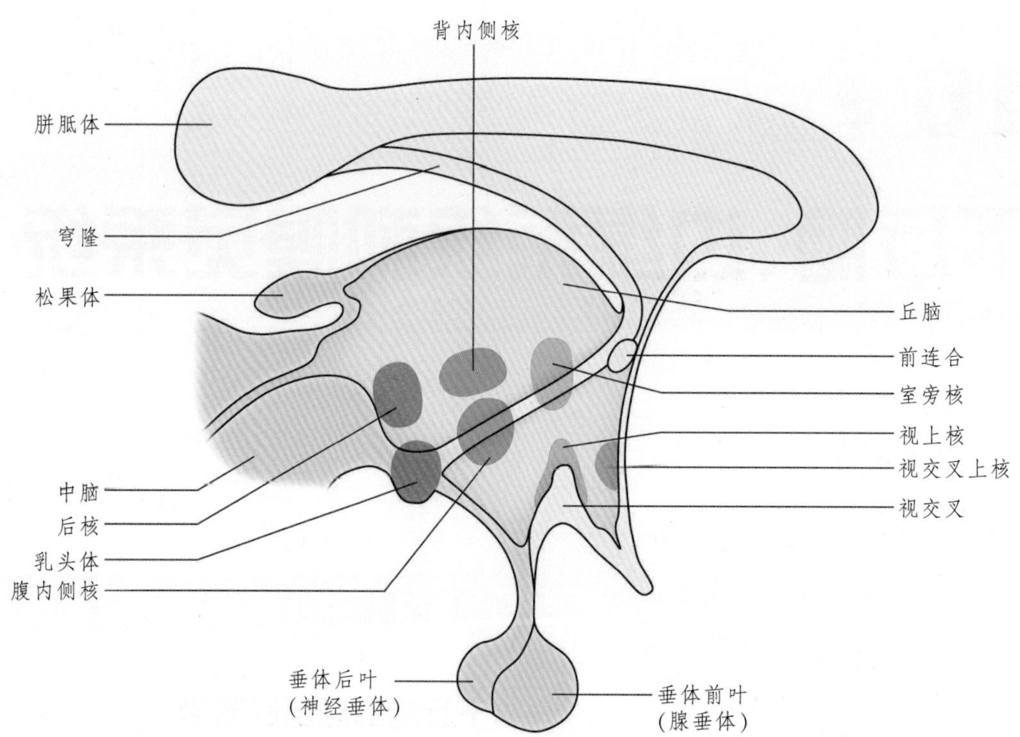

图 16.1 间脑的矢状面。显示下丘脑的内侧面以及下丘脑主要核团的位置。

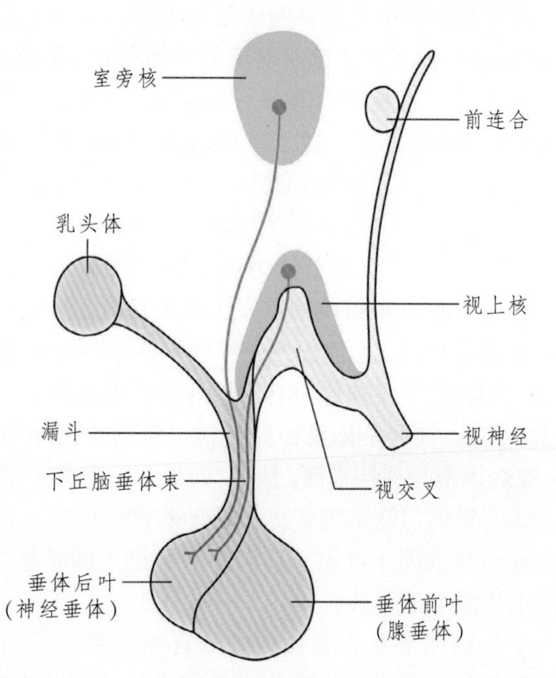

图 16.2 视上核和室旁核经下丘脑垂体束投射到神经垂体。

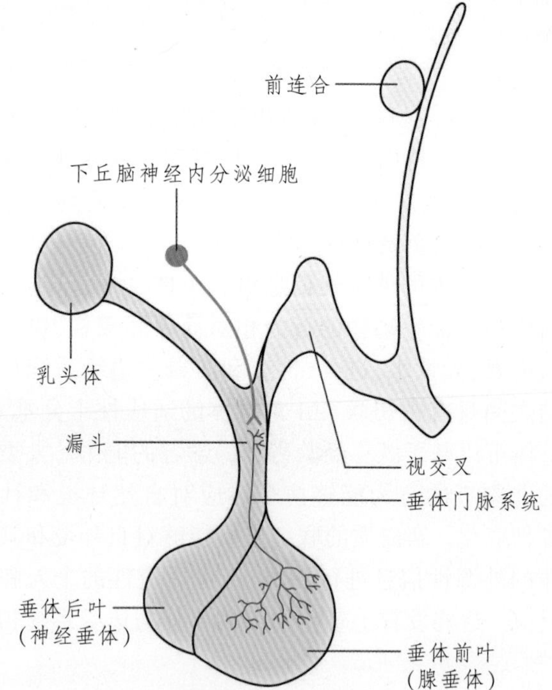

图 16.3 连接垂体前后两叶的垂体门脉系统。

广泛。最大的纤维传入来自边缘系统、海马和杏仁核。海马来源的纤维形成穹隆,大部分纤维终止于乳头体内的乳头体内侧核(图 16.5 至图 16.7)。杏仁核来源的纤维形成终纹。延髓孤束核来源的纤维将自主神经系统传递的内脏平滑肌壁的压力信息 (压力感受器)和空腔器官的化学成分信息(化学感受器)传递到下丘脑。来源于脑干的纤维调节觉醒功能。在内侧前脑束

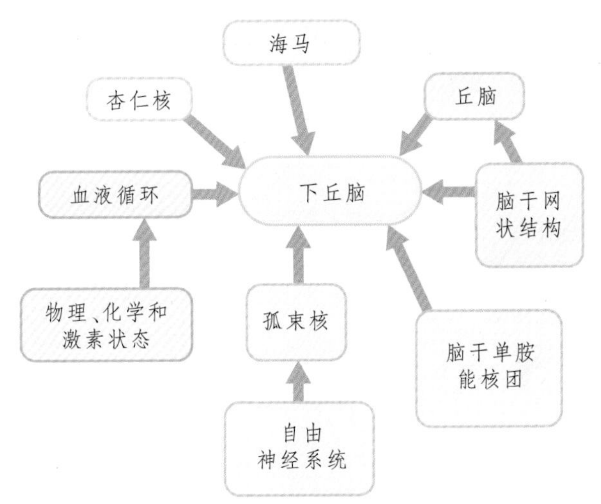

图 16.4　下丘脑的神经传入和非神经传入。

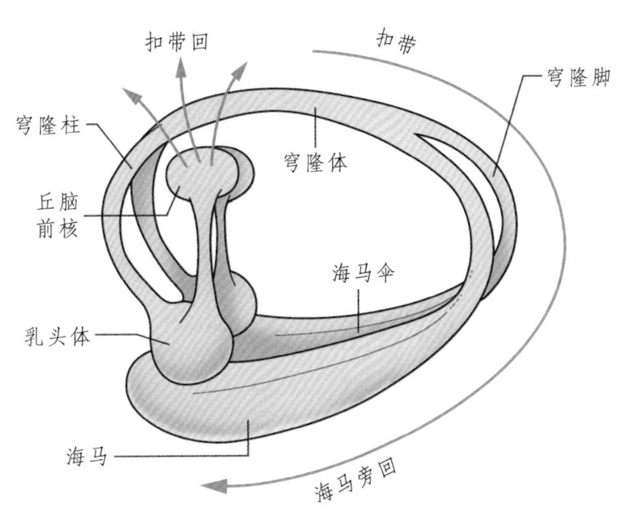

图 16.5　组成 Papez 环路的边缘系统结构的相互联系。

和网状系统中上行的单胺能纤维经由丘脑直接或间接投射到下丘脑。

下丘脑可以对血液和神经来源的多种刺激做出应答(图 16.8)。下丘脑与垂体和垂体门脉系统联系紧密，使其能够主导激素的合成与释放，因此被称为“内分泌系统的中心”。

下丘脑的传出纤维投射到中枢神经系统广泛区域。下行纤维通过脑干，部分到达脊髓，因此，与各种脑干核团有纤维联系，包括调节睡眠和觉醒的网状结构，并可以控制自主神经系统的交感和副交感节前神经元。上行纤维通过边缘系统直接或经由丘脑间接到达眶额皮质。下丘脑通过与边缘系统和纹状体的边缘部(伏隔核)的纤维联系启动本能的行为反应。另外，它还可以通过与边缘系统和眶额联合皮质影响或抑制复杂的适应性行为。

下丘脑核团

下丘脑有许多分区，在这里仅讲述部分(图 16.1)。位于底丘脑内侧和腹侧的区域称为下丘脑外侧区，被许多纵行纤维穿过，包括前脑内侧束。下丘脑外侧区

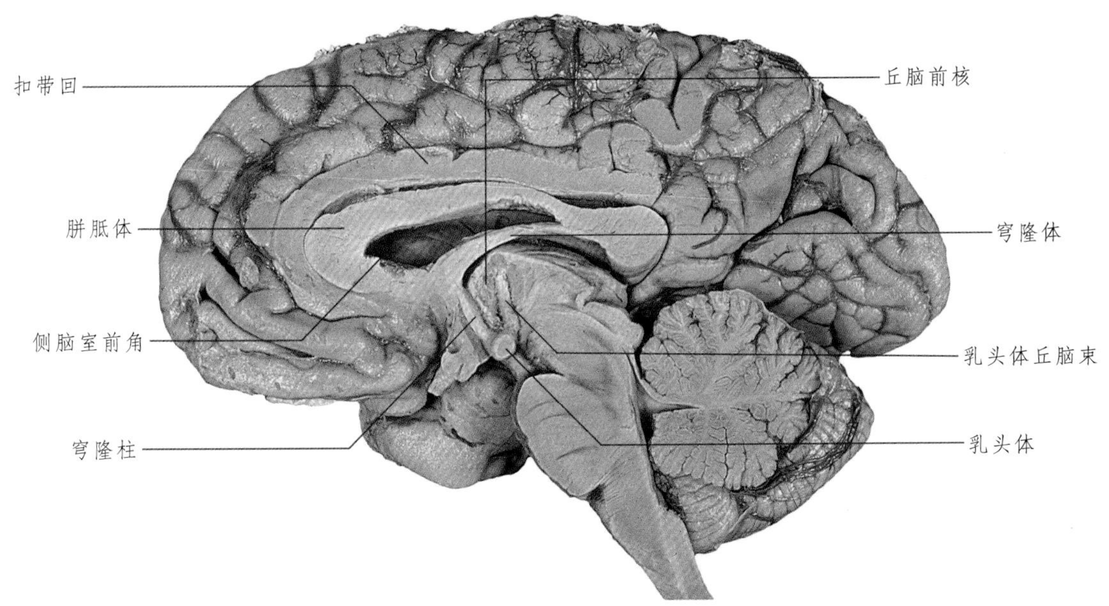

图 16.6　间脑内侧面，显示穹隆、乳头体和乳头体丘脑束的联系。

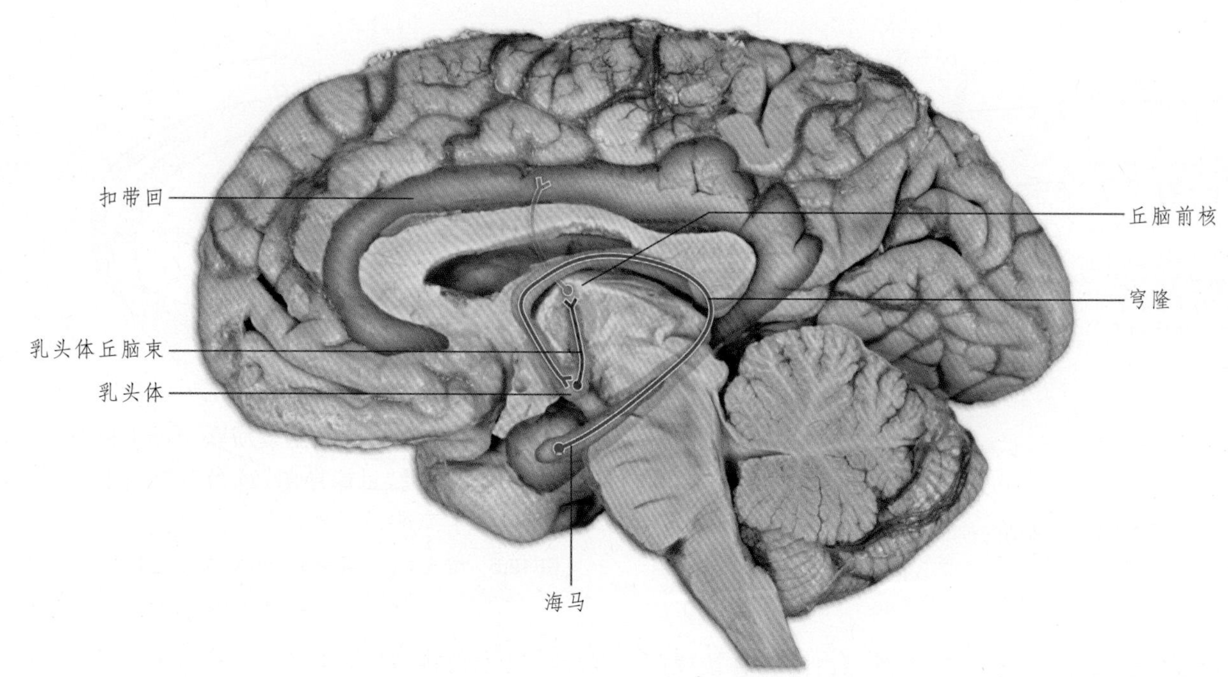

图 16.7 投射至大脑半球内侧面的 Papez 环路。

对摄食和摄水十分重要,被认为是摄食中枢。下丘脑外侧区损伤会引起拒食症和渴感缺乏。

下丘脑内侧区含有许多核团,但只有部分核团有明确功能。视上核、室旁核和视交叉上核位于前部。视上核和室旁核产生的激素经神经垂体释放,进入血液循环而作用于全身。视上核产生血管升压素(抗利尿激素),促进肾脏重吸收水分。室旁核合成催产素。在

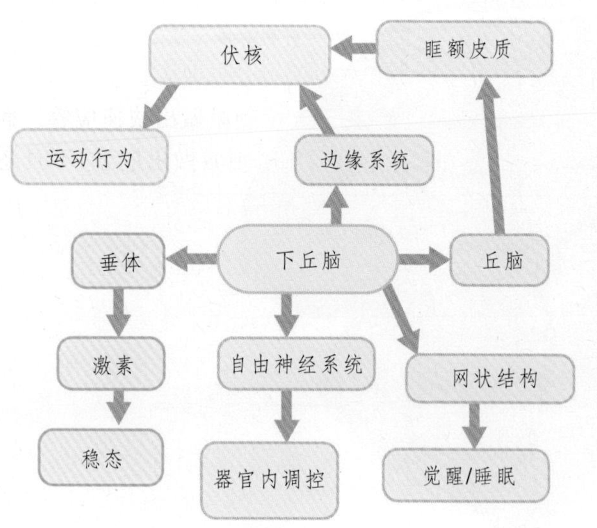

图 16.8 下丘脑的神经与非神经传出。

女性中,室旁核的激活与激素释放是由哺乳引起的,促进乳腺合成乳汁与子宫收缩。

视上核和室旁核的神经元轴突经下丘脑垂体束进入神经垂体(图 16.2)。神经内分泌产物通过此束转运到神经垂体,在此释放到毛细血管床,因此进入血液循环。

视上核含有对渗透压敏感的神经元,可以被循环血液中的渗透压改变所激活。渗透压增加导致血管升压素释放,作用于肾小管促进水分重吸收,维持水平衡。

下丘脑还合成释放因子和释放抑制因子,控制腺垂体激素释放。腺垂体产生肾上腺皮质激素(ACTH)、黄体生成素(LH)、尿促卵泡素(FSH)、促甲状腺激素(TSH)、生长激素和催乳素,释放后进入血液循环。控制这些激素释放的因子从下丘脑神经元的终末释放进入垂体门脉系统的毛细血管床(图 16.3)。垂体柄内血管将以上物质运输至腺垂体,作用于激素分泌细胞。在此系统内,下丘脑弓状核合成神经递质多巴胺,通过下丘脑垂体束的轴浆运输释放至神经垂体 (图 9.14)。多巴胺抑制腺垂体内催乳素释放。下丘脑合成释放因子的过程受到靶器官激素的负反馈调节。

下丘脑和垂体肿瘤

下丘脑和垂体肿瘤及其他疾病可引起血液内激素表达过多或过少，引起许多疾病，如生长异常(侏儒症、巨人症和肢端肥大症)、性功能障碍(性早熟和性腺机能减退)、身体水分调节异常(尿崩症和病理性饮水)、摄食异常(肥胖和贪食症)和肾上腺皮质控制异常(库欣病和肾上腺皮质功能不全)。由于垂体和视交叉紧密相连，垂体腺瘤亦可引起双眼颞叶视野偏盲。

下丘脑

- 下丘脑是间脑的一部分，借助漏斗柄与垂体相连。
- 下丘脑具有内脏功能、神经内分泌功能和边缘系统功能，参与内环境的稳态调节。
- 下丘脑可以产生由神经垂体释放的激素，并可产生控制腺垂体激素释放的因子。
- 下丘脑视上核和室旁核可分别产生加压素和催产素。
- 加压素和催产素通过下丘脑垂体束运输至神经垂体。
- 腺垂体可释放肾上腺皮质激素、促黄体生成激素、尿促卵泡素、促甲状腺激素、生长激素和催乳素。控制这些激素释放的因子被释放至垂体柄的门脉系统，并运送至腺垂体。
- 下丘脑外侧区和腹内侧核参与调节摄食和摄水。

视交叉上核参与昼夜节律和睡眠/觉醒周期的控制，接受直接来自视网膜的部分传入纤维。

在下丘脑尾侧的背内侧核和腹内侧核位于第 3 脑室侧壁深面。腹内侧核与下丘脑外侧区一样参与调节摄食和摄水。在生理上，腹内侧核被认为是饱腹中心，此部位损伤可引起异常的摄食增加。后核群和乳头体内侧核位于下丘脑最尾端。乳头体内侧核位于乳头体内。乳头体是边缘系统的一部分，接受来自海马的传入纤维并投射至丘脑前核群和脑干。

下丘脑是大脑内脏神经系统的调节中枢。一般而言，下丘脑后部激活参与交感神经应答；而下丘脑前部与副交感神经活动有关。

边缘系统

边缘系统由许多在发生上相近的古皮质和皮质下结构组成，纤维联系复杂而广泛，参与记忆和行为中涉及本能及情绪的部分。边缘系统与下丘脑之间存在往返纤维联系(图 16.4 和图 16.8)，下丘脑通过生理和生物化学的改变影响肌体的情绪。边缘系统因其主要皮质结构位于大脑半球内缘而得名(大边缘叶)。边缘系统由许多具有复杂联系的结构组成，纤维主要投射至下丘脑(图 16.9)。大脑皮质联络区主要投射至边缘系统，将复杂的“目标导向”行为与原始本能行为以及级联神经稳态联系起来(图 16.10 和图 16.11)。简而言之，我们可以感知来自外界的以具体方式(如视觉、听觉和触觉等)收集到的信息，然后在顶–枕联络区进行分析提炼(形成空间感知功能)，信息进而传递到额叶联络皮质参与计划行为(调节)，也可以到达颞下回产生语义(语义处理)。进入边缘系统的信息可直接传递到杏仁核，或通过内嗅区间接传递至海马结构。杏仁核对动机和情绪的形成至关重要；由于海马结构参与记忆和学习，进入海马结构的信息与以往经历有关(情景记忆)。

边缘系统投射至伏核，对信息做出适当分析，进而影响运动应答。伏核是基底神经节的一部分，投射至下丘脑参与自主应答。

边缘系统：动机和情绪

以目标为导向的行为依赖起始的动机以及与结果相关的情绪。随着过去经历的奖赏、惩罚或避免惩罚等行为，以目标为导向的行为逐渐建立起来。低等动物的行为简单、特定，对环境刺激做出快速应答。猴子也是在几分钟内就会对环境刺激做出应答，不具备延迟的能力。人类有相似之处，人的动机和情绪使人类对环境刺激，如危险等做出快速应答从而保护自己。但是，新皮质联络区的存在保证人类能够基于多年的经验产生适应性行为。

人和动物的动机可以是非常原始的本能，如恐惧、对抗、摄食和性行为，这些行为是人类和动物自我保护的需要。然而，只有人类(可能也有高等猿)能够对环境做出情感性的应答，并表现为面部表情的变化，如高兴和沮丧、惊讶和厌恶、恐惧和生气等。

人类的社会情感极其丰富，表现为人与人之间的爱与恨、羡慕与嫉妒、骄傲与罪恶、移情与同情等。情

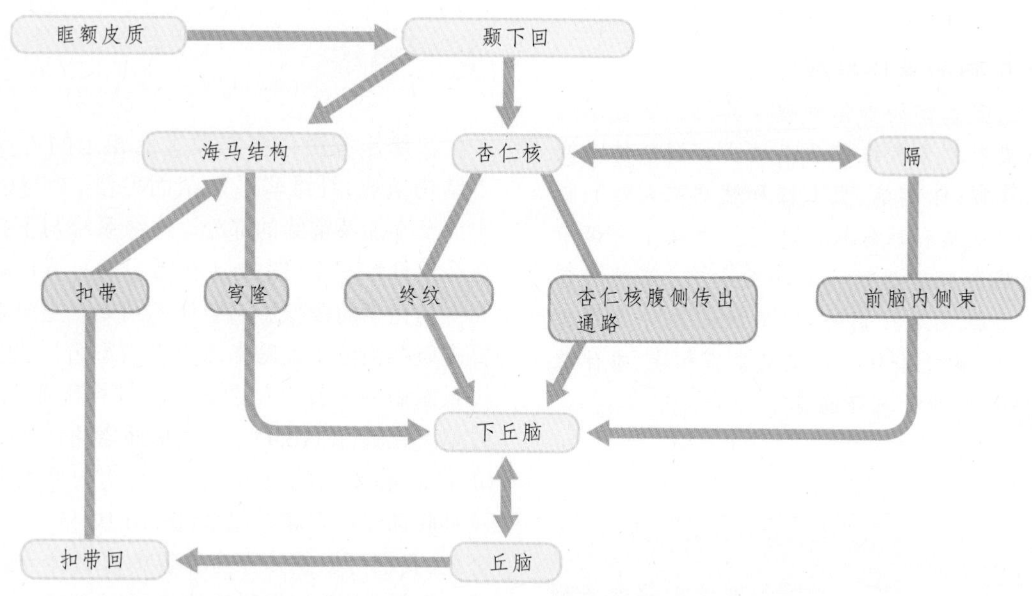

图 16.9 边缘系统主要结构及其与下丘脑的联系。阴影格子显示神经纤维通路。

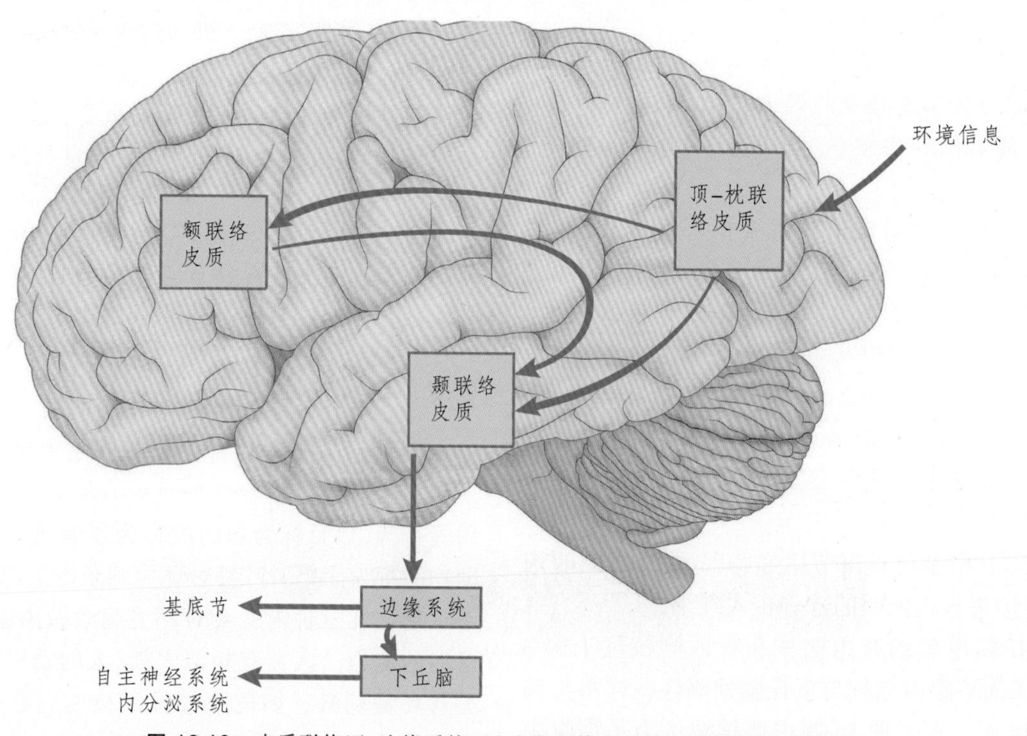

图 16.10 皮质联络区、边缘系统、下丘脑和其主要传出通路的基本结构。

绪代表较为长期的情感状态,这些情感可以是对外部环境产生的正确应答,但是,也可以是对外界环境产生的病理性应答,例如,抑郁、焦虑和得意忘形。

情绪可以表现为肌肉的运动,也可以是内脏性的。面部表情变化、音调高低改变以及肢体姿势改变是传递情感的肌肉运动,是无意识的,受基底节控制(伏核)。人的内脏性情绪表现为脸红、毛发竖立、起鸡皮疙瘩、出汗、脸色发白和流泪等,这些反应依赖下丘脑的自主传出。

杏仁核

杏仁核靠近颞叶,位于侧脑室下角和豆状核之间

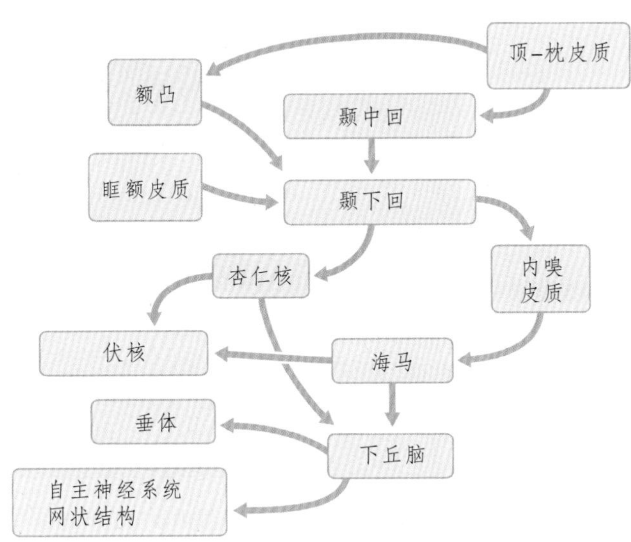

图 16.11　新皮质联络区与边缘系统组成结构的相互联系。

(图 16.12 和图 13.8),接受颞下联络皮质、丘脑、隔区和嗅束的传入纤维。此外,还接受来自脑干儿茶酚胺能神经元和 5-HT 能投射神经元的前脑内侧束纤维传递。杏仁核主要传出至终纹,后者行于侧脑室壁,终于下丘脑。杏仁核腹侧传出通路也投射到下丘脑,传出纤维还至伏核,后者是基底神经节的"边缘"结构,调节运动行为应答。

隔区

隔或隔区位于胼胝体吻下方(图 13.6 和图 16.12),与杏仁核相互作用并借前脑内侧束投射至下丘脑。隔区亦与脑干内单胺能神经核团联系。隔区纤维投射至间脑缰核组成丘脑髓纹。缰核亦可经后屈束投射至脚间核,后者投射至脑干和下丘脑。因此,两条主要通路连接隔区:下丘脑和脑干单胺能神经核。

眶额皮质

额叶由额凸和眶额皮质组成。额凸从后联络皮质接受外界的"传入"信息,然后传至颞下回,亦可进入边缘系统(杏仁核和海马结构)。眶额皮质也可接受额凸的传入纤维,但主要与边缘系统联系密切。眶额皮质不仅通过大钩束投射至颞下回,也可直接投射至下丘脑。

因此,后部皮质负责收集周围的环境信息,而额

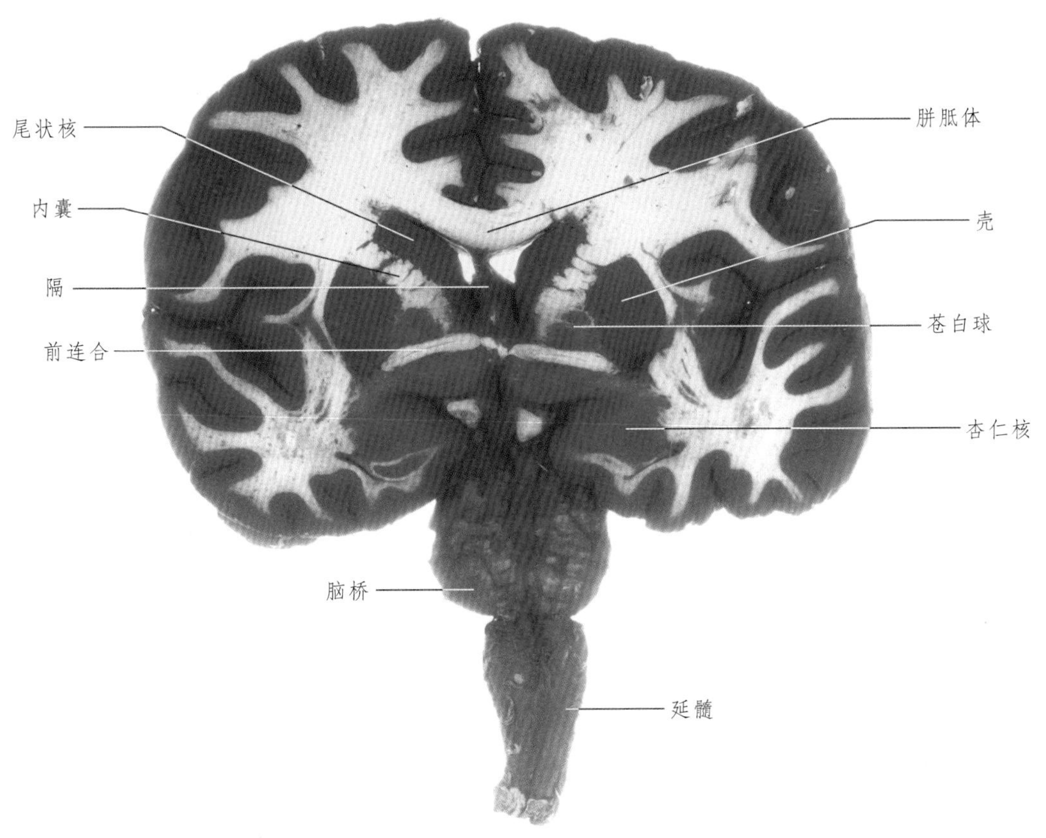

图 16.12　大脑冠状切面,显示杏仁核和前连合的位置以及它们与基底神经节的关系。Mulligan 染色(见图 1.7)。

突对该信息做出应答,并产生认知执行功能和行为的计划。相反,眶额皮质产生本能的动机和情绪,影响以上行为应答。人的行为包括“认知”和“情感”两个成分,正常人在面对周围环境需要解决问题时,以上两者一起发挥作用,并受以往经历(奖赏和惩罚)的影响。也就是说,正常人的行为依赖边缘系统中的记忆系统。

动机和情绪紊乱

额颞叶痴呆(frontotemporal dementia, FTD)是一种前额叶皮质和杏仁核萎缩的退行性疾病。患者的认知执行功能缺陷,不能很好地执行和组织计划。由于前额叶皮质损伤,患者经历人格改变,如个人、职业和社会方面的精神崩溃。这些患者也会产生基本情绪丧失和社会情绪丧失。杏仁核的损伤还导致患者丧失恐惧感。当疾病沿额叶背外侧区蔓延时,这些患者彻底变得冷漠和无动于衷。在一些 FTD 患者也可见眶额叶皮质受损,此时认知执行功能相对免遭伤害,但患者的行为表现为去抑制后的夸张与不受控。

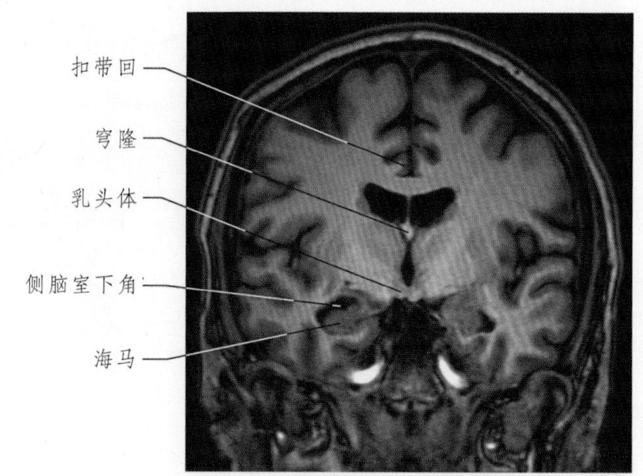

图 16.13 大脑冠状面 MRI，显示边缘系统的海马和其他结构(由英国曼彻斯特市曼彻斯特大学 Wolfson 分子影像中心的 A. Jackson 教授提供)。

边缘系统:记忆

记忆有 3 种类型。情景记忆指对个人生活中有关自我的事件的学习和回忆,主要依赖海马结构及其纤维联系。语义记忆是指获得言语和感知概念方面的知识,如词汇知识,要依赖于颞中回和颞下回的功能。内隐性记忆指对感觉运动技巧的学习,例如学会开车或演奏一种乐器,其主要依赖皮质、皮质下运动系统,而不是海马结构或颞叶皮质。

海马结构

海马结构由海马、齿状回和海马旁回的一部分组成。海马由颞叶内下部向侧脑室沿脉络膜裂内折形成(见图 16.13 和图 16.14 以及图 13.8 至图 13.12)。齿状回位于海马旁回和海马之间。

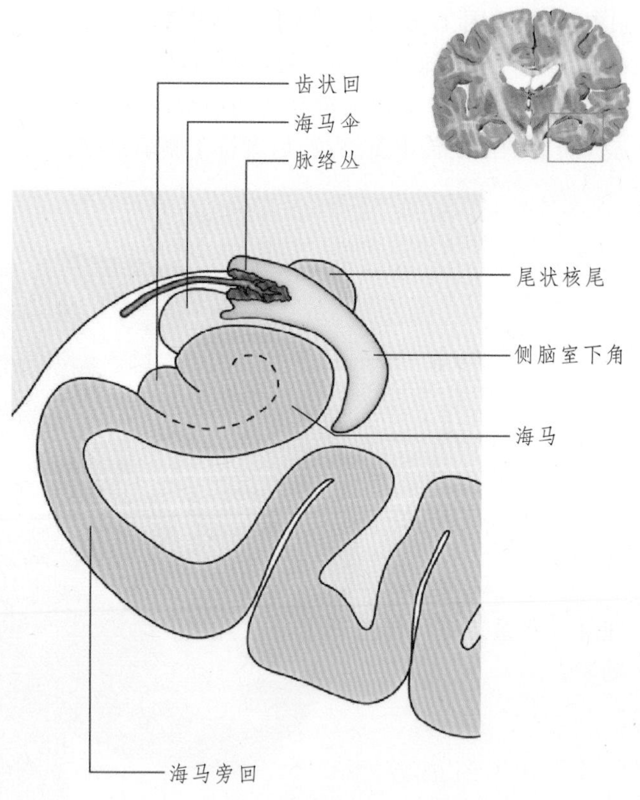

图 16.14 经海马和侧脑室下角的横切面。

海马结构主要通过颞叶内嗅区接受颞下皮质的传入纤维;也可通过穹隆系统和海马联合接受来自对侧内嗅区和海马的纤维。海马的主要传出至穹隆(图 16.5 至图 16.7,图 12.2 和图 13.2 以及图 13.7 至图 13.12)。穹隆是一个典型的 C 形纤维束,连于海马与下丘脑乳头体和隔之间,传出纤维在海马脑室面汇聚成海马伞。

海马伞行向后上延续为穹隆脚,向前行于胼胝体压部下方(图 16.15);一些纤维通过海马联合穿越至对侧,向前行于胼胝体下方。穹隆体分为两束,弯曲向下形成室间孔前缘进入下丘脑,大部分纤维终止于乳头体。乳头体通过乳头丘脑束投射至丘脑前核群,经乳头被盖束投射至脑干。丘脑前核群主要与扣带回存

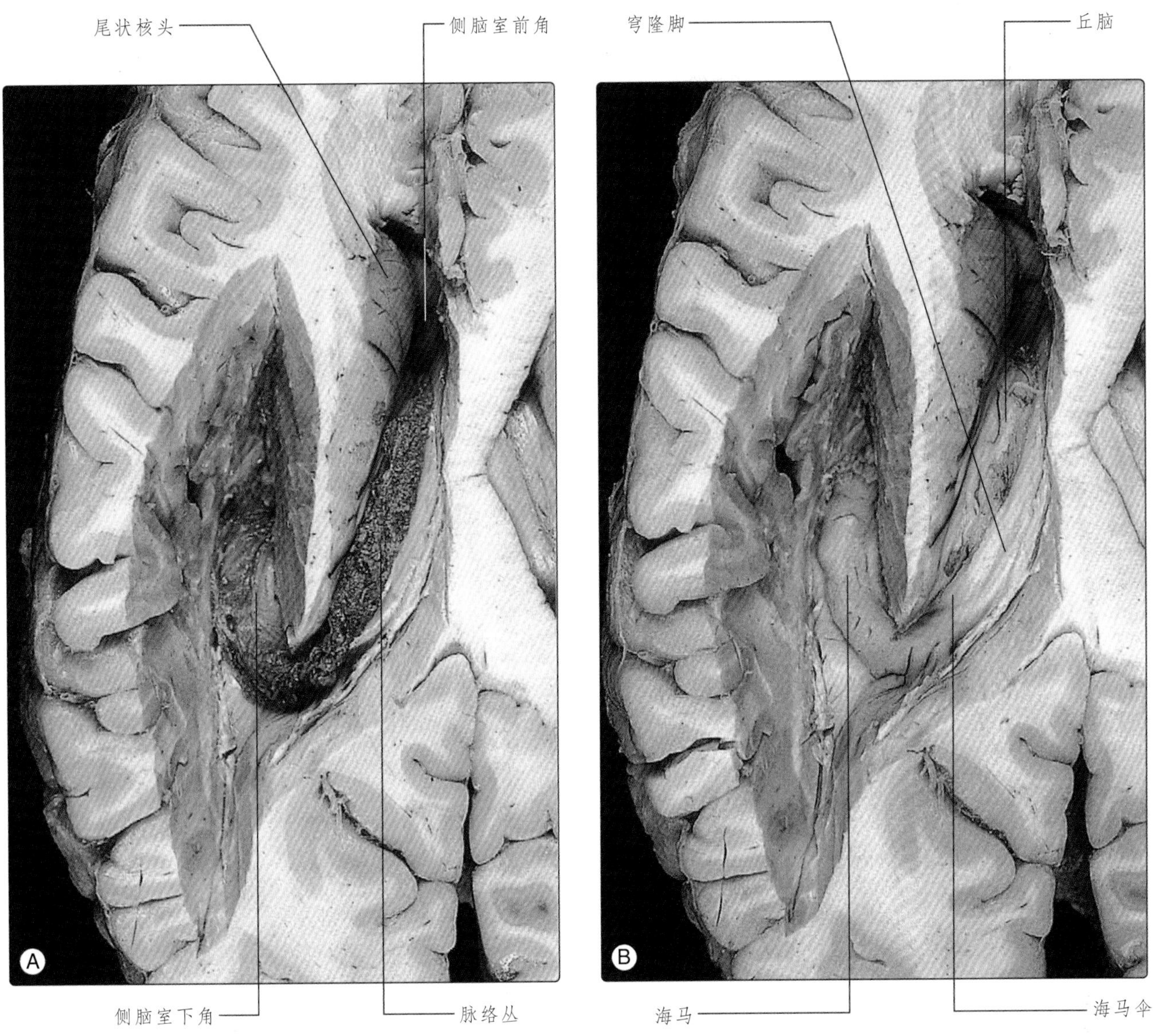

图 16.15 海马-伞-穹隆系统。脑上面观。去除大脑皮质和包括胼胝体的大脑白质，暴露侧脑室及其内容物。(A)保留完整的侧脑室脉络丛；(B)去除脉络丛后。

在纤维联系。海马传出纤维主要投射至伏核，调节运动应答。

扣带回

扣带回和海马旁回围绕胼胝体压部连在一起(图13.16)。扣带回通过扣带束向海马旁回投射(图12.23和图13.22)。边缘系统的主要结构通过一系列结构联系起来，这些结构组成了边缘系统环路(图16.5和图16.6)。

> **记忆紊乱**
>
> AD患者的海马结构存在严重萎缩(图16.16)，患者表现为对近期事件的遗忘，不能获得有关自我的新信息，以及情景记忆的丧失。
>
> 语义性痴呆是颞中回和颞下回皮质萎缩的神经退行性疾病。患者会逐渐失去对语言和概念的意义的感知，表现为患者失去对世界的认知(语义记忆)。例如，患者会不知道物体的名字和意义，不能认出曾经已经认识的人(联想失忆)。但是，由于此疾病主要影响的不是海马结构，所以患者能对自己的早期经历保留完整的记忆。

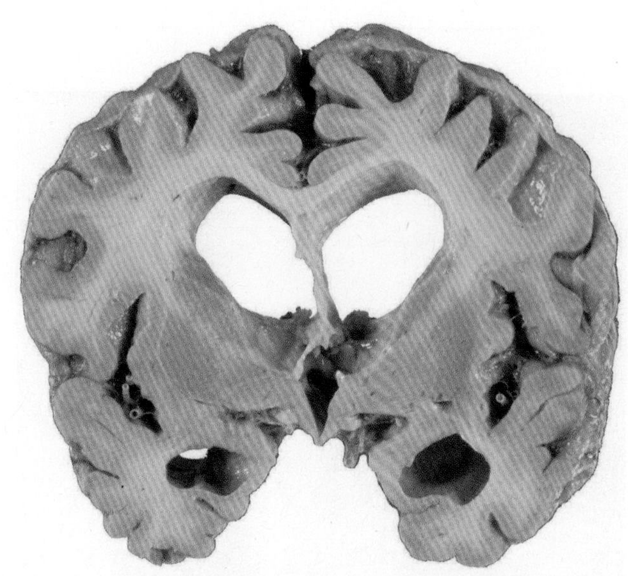

图 16.16 死于阿尔茨海默病的患者的大脑半球冠状切面。切片显示侧脑室增大、海马和脑回萎缩(由英国曼彻斯特市曼彻斯特大学 Hope 医院临床神经科学系的 D. Mann 教授提供)。

边缘系统:情绪和记忆

对事件的记忆以及对过去的动机和情感的记忆是机体做出复杂社会行为的唯一基础,也是机体对潜在危险做出快速反应的基础。边缘系统的这两项记忆功能对于解决问题或者行为的执行至关重要,而解决问题和行为执行中涉及的认知能力依赖额叶联络新皮质的背外侧部。

眶额皮质与边缘系统紧密相连,参与动机和情绪的处理。

在对外界刺激产生快速应答的过程中,联络皮质参与形成认知功能的同时,还收到旁路纤维的传入,其中的传入感觉信息通过丘脑进入边缘系统,边缘系统再将其传递至基底节(伏核),由此启动相对自主性行为,如"战或逃"。

高级情感的学习和记忆需要边缘系统的情绪和记忆两种功能同时发挥作用。在边缘系统的作用下,机体学习如何避免受到危险的动物、植物和环境的侵害,形成对既往曾经产生奖赏或惩罚结果等经历的记忆,由此,保证了人的生存。

边缘叶病变

饮食中硫胺(维生素 B_1)缺乏情况下的乙醇中毒可引起上位脑干和边缘结构的毛细血管出血,患者出现意识模糊和昏迷状态(Wernicke 脑病,WE)。患者病情可部分恢复,但不能对以往经历保持记忆(即逆行性遗忘),也不能学习新东西(即顺行性遗忘),这就是器质性遗忘综合征(即 Korsakoff 精神病)。双侧颞叶和海马结构一并切除时,会出现相似的遗忘综合征。

颞叶或者紧邻杏仁核和海马的癫痫复杂性局部发作可导致嗅觉、情绪和记忆的复杂的经历。

边缘系统

- 杏仁核靠近颞叶,接受嗅系统和颞叶皮质的投射且与隔区存在往返纤维联系。
- 海马结构包括海马、齿状回和海马旁回,接受内嗅皮质纤维并通过穹隆投射至下丘脑乳头体。
- 边缘系统的主要结构在 Papez 回路内相互联系。

嗅觉系统

嗅觉感受器是特化的有纤毛的神经细胞,位于鼻腔的嗅上皮内。其轴突形成许多小束(即嗅神经),通过筛骨筛板上的筛孔进入颅腔(见图 5.1),与额叶下面的嗅球相连(见图 16.17 或图 10.1)。嗅觉信息的初级处理发生在嗅球内,后者含有中间神经元和大的僧帽状细胞,后者轴突行于嗅束内。

嗅束向后行于额叶底面,在视交叉水平之前,大部分嗅束纤维向外形成外侧嗅纹(图 16.17),其纤维行于外侧沟深部与颞叶相接,主要终止于钩的初级嗅皮质(见图 16.17 或图 13.2),后者位于颞叶内下面杏仁核下方。与钩相邻的海马旁回前部或内嗅区组成嗅觉联络皮质。嗅觉初级和联络皮质被认为是梨状皮质,参与嗅刺激的评价。嗅觉传递在感觉系统内很特殊,因为从外周感受器至大脑皮层其只包含两级神经元且不经过丘脑。

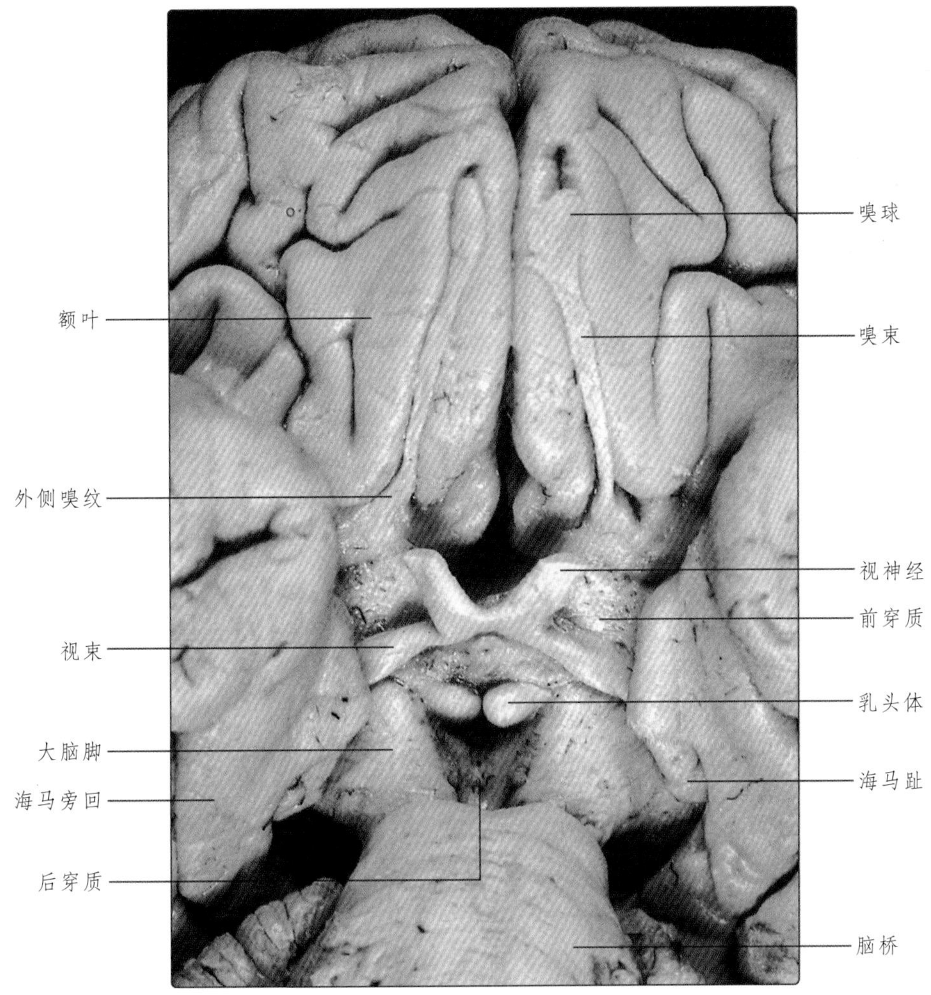

图 16.17　脑的腹侧观。显示嗅球、嗅束、外侧嗅纹和大脑皮质(钩)的第一嗅区。

嗅觉丧失

嗅觉丧失由嗅神经损伤引起，不仅引起患者对气味的感觉丧失，而且发生对食物的偏爱丧失，但是，味觉的甜、咸、苦和酸等基本成分仍然保留。嗅觉丧失经常伴随颅脑外伤发生，脑膜瘤侵袭嗅神经时，亦可发生。

阿尔茨海默病(Alzheimer disease，AD)患者会出现钩萎缩，患者表现为可以感知气味的存在，但不能辨别气味，患者既不能辨别相同的气味，也不能分辨不同的气味(感知性嗅觉失常)。语义性痴呆患者的杏仁核和颞下回皮质萎缩，患者表现为可以感知气味存在，也能对物体的气味进行配对，也可以发现不同气味存在差异；但是，患者不能对气味进行准确命名，或者不能准确地描述或分辨气味(联想性嗅觉失认症)。

嗅觉系统

- 嗅神经纤维终止于嗅球。
- 二级神经纤维行于嗅束，终止于颞叶内钩的第一嗅觉皮质。
- 与第一嗅觉皮质相邻的海马旁回前部或内嗅皮质组成嗅觉联络皮质。

第 17 章

解决问题

引言

神经解剖学教材主要以解剖学知识而非临床知识为主。掌握神经解剖学是掌握临床神经疾病的基础。神经肌肉系统损伤引起的临床综合征取决于损伤的解剖结构,而与其病因无关。因此,将神经解剖学知识与临床检查技能相结合,可以使医生在采用辅助检查之前通过床边检查就可以对损伤部位进行准确判断。而当神经系统损伤部位确定后,通过对患者的病史采集和症状回顾,就可以推测出病因。最终,医生可以通过评估就可以得出损伤部位和病因的临床诊断。

本章提供了多个范例帮助读者理解如何利用临床神经检查结果推理神经肌肉系统的损伤部位。

本章用概要的形式介绍解剖和临床症状,包括对脑神经、肢体的运动功能、反射、感觉、协调和精神状态的检查, 这些检查方法采用临床教材常用的描述。所有病例按图 17.1 的标准进行展示。

问题

解剖–临床症状的简要描述如下图 (图 17.2 至图 17.13)。图中省略了显示损伤部位的小插图。我们希望读者通过研究临床病例的检查结果推导出患者的损伤部位。疾病的病因见图 1.35 至图 1.43(见神经肌肉疾病的病因学部分,第 1 章)。

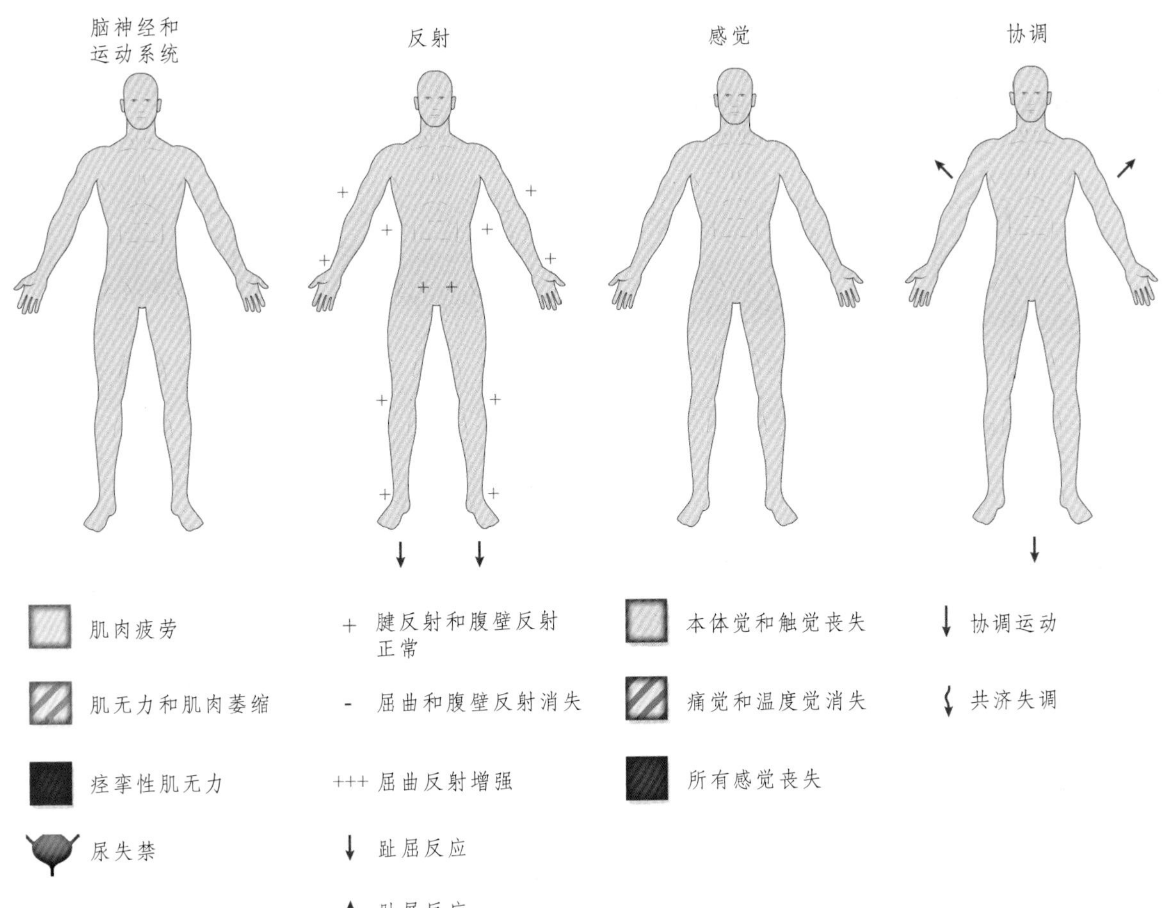

图 17.1 神经肌肉系统主要症状典型图例。

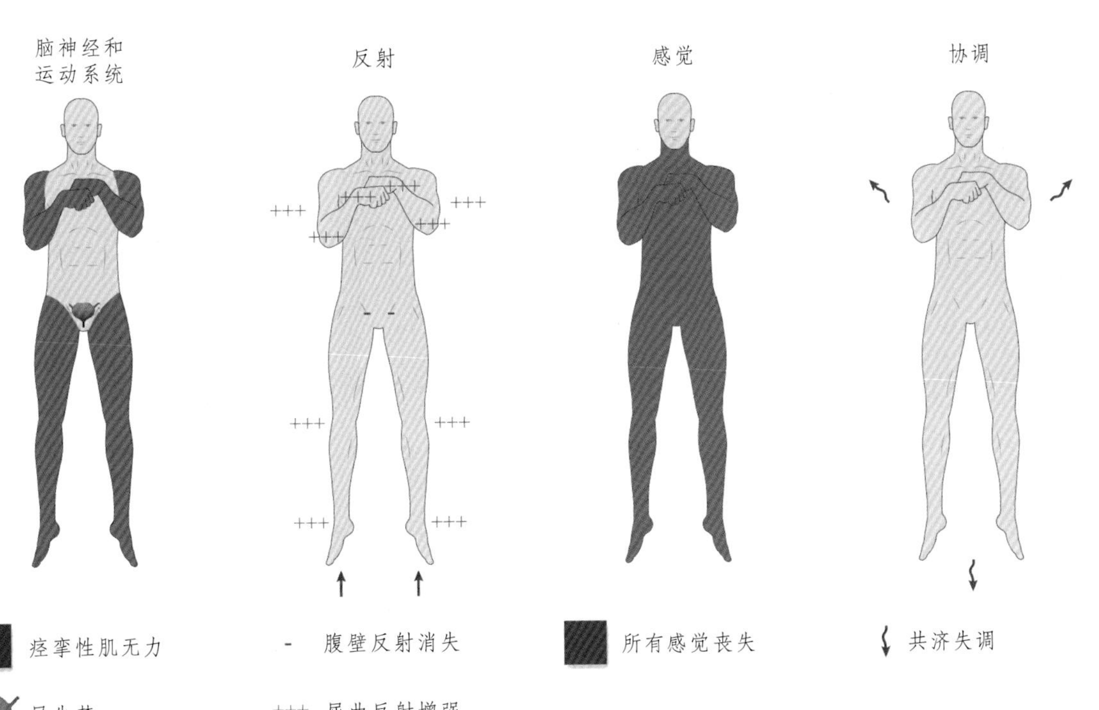

图 17.2 上颈段脊髓损伤(见图 8.24E)。

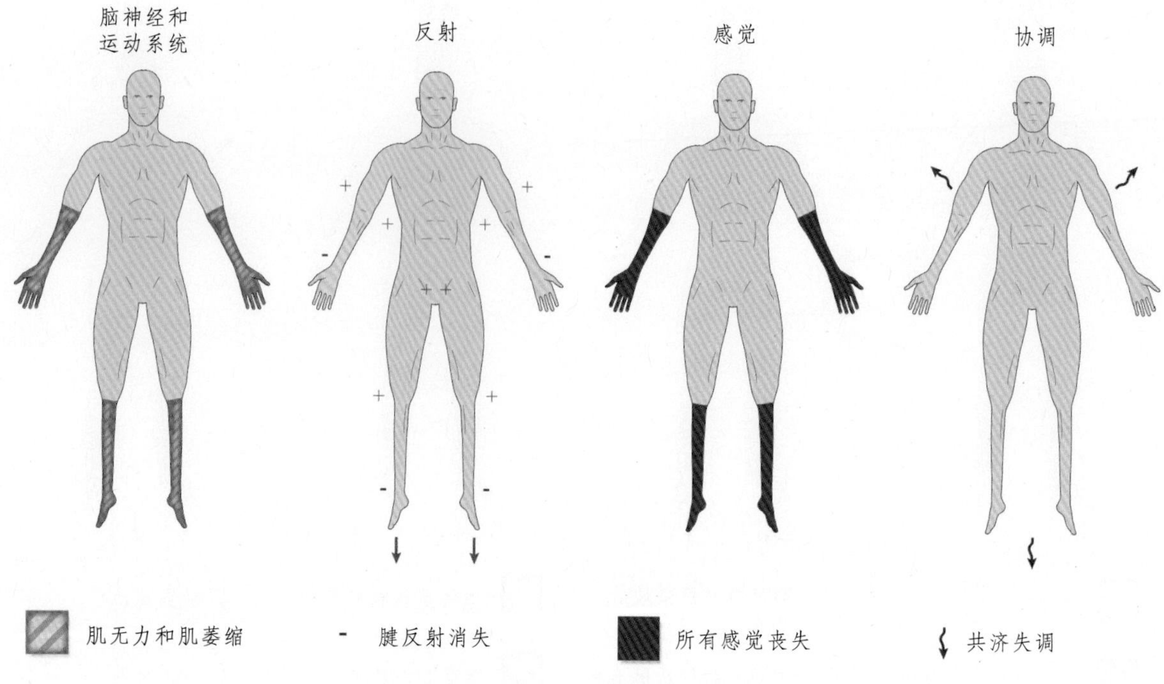

图 17.3 外周感觉运动神经病(见图 3.10)。

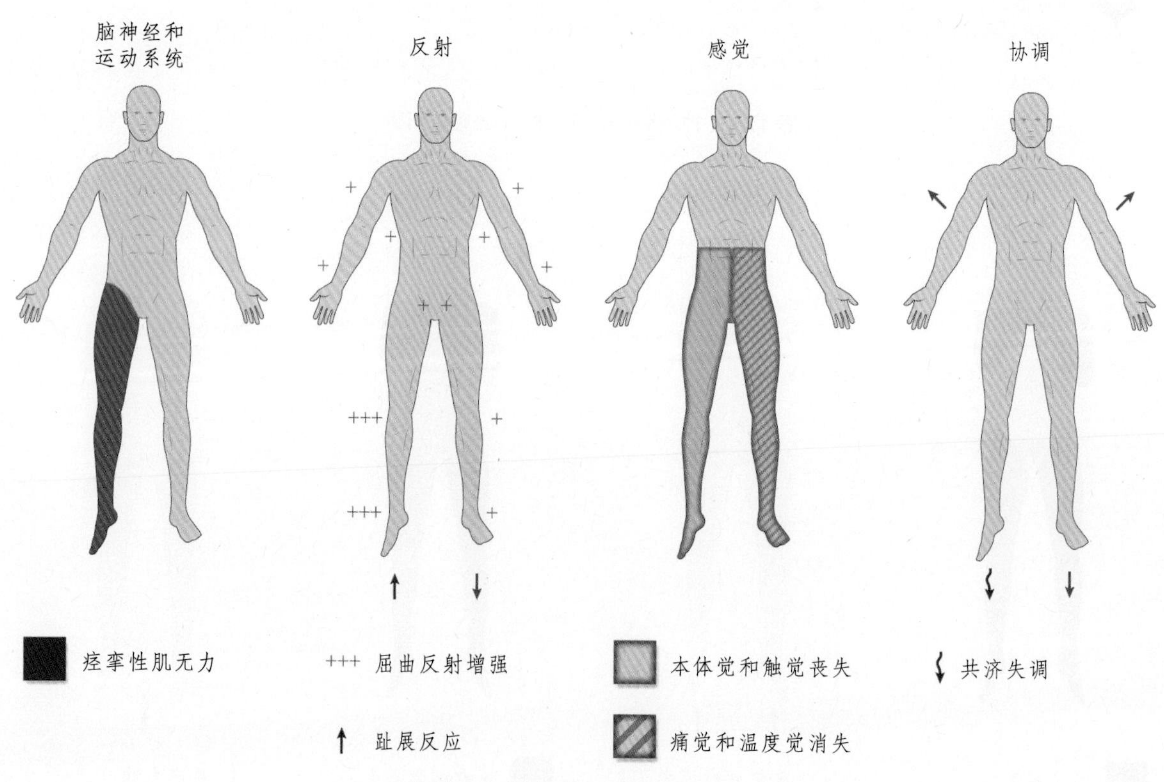

图 17.4 脊髓半横断(见图 8.24C)。

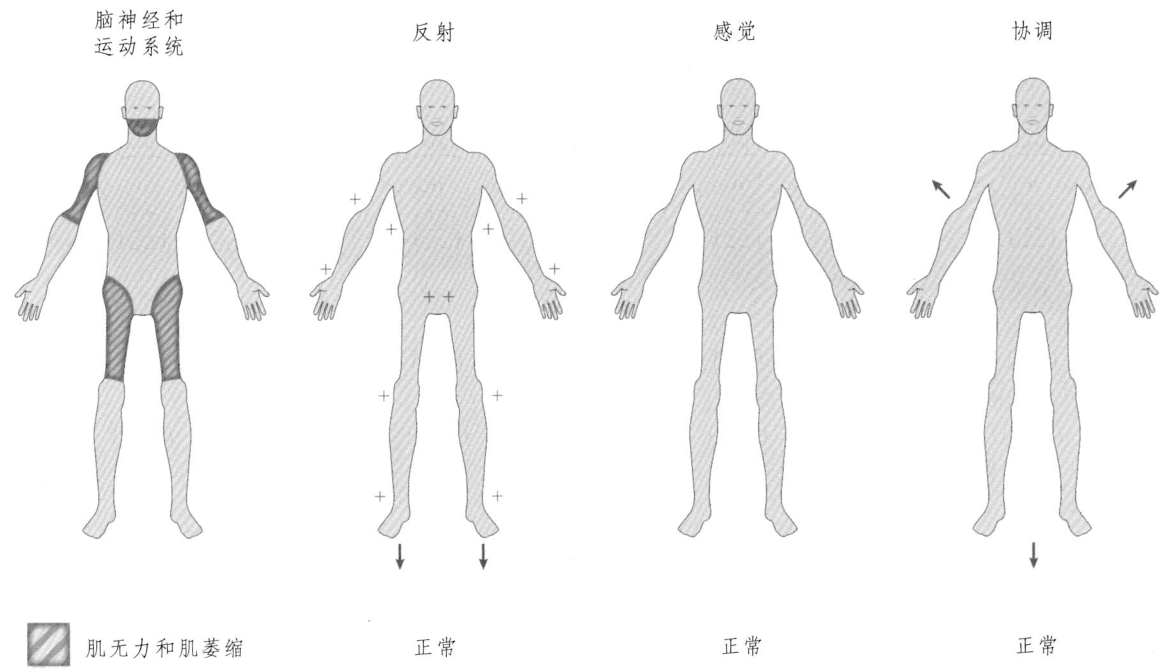

图 17.5 肌病(见图 3.2)。

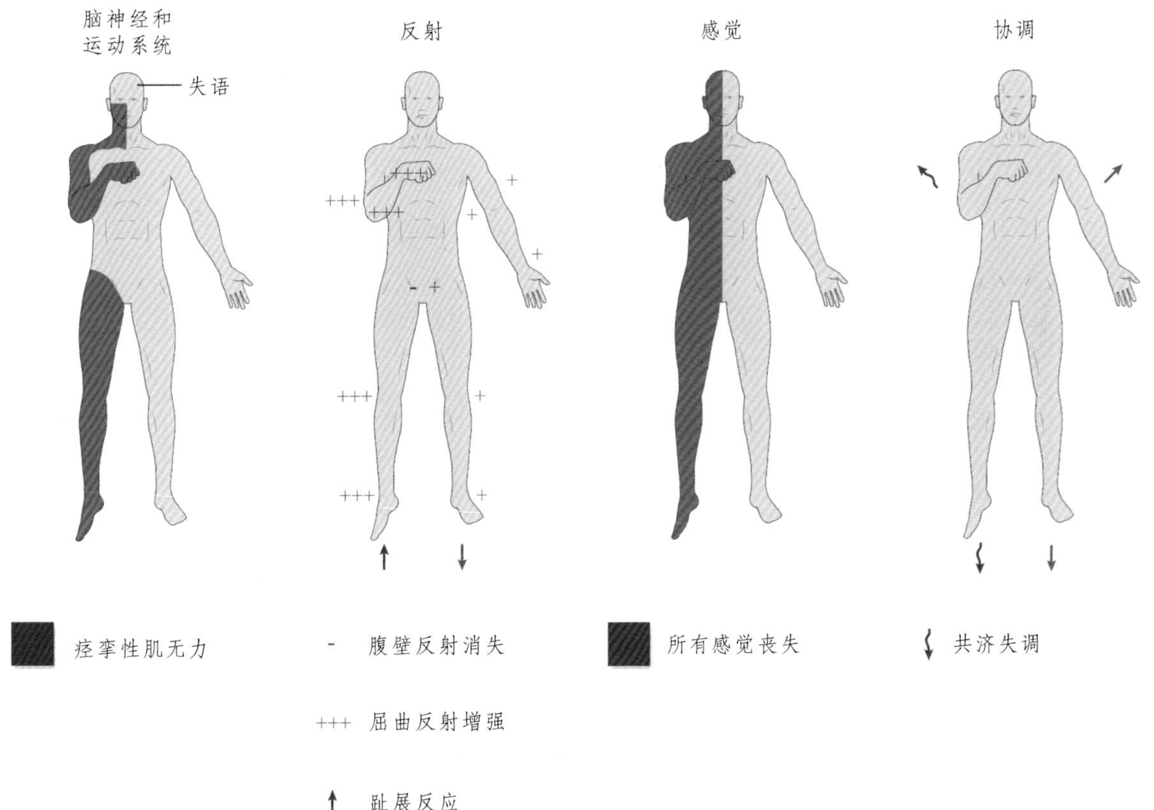

图 17.6 单侧大脑半球损伤(见图 13.19)。

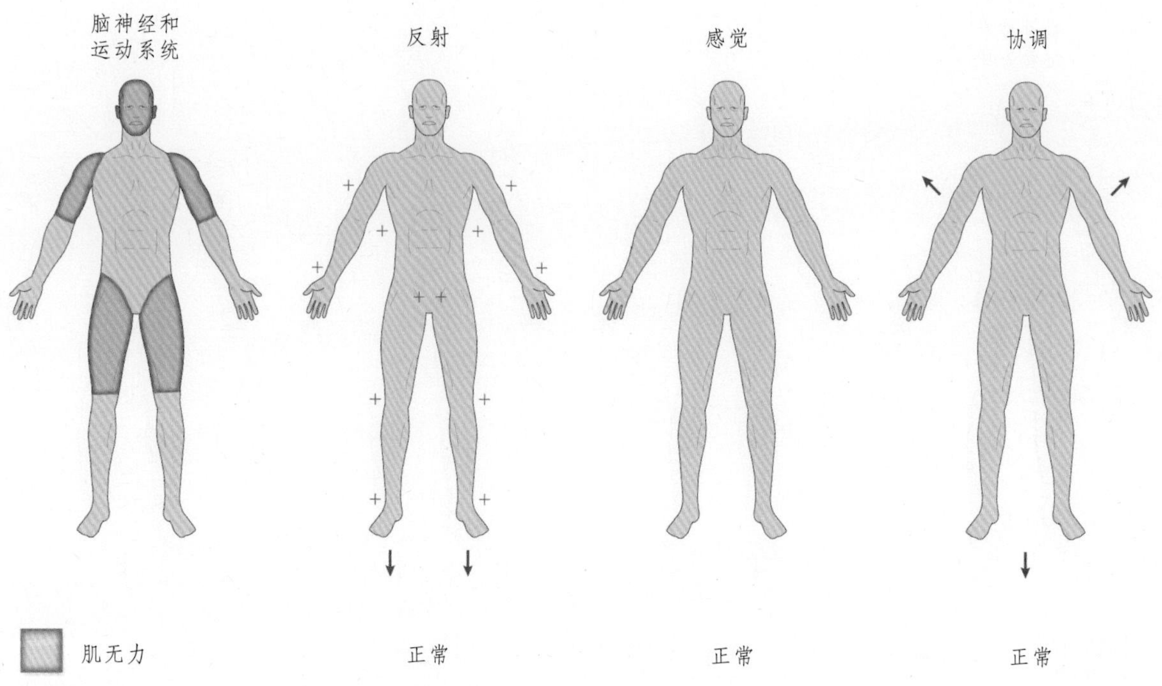

图 17.7 神经肌接头综合征(重症肌无力)(见图 3.8)。

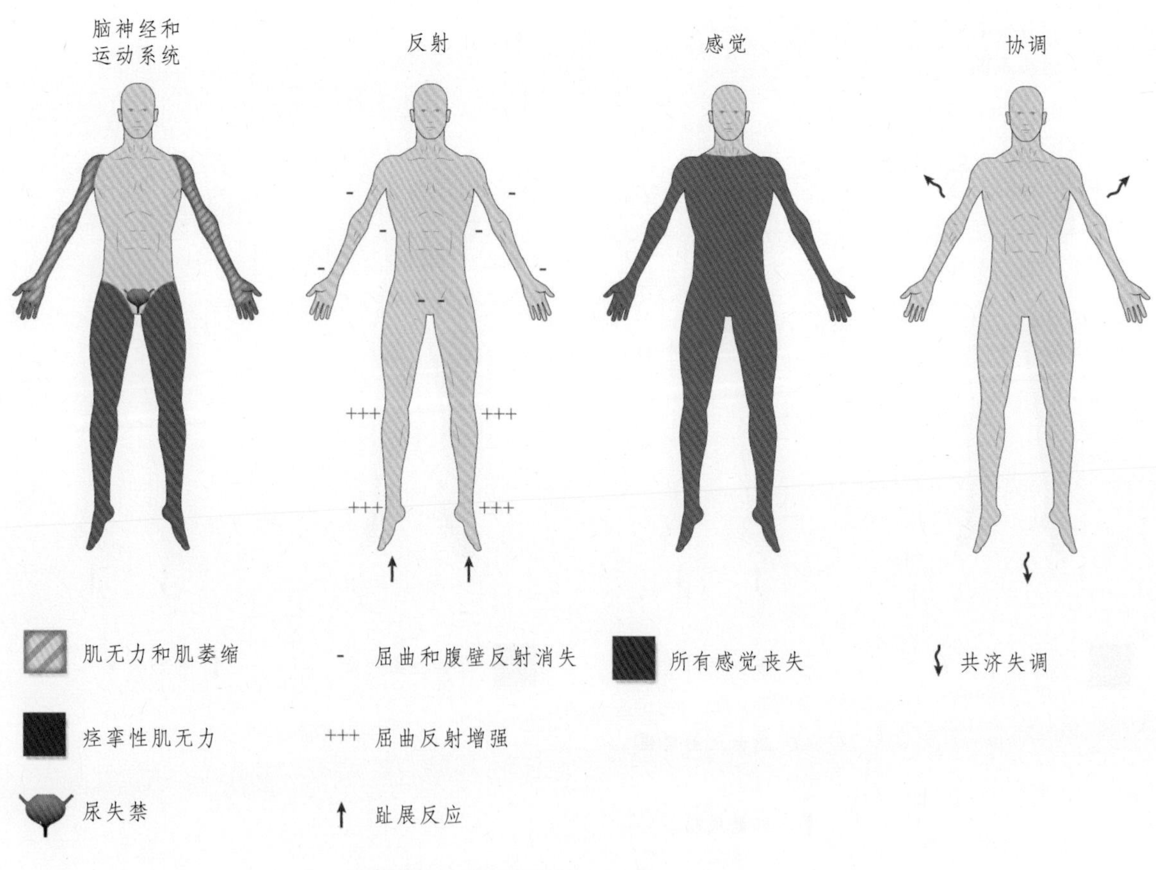

图 17.8 下颈段脊髓损伤(见图 8.24D)。

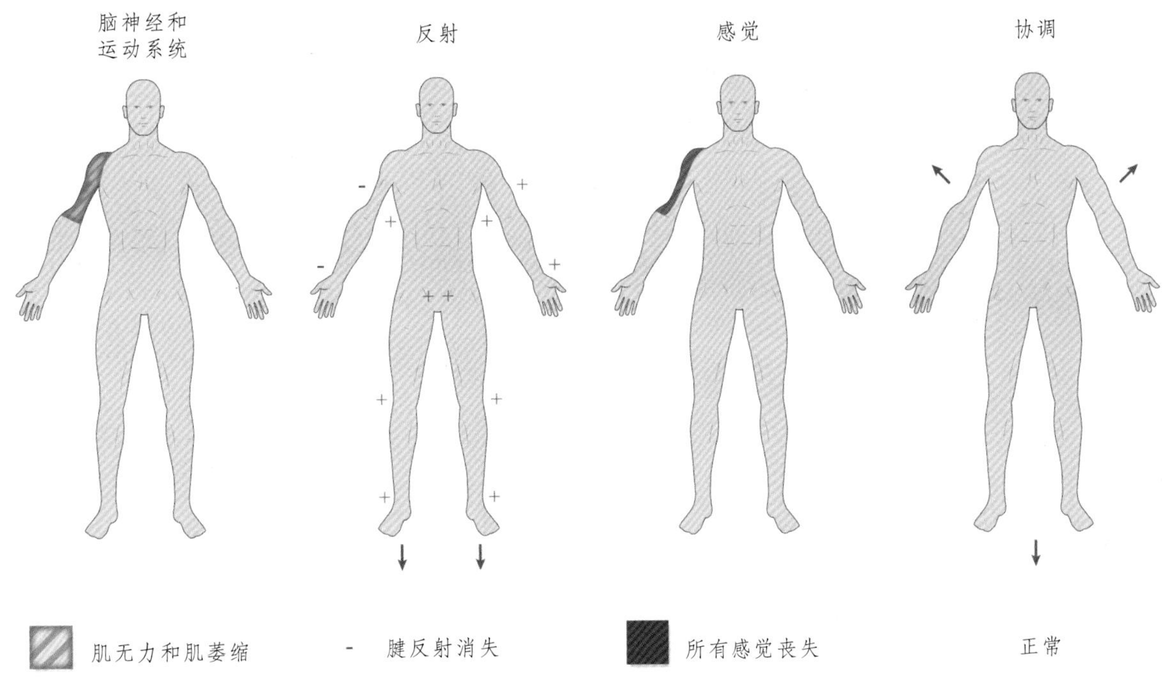

图 17.9 C5水平脊神经根损伤(见图8.7)。

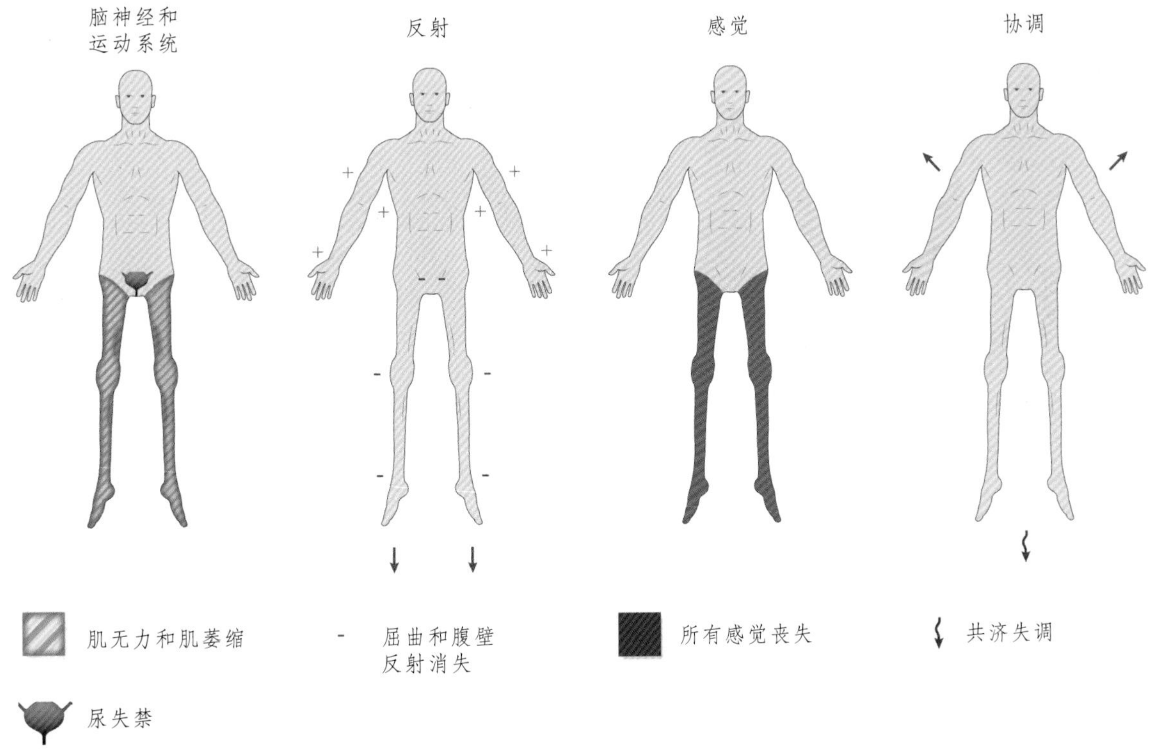

图 17.10 腰骶段脊髓损伤(见图8.24A)。

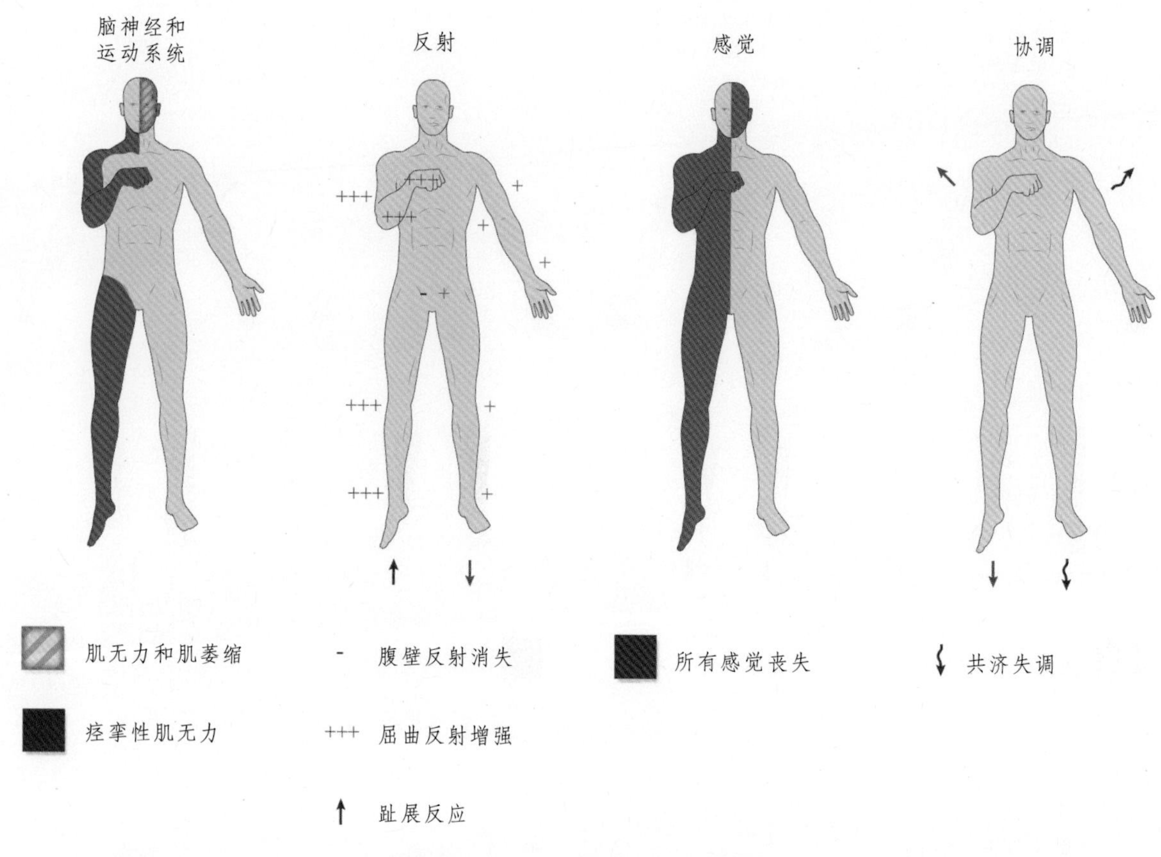

图 17.11 单侧脑干损伤(见图 9.17)。

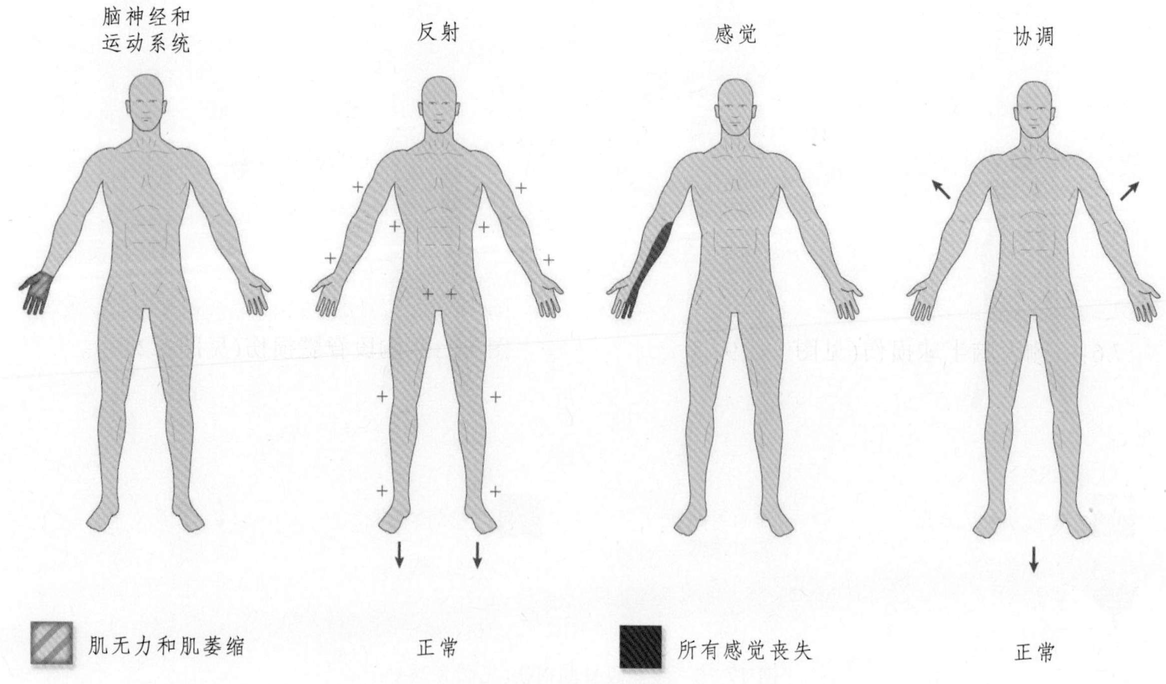

图 17.12 臂丛损伤(脊髓;C8–T1)(见图 3.12)。

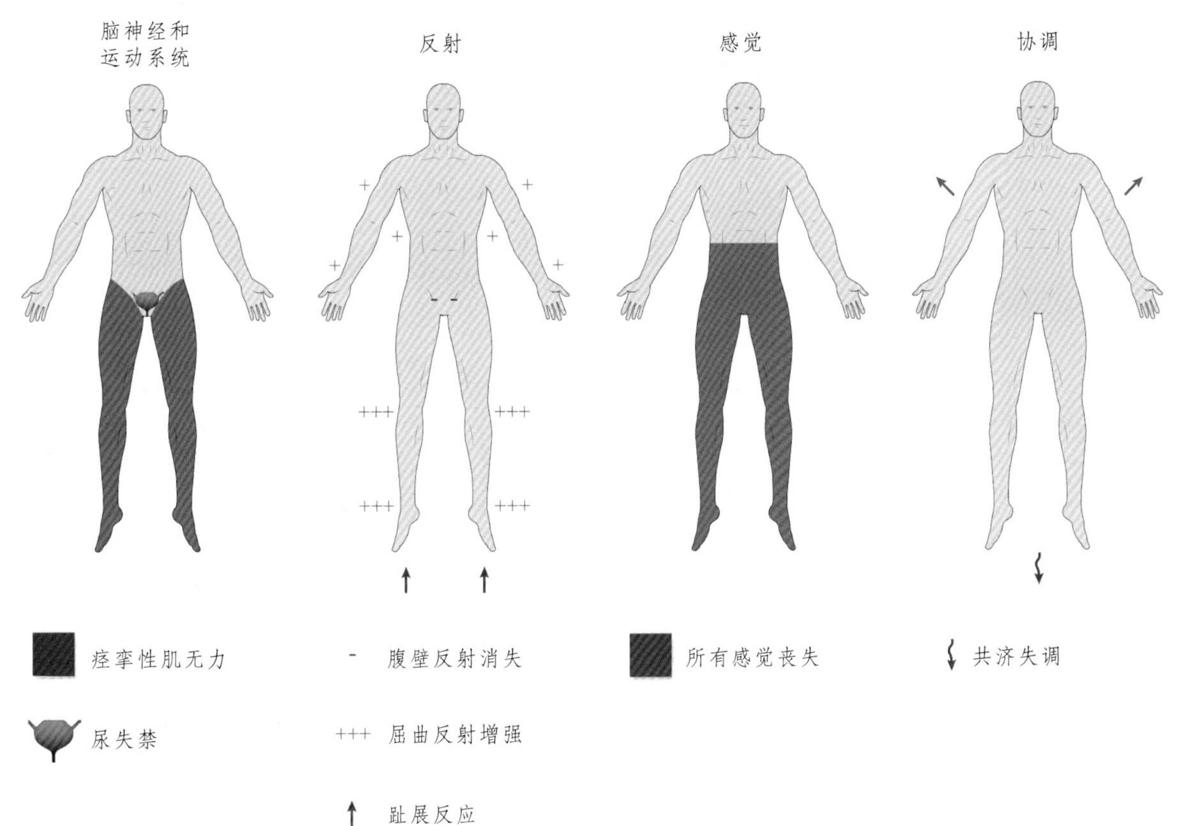

图 17.13 胸段脊髓损伤(见图 8.24B)。

问题解决方案

图 17.2:上颈段脊髓损伤(见图 8.24E)。
图 17.3:外周感觉运动神经病(见图 3.10)。
图 17.4:脊髓半横断(见图 8.24C)。
图 17.5:肌病(见图 3.2)。
图 17.6:单侧大脑半球损伤(见图 13.19)。
图 17.7:神经肌接头综合征(重症肌无力)(见图 3.8)。
图 17.8:下颈段脊髓损伤(见图 8.24D)。
图 17.9:C5 水平脊神经根损伤(见图 8.7)。
图 17.10:腰骶段脊髓损伤(见图 8.24A)。
图 17.11:单侧脑干损伤(见图 9.17)。
图 17.12:臂丛损伤(脊髓;C8–T1)(见图 3.12)。
图 17.13:胸段脊髓损伤(见图 8.24B)。

相关医学术语

计算力缺失 无法计算
调节 调整视觉图像的行为
肢端肥大症 脑垂体过度释放生长激素引起的器官肥大和骨骼肢端肥大症
动作电位 静息电位瞬间逆转并沿轴突扩布
敏度 分辨能力
腺瘤 良性肿瘤
粘连 瘢痕组织,固定在一起
渴感缺乏 不能饮水或者失去饮水的欲望
病因学 追溯疾病原因的学科
传入 向某处传入信息(例如:小脑的传入神经元将冲动传入至小脑)
失认症 无法识别对象
失写症 无法书写
运动不能症 运动丧失或者行动迟缓
失读症 不能阅读
失忆症 失去记忆
吻合 血管之间的吻合(例如:动脉环或 Willis 动脉环)
动脉瘤 动脉的异常扩张
动脉造影术 通过向动脉注射造影剂显示动脉
血管瘤 先天性肿胀血管的集合
抗利尿剂 一种可减少肾脏产尿量的化学物质
吞咽不能 不能吞咽或者失去进食的欲望
失语症 不能使用语言
失用症 虽然力量、感觉和协调等能力均正常,但是丧失熟练运动的能力
蛛网膜 覆盖中枢神经系统的三层被膜的中间层
无反射 各种条件反射丧失
关节炎 一个或多个关节的炎症
星形胶质细胞(星形细胞) 一种能够形成血-脑脊液屏障的神经胶质细胞
共济失调 失去了协调随意运动的能力
萎缩 退化或变性
轴突 将神经冲动从胞体向外传递的神经纤维
压力感受器 监测动脉血压变化的感觉神经终末
活组织样本检查 从患者体内取得组织样本进行疾病诊断
血-脑脊液屏障 血液循环和脑之间具有选择性透过特性的屏障,由星形胶质细胞构成
运动迟缓 缓慢的运动
脑干 连接大脑半球和脊髓的茎样脑结构
延髓性麻痹 由下位脑神经病变引起的舌、咽和喉的无力
贪食症 饮食过量失调
白内障 眼的晶状体变得浑浊,导致视力减退
胞体 神经元内包含细胞核的部分,发出树突和轴突
中枢神经系统 脑和脊髓
头的 与头部相关的
脑脊液(CSF) 环绕脊髓和脑的清亮液体
大脑 脑最大和最发达的部分,由左右大脑半球组成
化学感受器 监测血液中化学物质改变的感觉神经末梢
交叉 神经纤维的交叉或穿越(例如:视交叉)
舞蹈症 面部或肢体出现的不自主的异常运动
侧支 神经或者血管的分支
昏迷 持续的非正常的无意识状态
计算机断层成像技术(CT) 用 X 线显示神经系统结构的成像技术
脑震荡 由头部损伤引起的意识丧失
对侧 相反的一侧
挫伤 挫擦伤
痉挛 肌肉不随意的收缩或抽搐
脊髓索切断术 通过神经外科手术损毁脊髓内特定通路
颅咽管瘤 先天性的脑基底肿瘤
颅骨切开术 神经外科打开颅腔的手术
库欣病 肾上腺过度生长引起的皮质类固醇激素过度释放
交叉 神经纤维从中枢神经系统的一侧交叉到另外一侧(例如:锥体交叉)
痴呆症 丧失心智能力
脱髓鞘 环绕神经轴突的髓鞘丢失
树突 神经元发出的分支,可接受来自于其他神经元的信息并将电信号传递至胞体
尿崩症 脑垂体后叶病变引起抗利尿激素释放减少
糖尿病 胰岛素缺乏引起的糖代谢紊乱
背根神经节 初级传入神经元的胞体所在地,通过脊神

经的背根进入脊髓
硬膜 覆盖中枢神经系统的三层被膜的最外层
构音障碍 不能发音
吞咽障碍 不能吞咽
发声困难 不能发出声音
超声波心动图 利用超声波显示心脏的活动
传出 离开,例如纹状体的纤维将神经冲动带出纹状体
脑电图 监测脑表面电活动的技术
肌电图 监测肌肉电活动的技术
催吐剂 可导致恶心和呕吐
脑病 脑的紊乱
嵌压性神经病变 由于神经在管内或者在走行方向上发生改变中受到挤压产生的神经损伤
室管膜细胞(室管膜) 脑室上皮细胞
癫痫 由于脑的电活动紊乱引起系统的意识异常和感觉运动功能异常的阵发性发作
肌束震颤 去神经支配的运动单位出现的自发性收缩,肉眼可见
神经束 神经纤维束(例如,内侧纵束)
发热 指体温上升
肌纤维震颤 去神经支配的肌纤维的自发性收缩,利用肌电图可见
孔 开口(例如:枕骨大孔)
神经节 中枢神经系统以外的神经元胞体聚集部位(例如:背根神经节)
麻痹性痴呆 神经性梅毒引起的额叶病变
胶质细胞(GPI) 见神经胶质
胶质瘤 源自神经胶质细胞的肿瘤
血肿 血凝块
出血 血液从破裂的血管里流出
幻觉 异常感觉体验
偏盲 一侧视野缺失的视觉缺损(例如,双颞侧偏盲)
偏瘫 身体一侧瘫痪
肝豆状核变性(Wilson 病) 一种铜代谢紊乱的遗传病,影响肝和脑
带状疱疹 病毒引起的疱疹
亨廷顿症 一种遗传性的脑的退行性病变,引起舞蹈样行为或者痴呆
脑积水 脑室系统中脑脊液的含量异常增多
听觉过敏 听觉敏感性增强
反射亢进 反射活动异常增强
肌张力亢进 肌张力异常增加
肥大 组织的扩大
甲状腺功能减退 甲状腺激素释放减少所造成的甲状腺活动的降低
肌张力减退 肌肉的张力的异常降低
特发的 不明原因的
梗死 循环障碍引起的组织坏死
椎间的 两个椎骨之间
同侧的 指同一侧
运动感觉 肌肉运动感觉
层 薄层(例如:内髓的板)
病变 疾病或损伤的部位
脑叶切除术 切除脑叶的外科手术
内腔 内隙或腔
淋巴瘤 淋巴系统的肿瘤
磁共振成像技术(MRI) 不采用电离辐射进行的结构成像技术
咀嚼 咀嚼运动
瞳孔缩小 瞳孔收缩
被膜 覆盖中枢神经系统的结缔组织鞘,分别是硬膜、蛛网膜、软膜
脑膜瘤、脊膜瘤 一种起源于脑纤维性被膜(被膜)的肿瘤
脑膜炎 脑膜的炎症
转移 肿瘤向远处的转移
小胶质细胞 一种神经胶质细胞,主要具有吞噬细胞的功能,在脑受到损伤或伤害时发挥作用
偏头痛 发作性头痛
运动神经元疾病 上和下运动神经元退行性病变引起的瘫痪
多发性硬化症 中枢神经系统的免疫疾病,可引起反复发作的神经功能性紊乱
肌萎缩症 引起逐渐加重的肌肉瘫痪的一类遗传性肌肉退行性变
重症肌无力 神经肌接头的免疫疾病,引起肌肉疲劳
髓鞘 包裹某些神经元轴突的由蛋白和磷脂组成的鞘膜
肌病 肌肉病变
嗜睡症 阵发性嗜睡
坏死 组织死亡
肿瘤形成 肿瘤样组织增生
多发性纤维瘤 可引起被膜、中枢神经系统、周围神经系统和皮肤同时发生肿瘤的遗传性疾病
神经胶质(神经胶质细胞) 中枢神经系统内的非神经元的支持细胞,包括少突胶质细胞、星形胶质细胞、小胶质细胞和室管膜细胞
神经瘤 来源于神经细胞的肿瘤
神经元 神经系统的主要功能细胞,结构特化,进行神经冲动的整合和传递

神经病 神经细胞的病变

神经梅毒 神经系统螺旋菌感染

神经递质 储存于神经终末突触囊泡的化学物质，去极化状态下释放并作用于突触后膜受体

伤害性感受 对伤害性刺激敏感

核 细胞内含染色体DNA的结构，也指中枢神经系统神经元胞体聚集区（例如：齿状核）

眼球震颤 眼球的往返运动

水肿 组织间隙内体液增多引起的肿胀

少突胶质细胞 中枢神经系统内生成髓鞘的一种神经胶质细胞

少突胶质细胞瘤 源自少突神经胶质细胞的肿瘤

眼底镜检查 用眼底镜对眼进行临床检查

苍白球 基底核的重要组成部分

麻痹 缺陷

视乳头水肿 单个或两个视神经的肿胀

感觉异常 刺痛的感觉（针扎样）

瘫痪 不同程度的肌肉无力

语言错乱 错误地使用语言

截瘫 双腿肌肉无力或瘫痪

轻瘫 肌无力

帕金森病 基底节病变引起的运动障碍、僵直和震颤

突发 突然发作

周围神经系统 除脑和脊髓（中枢神经系统，CNS）以外的神经系统的所有结构

畏光 不耐受光线

软膜 覆盖中枢神经系统三层被膜的最内层

丛 由相互交织的神经（例如，臂丛）或血管（例如，脉络丛）所组成的结构

小儿麻痹症 病毒感染脊髓和脑干的运动神经元

正电子发射计算机断层显像（PET） 用来对脑功能进行成像的技术

脱出 某结构离开其正常解剖位置

本体感觉 感受身体各部的位置或者运动状态

假性延髓麻痹 由皮质延髓束病变引起的舌、咽和喉的肌力减弱

精神异常 不正常的精神状态，出现感觉的改变（幻觉）和错误的意识（妄想）

上睑下垂 眼睑不正常的下垂

四肢麻痹 影响到四肢的瘫痪

神经根病变 神经根的疾病

受体 细胞膜表面的特化成分，能够和神经递质（或外源性药物）结合，从而改变膜的通透性或者引起细胞内反应

静息电位 神经细胞在静息状态下膜两侧的电位差

风湿热 细菌感染后引起的关节、心脏和脑同时发病的免疫疾病

强直 肢体对被动运动的抵抗超出正常范围

精神分裂症 引起精神错乱的脑的疾病

癫痫 突然发生的意识紊乱和感觉运动功能紊乱

带状疱疹 带状疱疹病毒感染脑神经节和脊神经节

单光子发射计算层析成像（SPECT） 进行脑功能成像的技术

躯体的 与躯体而非内脏相关

躯体特定区 躯体各部位对应的感觉运动区在中枢神经系统中均呈有规律的排列

痉挛 当肌肉开始拉伸时，肢体对于被动运动的阻力增加

椎关节强硬 脊柱的退行性变

中风 脑循环疾病引起的突然的神经功能缺损

西登哈姆舞蹈病 表现为风湿热的基底节病变，导致产生非随意运动

突触 两个神经元之间的连接处，释放神经递质而传递神经冲动

突触囊泡 位于突触前终末内的结构，含有神经递质，在去极化时释放

晕厥 昏晕发作

综合征 某种疾病所具有的一系列特有症状和特征

延髓空洞症 延髓内扩大的腔（管）

脊髓空洞症 脊髓内扩大的腔

空洞 脊髓或延髓内的异常空腔

终扣 特化的突触前轴突终末

丘脑切开术 切开部分丘脑的神经外科手术

血栓 动、静脉中血液凝集物

束 多个神经元突起的聚集，它们或多或少有着一致的来源和终点（例如，皮质脊髓束）

震颤 头部或肢体的颤抖

肿瘤 肿胀或者异常增大；由于细胞失控生长而形成的异常组织肿块（赘生物）

囊泡 见突触囊泡

病例症状索引

索 引

Z

其他